泉州市全国老中医药专家
学术经验传承系列丛书

孟河医派 温陵传薪

中国人民政治协商会议泉州市委员会 编

海峡出版发行集团 | 福建科学技术出版社

图书在版编目(CIP)数据

孟河医派　温陵传薪 / 中国人民政治协商会议泉州市委员会编. -- 福州：福建科学技术出版社, 2024.12. -- (泉州市全国老中医药专家学术经验传承系列丛书). -- ISBN 978-7-5335-7221-1

Ⅰ. R249.7

中国国家版本馆CIP数据核字第2024L409A0号

出 版 人	郭　武
责任编辑	郑琳娜　林　栩
装帧设计	刘　丽
责任校对	林峰光

孟河医派　温陵传薪

泉州市全国老中医药专家学术经验传承系列丛书

编　　者	中国人民政治协商会议泉州市委员会
出版发行	福建科学技术出版社
社　　址	福州市东水路76号（邮编350001）
网　　址	www.fjstp.com
经　　销	福建新华发行（集团）有限责任公司
印　　刷	福建新华联合印务集团有限公司
开　　本	787毫米×1092毫米　1/16
印　　张	22.25
字　　数	384千字
插　　页	24
版　　次	2024年12月第1版
印　　次	2024年12月第1次印刷
书　　号	ISBN 978-7-5335-7221-1
定　　价	80.00元

书中如有印装质量问题，可直接向本社调换。

版权所有，翻印必究。

泉州市全国老中医药专家学术经验传承系列丛书

中国人民政治协商会议泉州市委员会 编

编委会

顾　　问：	肖汉辉　刘林霜　周真平　王祖耀　洪川夫
	戴仲川　蔡萌芽　庄灿霞　黄世界　吴艺阳
主　　任：	肖惠中
副 主 任：	黄捍卫　王家春
委　　员：	林庆峰　黄清地　黄明哲　郭赐福　徐明侃
	王建芳
主　　编：	肖惠中
副 主 编：	林进辉　胡柏青　洪如龙　崔丽华
编撰者：	李智虎　许讯　余治国　林家参　陈小平
	庄增辉　吴盛荣　郭伟聪　陈敏　周文强
	张闽光　颜尧民　柯晓虹　黄志强　叶靖
	吴志平　陈毅菁　张旭岗　林剑明　苏全贵
	苏福彬
指导专家：	郭鹏琪　张永树　林禾禧　周来兴　丁秀贝
	苏稼夫　刘德桓　郭为汀　崔闽鲁　曾进德
	白剑峰　颜少敏

孟河医派　温陵传薪

编委会

主　　任：王建芳
副 主 任：阮传亮
委　　员：凌珍美　连文元　张丽茹
主　　编：庄增辉　蔡碧珊
副 主 编：李伟鸿　赵　茜
编　　委：张闽光　陈海清　王锡滨　苏亚望
　　　　　庄锦斌　吴颖婵　蔡炯晃

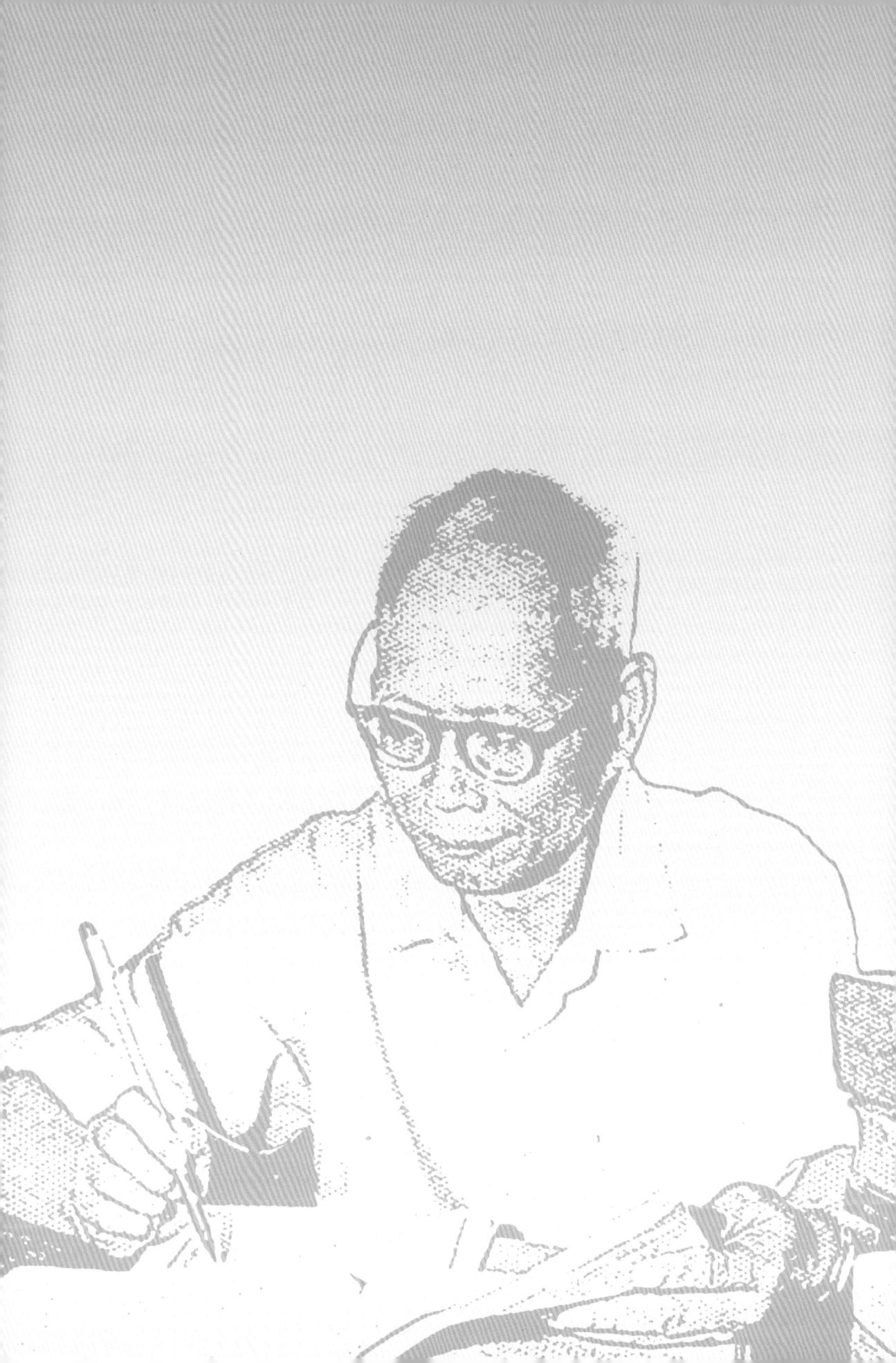

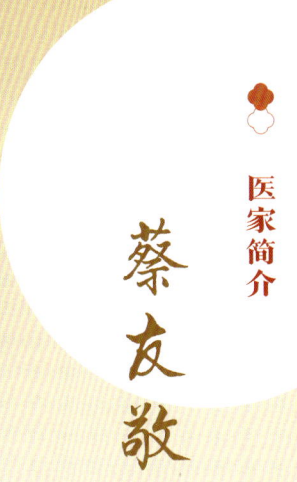

医家简介

蔡友敬

蔡友敬（1916.9—2005.4），男，字锡桂，别名适季，福建省泉州人，中共党员，中国国民党革命委员会成员，中医主任医师。1937年毕业于近代名医丁甘仁创办的上海中医学院（前身即上海中医专门学校），受业于丁济万先生。第一批全国老中医药专家学术经验继承工作指导老师，享受国务院特殊津贴专家。中国泉州—东南亚中医药学术研讨会的主要倡导者。

曾任泉州市人民医院副院长、泉州市联合中医院院长、泉州市中医院院长、名誉院长；晋江专区卫生学校中医教研组组长、副教授，福建中医学院教授；福建省中医学会副会长，福建省中医药学会副会长，泉州市中医学会理事长、名誉理事长；晋江地区科学技术协会副主席、泉州市科学技术协会名誉主席。曾为福建省人民代表大会代表、泉州市人大常委会副主任；福建省政协委员，泉州市政协副主席；民革全国代表大会代表，民革福建省委员会常委，民革泉州市委员会主任委员、名誉主任委员。

学术上早年以"丁氏学派"为基础。中年以后注重脾胃学说研究、兼收并蓄，强调发皇古义、融会新知，力倡辨证与辨病相结合，处处顾护胃气。晚年则注重命门学说的研究与临床运用。在临床上创制许多新方，如眩晕片、银蒲汤、芎芍镇痛汤、咳喘丸、抗骨质增生丸等。著有《蔡友敬医案选》《命门学说之理论临床运用》《蔡友敬医学讲稿》等，主编《内经病候类诠》。有多篇学术论文在期刊上发表。先后获评全国卫生工作先进工作者、全国卫生系统模范工作者、福建省卫生工作先进工作者、福建省优秀中医药工作者、福建省劳动模范、福建省科协系统先进工作者、福建省五一劳动奖章获得者、泉州市先进工作者等荣誉。

序

我自故乡来，应知故乡事。欣悉泉州市政协组织编纂"泉州市全国老中医药专家学术经验传承系列丛书"，作为一名中医人，难掩情动，读之为快。

应邀作序，唯诚惶诚恐。这些老中医，亦师亦友，或常有互动，相谈甚欢；或时有耳闻，神交已久，常被他们宽厚随和、严谨朴实的为人，以及精湛的医术、高尚的医德、诲人不倦的为师风范所折服。

这些老中医，生于斯土，悬壶故里，均熟谙经典，勤于临证，发皇古义，承创新学，锲而不舍地坚持读经典、做临床，其辨证思路、立法立方，无不以阴阳、表里、寒热、虚实、气血辨证为重，依主诉，究主症，察形态，识脉象，审病因，辨证候，分阴阳，定虚实，明部位，定治法，理方药，治本与治标，扶正与祛邪，正治与反治，同病异治与异病同治，酌古准今，论深注浅，因病制宜，用药灵活，代表着当代泉州中医临床的最高水平。

丛书别开生面，分医路、医论、医案、传承和年谱五大部分，突出中医思维方式，真实记录各位老中医的成长、成才、成功之路，呈现各位老中医承师学术思想特色、医疗实践中的丰富临床经验、独特临床验案、成功带教授徒案例，以显著疗效诠释、求证前贤理论，以阐微论辨启迪、开拓后学慧心。所言所述，言简而意赅，语近而旨远。全书理趣兼顾，雅俗共赏，文史交融，图文并茂，是中医理论与临床实践相结合的生动范例，读者若能深研细究并逐渐理解其中奥妙，不失为我辈学习中医理论、提高临床诊疗水平的上佳门径。

于历史深处探寻，中医文化绵延传承，始终在兼收并蓄中历久弥新。站在新时代、新起点，中医学的系统观念在解开生命健康奥秘的征程中显现出前所未有的优势。悬壶济世，庇佑苍生，需要医者精诚至上、大爱无疆，需要接续前行、不懈求索。我们有理由相信，丛书的付梓，定会让中医更好地造福人类，让更多读者大众感悟中医的奥妙，领略中医的真谛，更好地认识中医，享用中医。

兹不揣浅陋，聊叙数语以为序。

中华中医药学会副会长
福建中医药大学校长
全国名中医、岐黄学者

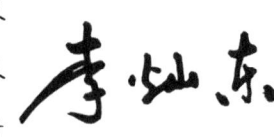

2023 年 9 月

前言

泉山晋水，草木芳华；杏林春暖，岐黄传薪。

泉州，中医药事业源远流长，独具特色。唐设医学博士与助教，宋置惠民和剂局，元有医学提举司，明清立医学正科，留有《随堂医稿》《妇人科杂症医方》《手书医传》《活婴金鉴》等一批泉州特色医书，以及秋石丹、五疳膏、养脾散、疥疮膏、赛霉安等丹膏丸散，存史传世，流通异域，滋育民众，至今仍熠熠生辉。

更有名老中医代不疏出，如唐代的杨肃，宋代的林颐寿、苏颂，元代的余廷瑞，明代的李旸、庄绰、蔡璇，清代的何天伯、黄秉衡、张廷扬，民国时期的郑却疾、涂去病，当代则有傅若谦、傅铮辉、留章杰、林扶东、王鸿珠、张志豪，以及获评的七批十几位全国老中医药专家等。这些名老中医，博览群书，日求精进，虚心应物，融合不同时代中华民族，尤其是泉州地区中医的经验与智慧，身体力行，对后学耳提面命，口传心授，使中医薪火相传，助推泉州中医药事业长期居全省领先地位，使泉州成为全省唯一获国家中医药管理局授予的"全国基层中医药工作先进市"。

时逢盛世，中医勃兴，泉州正全力推进"健康泉州"建设。中国人民政治协商会议泉州市委员会乘势而为，通过市县两级政协纵向互动、市直部门横向联动的方式，将泉州获批"全国老中医药专家学术经验继承工作指导老师"的这些专家的学术经验和临证传承编撰成书，各立专册，全方位多层面展现老中医开启良知、一心为病的道德风范和职业坚守。各分册分五大版块：医路篇，主要记述老中医成长、行医、带教经历、学术成就和科研成果等；医论篇，主要记述老中医的学术流派、学术思想、临床经验、临床科研、医学探索等；医案篇，精选了老中医的经典医案、处方等；传承篇，主要记述医术传承工作，包括老中医对自己老师的回忆和学习心得，老中医弟子跟师的经历、感悟等；年谱篇，以谱主为核心，以年月为经纬，记载老中医的学习、从医经历和学术活动等。全书力求突出学术性和资料性，兼顾通俗性和可读性，并配以老中医访谈音视频二维码，影音再现老中医的应诊实况、操作手法、带教和医路趣事等。

丛书理新验丰、观点新颖、资料翔实、评述确当、论证规范、文字顺畅，出版后可供中医药、西学中人员及中医药爱好者学习参考。基于忠实原著的精神，方中药量多为老中医个人经验用量，有部分超过了药典规范，读者应在专业医师的指导下斟酌使用。

丛书编撰过程中，得到中国共产党泉州市委员会、泉州市人民政府的鼎力支持，中国人民政治协商会议晋江、南安、安溪、永春、德化县（市）委员会，泉州市中医院等单位的有力协助；老中医们无私奉献，执笔人倾力而为，参编人员竭诚工作。借此，谨对关心支持本丛书编撰工作的领导、老中医及所有参编人员致以衷心感谢和崇高敬意！

由于编撰水平有限，丛书还存在不少不足之处，敬请广大同道及读者批评指正。

丛书编委会
2023 年 10 月

目录

医路篇 1

第一节　自幼学医，师承孟河 …………………… 3
第二节　学成归来，悬壶温陵 …………………… 4
第三节　迎来新生，焚膏继晷 …………………… 6
第四节　德以载道，诚为良医 …………………… 9
第五节　杏林传薪，桃李天下 …………………… 11
第六节　有求必应，大医精诚 …………………… 12
第七节　筹建医院，守正创新 …………………… 14
第八节　制献秘方，泽被于世 …………………… 16

医论篇 19

第一章　学术特色 ………………………………… 21
第一节　第一阶段——继承"丁氏学派"的学术思想 … 22
第二节　第二阶段——注重脾胃学说研究，处处顾护胃气 ………………………………………………… 28
第三节　第三阶段——注重命门学说的研究与临床运用 ………………………………………………… 33

第二章　临床思辨撷萃 …… 73
第一节　探讨中西医结合治疗慢性肾炎 …… 74
第二节　常用方剂的临床应用 …… 84
第三节　论治妇科疾病 …… 101
第四节　益气十二法的临床运用 …… 109
第五节　辛开苦降法的临床运用 …… 114

第三章　医话采英 …… 117
第一节　从《伤寒论》第6条谈学习经典的方法 …… 118
第二节　从陈修园对《伤寒论》的研究说起 …… 122
第三节　谈石菖蒲 …… 131
第四节　治疗命门病证的主要药物 …… 134
第五节　治疗命门病证的主要方剂 …… 145
第六节　漫谈中西医结合 …… 151

第四章　效方汇集 …… 155
第一节　眩晕片 …… 156
第二节　芎芍镇痛汤 …… 159
第三节　咳喘丸 …… 162
第四节　抗骨质增生丸 …… 165
第五节　奇效药茶 …… 167

医案篇　　　171

第一章　肺系病证医案 …… 173
第一节　喘　证 …… 174
第二节　肺　痈 …… 178
第三节　肺　痿 …… 180

第二章　心系病证医案 …… 183
第一节　心　悸 …… 184

第二节　胸痹 ·· 187
　　第三节　不寐 ·· 189

第三章　脑系病证医案 ·· 191
　　第一节　头痛 ·· 192
　　第二节　眩晕 ·· 196
　　第三节　风痹病 ·· 197

第四章　脾胃系病证医案 ·· 209
　　第一节　腹痛 ·· 210
　　第二节　胃脘痛 ·· 216
　　第三节　噎膈 ·· 220
　　第四节　呕吐 ·· 222
　　第五节　呃逆 ·· 225
　　第六节　便秘 ·· 227

第五章　肝胆系病证医案 ·· 229
　　第一节　黄疸 ·· 230
　　第二节　萎黄 ·· 231
　　第三节　积聚 ·· 233
　　第四节　瘿瘤 ·· 235

第六章　肾系病证医案 ·· 237
　　第一节　水肿 ·· 238
　　第二节　尿血 ·· 246
　　第三节　淋证 ·· 248
　　第四节　遗尿 ·· 252
　　第五节　阳痿 ·· 253

第七章　气血津液病证医案 ······································ 255
　　第一节　血证 ·· 256
　　第二节　自汗 ·· 262
　　第三节　内伤发热 ·· 265

第八章 肢体经络病证医案 273
第一节 痹 证 274
第二节 痿 证 278

第九章 妇科病证医案 281
第一节 月经病 282
第二节 带下病 286

第十章 杂病病证医案 289
第一节 斑 疹 290
第二节 疮毒内陷 293
第三节 口 疮 296
第四节 血 痹 298
第五节 耳 鸣 300
第六节 腰 痛 302

传承篇 305
第一节 蔡友敬中医教育及传承思想 306
第二节 蔡友敬临床经验传承心得 313
第三节 我的恩师蔡友敬 318
第四节 杏林的耕者，传承的良师 320
第五节 指路明灯，照亮前行之路 324
第六节 蔡友敬治疗顽痹的经验 327
第七节 蔡友敬内湿治验 333
第八节 散偏汤化裁中药热罨包治疗紧张性头痛的临床研究 335

年谱篇 339

后 记 348

医路篇

第一节 自幼学医，师承孟河

1916年9月2日，蔡友敬出生在泉州鲤城的一个书香之家。父亲蔡乃康是清代秀才，为了追求民主进步加入中国革命同盟会。蔡友敬家学深厚，书香传家，自幼耳濡目染。

蔡友敬从小聪明好学，1922年9月至1924年1月就读于私塾，学习经史；1924年1月至1929年1月，就读于登贤小学；1929年2月至1933年1月，就读于省立晋江中学。中学毕业后，他立志从医，受业于泉州名医汪培莲门下，得到中医学启蒙教育。

1933年7月，蔡友敬赴私立上海中医学院主修内、外、妇、幼科，受业于丁济万先生。丁济万（1903—1963），近代医家，世医出身，并热心于中医教育事业，曾任上海中医学院院长及上海国医学会理事长，并主持上海华隆中医医院，沪南、沪北广益善堂等机构工作。其临证经验极为丰富，尤精内、外、妇、儿科。

说起丁济万不能不提及其祖父丁甘仁。丁甘仁（1865—1926），名泽周，江苏省孟河人，近代著名中医家和中医教育家，为孟河医派代表人物之一，是孟河医派的后起之秀。他继承了孟河前辈的经验，不拘一格，广撷众长，熔经方时方为一炉，创寒温融合辨证体系，开中医学术界伤寒、温病统一论之先河。1916年，丁甘仁会同沪上同道上海名医夏应堂、谢利恒等集资办学，创办上海中医专门学校（1931年改名为私立上海中医学院，上海中医药大学前身），求学者遍及全国。蔡友敬就是其中的一位。

就读上海中医学院期间，蔡友敬在丁甘仁、丁济万的学术思想及办学理念的熏陶下，勤学苦练，除了必要的生活费用外，他的钱都用来购书学习。在上海学习中医的4年间，深得"丁氏学派"之传，其后来的传道授业也深受丁氏学派教学理念的影响，并为中医教育事业付出毕生的精力。蔡友敬广收门徒，提携后辈，衷中参西，教学与实践配合，倡导辨证与辨病相结合、经方与时方共用，在泉州中医界走出了一条不同凡响的医学之路。

第二节　学成归来，悬壶温陵

1937年6月，蔡友敬毕业于上海中医学院。学成后，他立即回泉州开设诊所行医。因受"丁氏学派"的影响极深，他临证多以孟河丁氏医案和用药法为准绳。

1937年，七七事变爆发。同年8月，晋江沿海一带渔民因受日舰封锁、骚扰，谋生无路。同年10月底，两架日军敌机轰炸围头、塘东一带，伤亡百姓十余人。随后，日军100余人在围头登陆，被驻守军民奋力阻击，日军败退。面对国难当头、外侮日亟的时局，蔡友敬投身教育事业，宣传抗日。

1937年12月至1946年1月，蔡友敬先后在晋江宝觉小学、新峰小学、琼山小学、玉浦小学、三民中心学校、双江中心学校、月台国民学校、鲤东国民学校任教。

在繁忙的执教工作中，蔡友敬依旧坚持传承和传播孟河医派学术经验与思想。南安籍全国名老中医吴光烈在《蔡友敬对我市中医事业的贡献》中写道："蔡老少负盛名，四十年代，就兼任南安县中医师公会《会刊》主编，焚膏继晷，日夜辛勤，做好收集、整理、出版工作，对启导及提高南安中医界的技术水平有着巨大的作用，深受同仁的敬仰，时至今日仍然给南安中医界留下深刻的印象。"

中华人民共和国成立前，百姓颠沛流离，缺衣少食，生活日趋困难，于是脾胃疾病日渐多发。在这种时代背景下，蔡友敬转而潜心研究脾胃学说，以期适应临床需要。

脾胃学说是中医学理论的重要组成部分，由来已久，是长期医疗实践中形成和发展起来的。蔡友敬博览医典，撷取众家之长，融会贯通，冶于一炉，逐渐形成了以调理脾胃为中心的个人学术思想。

蔡友敬还积极撰写论文，在《华西医药》杂志发表《内经之研究》，在《上海国医导报》发表《中医科学研究法》，在《广东星群医药》月刊发表了《症候学总论》等多篇论文。

1946年2月至1949年5月，蔡友敬任晋江建国商校校医兼教员。1949年5月至1950年11月，他开设个人诊所行医。1949年12月至1952年1月，他在泉州新中制药社施诊所任主任兼医师。施诊，即义诊，每天都有不少患者来诊所求医，该所医师无不认真辨证，精心疗治，活人无数，义声积著。其中蔡友敬尤其擅长胃病的中医诊治，口碑在患者间传诵，每天求诊者络绎不绝。

第三节 迎来新生，焚膏继晷

1949年10月，中华人民共和国成立，这是近代以来实现中华民族伟大复兴的重要里程碑，中华民族的发展进步从此开启了新纪元。

而蔡友敬也迎来了事业的春天。1952年7月，蔡友敬成为泉州市卫生局的一名干部。那一时期全国上下百废待兴，泉州的中医药事业面临同样情况。在市卫生局工作的这段时间，蔡友敬对全市医疗卫生状况有了全面的了解。

1954年9月，泉州市联合中医院在合作化的浪潮中成立，蔡友敬担任院长，参加筹建的还有李文彬、留章杰、蔡振明、傅铮辉、傅若谦、林扶东、洪丕焕等名老中医。这为后来成立泉州市中医院奠定了基础。

医术即仁术。为医者，须满怀怜伤恤痛之心，若有疾厄来求救者，不得问其贵贱贫富，都要普同一等、一视同仁。蔡友敬在行医时，始终牢记此古训，身体力行，决不厚富薄贫、尊贵卑贱，有同情心，善于体察别人的难处。有的患者远道而来向他求治，即便是耽误了下班，也从不推辞。他虚怀若谷，遇上较复杂的疑难病患者，从不搪塞了事，而是邀请同道共同探讨、选择医治方案，提高疗效。这种医德伴随他一生。后来，他的学生张永树在《蔡友敬的中医教育思想》一文中写道："蔡师术德兼优，善治疑难杂症，求医者众多。但出于对患者的认真负责，他从不包办一切，遇到针灸适应证常常转诊到我科，还几次亲自登楼把病者送到我诊桌边，口头交代治疗意见，实在令人感叹不已。"

蔡友敬学习白求恩精神，把白求恩大夫"毫不利己，专门利人"的精神奉为信条，在技术上追求精益求精。他时时、事事、处处为患者着想，不论上班、下班、节假日、出差，甚至是开会空档，只要有患者求医，就认真诊治。

泉州市联合中医院得到群众的认可，声誉日隆。1958年8月，泉州市联合中医院与泉州市民门诊部、泉州市永惠妇孺医院3所医院合并组建泉州市人民医院，蔡友敬担任副院长。

1958年9月，泉州大学医学院成立，蔡友敬调至泉州大学医学院中医系任教师。1959年，泉州大学医学院并入晋江专区卫生学校。蔡友敬调至晋江专区卫生学校中医教研组任组长。祖国欣欣向荣，蔡友敬满怀热情，忙于传道、授业、解惑。同事阮传发是当时的语文教研组长，讲授"语文"和"医古文"，因教学、行医和科研等方面的需要，数十年中两人多有来往，从生活、工作到学术研究，无所不谈。阮传发在《育中医英才的优秀教师 为人民敬仰的苍生大医》中记叙蔡友敬教书育人的往事，这里摘录几段，从中感受其为人师表的风范。

与蔡友敬在泉州卫校共事时，我多次听过他的课。他讲课时能够抓住重点深入浅出；有些难点，经他稍为指点，略加说明，就如重门洞开，反难为易，学生比较能接受理解。

蔡友敬对韩愈的《师说》深有体会，他说要正确对待"传道、授业、解惑"这三者之间的关系。解惑，即解释疑难问题，是"传授道理、教授学业"的重要一环，是教学上必须解决好的关键问题；抓好这一环节，学生就不会被困难所吓退，就能激发其学习兴趣。

蔡友敬精通中医基础理论、中医内科、古典医籍等课程。他能服从教学安排，哪一门课没有老师教，他就挺身而出，乐于把任务承担下来。他讲授突出重点，能联系临床上的实例，讲清理论上的问题，调动学生学习的积极性；还能结合教学，指导学生撰写学术论文。因此，他的教学深受学生欢迎。这些得益于他从小打下的坚实古文基础，故在中医教学上，他特别强调学习医古文的重要性。他说，要学习中医、发展中医、提高中医，不掌握医古文这一有力工具是不行的。这说明蔡友敬重视基础知识，关心相关学科，有整体观念，从全面提高教学质量、培育合格中医人才角度考虑问题。

蔡友敬把"大医精诚"奉为圭臬。医学是"至精至微之事""人命至重，贵于千金"，学医和为医者唯有刻苦研习、深入探索、坚持不懈，才能学好医术，才能精益求精。"精"与"诚"，是辩证统一的关系。行医五十多年，蔡友敬牢牢记住孙思邈的这一教导。

在长期的医疗实践中，他深知医生一生系着患者的安危，凡看病施治，必须严肃认真、一丝不苟。要处处关心体贴患者，态度和蔼，说话和气，还要善于做好患者的思想工作。有位患者反映，"蔡先生真好，医术很高明，遇到像蔡先生这样的好医生，不用吃药，病也会好了一半"。这是对他的医德、医术的朴实评价，然而却十分中肯。

蔡友敬在晋江专区卫生学校任教期间，主持制订中医专业的教学计划、教学大纲，并长期工作在教学第一线，先后担任了大专班、中专班、福建省中医进修班许多课程的任课老师，均出色地完成教学任务。他编写的《中医学基础》和《中医内科学》等讲义被作为福建省中医士专业的教材。

1960年4月，蔡友敬参加卫生部在成都召开中等中医学校教材编审会议，还参加全国中专统编教材《方剂学》的编写。

蔡友敬坚持在教学之余义诊。有一天，一位30多岁的妇女来卫校请他看病，说是得了一种怪病，会无缘无故突然出一身汗，汗后感到十分疲乏，且将出汗时会有预感。过了一会儿，那位妇女说，要出汗了。话音刚落，果然大汗淋漓，浑身湿透。蔡友敬诊断，这种病属于营卫不调，即用柴胡桂枝汤治之。不久，该患者即愈。之后，又有一位患半身出汗的患者，来请蔡友敬诊治。他用柴胡桂枝汤加牡蛎治之，服数剂后，患者逐渐痊愈。

蔡友敬还参加巡回医疗队工作。1965年，卫生部发出《关于城市组织巡回医疗队下农村配合社会主义教育运动进行防病治病工作的报告》，在全国掀起了一场城市卫生人员下农村送医送药、培养半农半医的热潮。福建省从1965年2月开始组织巡回医疗队，开展巡回医疗工作，上山下乡为广大农民防病治病。1966年初，蔡友敬参加医疗队，到惠安涂岭（今泉港区涂岭镇）防治流行性乙型脑炎。深夜，有农家一小儿出麻疹发高热，患儿家属要求蔡友敬出诊，他随即奔往，为患儿诊断治疗，至天明才返回住处。

第四节　德以载道，诚为良医

1970年12月，蔡友敬下放到永春达埔卫生院，任中医师。

在一个春寒料峭、冷气袭人的深夜，蔡友敬忽然听到急促的敲门声。原来，山村里有位孕妇急性腹痛发作。他急患者之所急，二话不说，即随家属连夜赶路出诊。天黑路窄，山路崎岖难走，他视力不佳，摸黑而行。将入村口，山回路绝，有条小河横在面前，堵住去路。怎么办？他不谙水性，只好由患者家属背着冒险涉水过河。至患者家中，经诊断服药，孕妇腹痛减轻，他仍在患者家中守候，等到孕妇腹痛完全消失，那时天已大亮，才告辞回卫生院，患者及家属深受感动。到了卫生院，也没有休息，草草吃了早饭，就继续为其他患者看病。

书山有路勤为径，学海无涯苦作舟。蔡友敬无论在哪个岗位，都把"勤""苦"二字作为座右铭。在永春达埔卫生院工作期间，他也是手不释卷。对他来说，工作变动，无非就是换一个地方或换一种方式从事中医工作。

1972年4月至1974年6月，蔡友敬调动到晋江地区第一医院任中医师。这一时期，通过学习和临床实践他加深了对经典著作、各家学说及现代医学的理解，古今医学兼收并蓄，学术思路大为开拓。他强调要"发皇古义，融汇新知"，在辨证施治的基础上，发展为辨证和辨病相结合。他致力于医学研究，博采众长，不拘成见，既从中医中药中探索，又从现代医学中求新。临床时悉心体验，经方、时方、单方、验方，莫不广为采用。

治疗偏头痛，蔡友敬从实践中体会到，陈士铎的"散偏汤"中川芎非30g以上不为功，白芍药宜15g以制川芎之辛燥，确是配合得当，历验不爽。治疗内耳性眩晕，他取《金匮要略》中的泽泻汤（重用泽泻30~60g）合半夏白术天麻汤，疗效颇佳。治疗泌尿系统感染，按中医辨证属于下焦湿热者，大多采取清热利湿之八正散，但效果往往不理想。他在辨证的基础上加以四味消毒散（金银花、连翘、蒲公英、紫花地丁）则效果大增，既辨证清热利湿，又辨病抗菌消炎，从而使疗效提高。

因临床所见以慢性病居多，以脾肾论治常有所收获，于是蔡友敬悉心钻研脾肾学说。盖水为万物之源，土为万物之母，二脏安和，则一身皆治，二脏不和，则百病丛生。所以他治病用药，力倡顾护脾胃之气，注重调节肾之阴阳，一些疑难杂症，沉疴痼疾，每从脾肾入手而奏效。

第五节　杏林传薪，桃李天下

1974年，蔡友敬又从临床工作调到了晋江地区卫生学校任教。这一年，他已年近60岁，学验均丰，教学体系成熟。

蔡友敬提出学好医经的要领：理解中心思想，了解古文字、义、音、读，掌握基本语汇，明确每篇主题，探索经文内在联系，对照上下文相互印证，考虑经文的反面和侧面，利用同类字句分析对比，摘取资料，系统分类，参阅各家注本。这些观点，对学员大有启迪，这也是他深厚古文国学基础的体现。

蔡友敬认为，继承和发扬中华传统医学是中医教育的基本方向，开办中医院校及各种学习班的主要目的是继承中医学的宝贵财富，但要根据不同专业来加以实践。如在中医专业的授课中，为使学生能全面继承中医学，就很重视经典著作的学习，《黄帝内经》《伤寒论》《金匮要略》《温病条辨》等均需要全面掌握、重点背诵，尤其是方剂歌诀；对西医专业，则要求其继承中医学基本知识、整体观念和辨证论治的思路；对短期的西医学习中医班，除以上述原则进行指导外，应加强临床实践的内容的讲授，希望他们能掌握中医诊疗技术，运用中、西医两套本领更好地为人民服务。

他教导学生，要师古而不泥于古。他常说，明代著名医学家张景岳主张"看病施治，贵乎精一""但用一味二味，便可拔之。即或深固，则五六味七八味，亦已多矣"，而上海当地许多中医师开处方，一般是十二味药。在用药分量上，到底是以少为好还是以多取胜？既不能一概而论，也不能照搬古方，应根据病症和患者的实际而有所变化。在治好病的前提下，用药应力求少而精，这样更有针对性，且能节约药材，减轻患者的经济负担。即使同一个患者的方剂，随着病情的变化，其药味及药量往往前后也有所增减。蔡友敬曾为泉州市中医院提供家传秘方——"奇效药茶"，用的药材多达四十多味，而其疗效显著。

他除了对学生要求严格外，更是严于律己。平时他总是手不释卷，订阅多种中西医杂志，时时研读。蔡友敬历时12年编撰而成的《内经病候类诠》就是他授课教案的总结和升华。

第六节　有求必应，大医精诚

1977年开始，中医药振兴，全国掀起西医学习中医的热潮。福建医科大学及厦门、福州、南平、漳州、莆田、泉州等地的部队医院纷纷举办中医高级班和普及班，常邀请蔡友敬授课。他严肃认真、循循善诱的教学态度，因材施教的教学方法，为师生们交口赞誉，更因现场问诊而声名远播。有一次，应邀到厦门授课，刚下讲台，一位年轻军官前来问诊。原来，他的妻子患有一种罕见的慢性病，终日烦躁不安，几年来寻医求治无所好转，给小家庭的生活蒙上了阴影。蔡友敬十分同情，随即为其开处方。他习惯随身带着处方便笺，每逢患者求诊，他总是有求必应。

当时，中医学教材缺乏，他心急如焚，自编了《中医学基础》及《中医内科学》两本教材供学校中医师专业学生使用。

1979年，蔡友敬参加编写全国中等院校中医教材《方剂学》一书，负责编写"补益剂"等5个章节内容，该书于1981年1月由陕西人民出版社出版。

1980年，蔡友敬在福建省针灸进修班讲授"中国针灸学史纲要"，还给福建省中医进修学校举办的中医妇科提高班授课，并不定期为实习生、进修生举办讲座和学习班。

这段时间，他还撰有《蔡友敬医学讲稿》《祖国医学对出血的辨证及治疗》《中西医结合治疗慢性肾炎的初步探讨》《内经证候类诠》等，受益者甚众。

蔡友敬晚年，声誉遍及泉州、香港、台湾等地，以及海外，来诊者大都是患疑难杂症。因此，他在注重脾胃学说的基础上，着重肾和命门学说的研究。他认识到肾与命门的关系，为了进一步探索命门原气在生命活动中的作用，他搜集大量历朝历代有关肾和命门的文献及现代学者的著作，认为调节命门水火，对恢复机体阴阳协调更有裨益。

1981年1月，他在《福建中医药》杂志发表了《命门学说的探讨》，对命门的含义、位置、功能及其与全身脏腑的关系加以探讨，并从实践中悟出哮喘一病是由于气逆，且与命门关系颇大。盖肺为气之主，脾为气之源，肾为气之根，而命门之水火，即十二经之化源，肺得命门而主治节，脾得命门而司运化，肾得命门而作强。故自制"咳喘丸"一方，以紫河车、紫石英、蛤蚧、补骨脂、巴戟天、肉苁蓉温命门之阳，胡桃、五味子、枸杞滋命门之阴，人参补益脾肺，白术、陈皮健脾和中。该方用于治疗哮喘缓解期，疗效甚佳，痼疾可除。对一些疑难杂症，如老年性痴呆、病毒性脑膜炎后遗症，他都以命门学说进行辨证、立法、拟方，疗效皆有所提高。该论文为后来他的著作《命门学说之理论和临床应用》一书奠定了基础。

后来，经过理论上不断探讨及临床上不断实践，蔡友敬的学术思路更加完整，晚年其专著《命门学说之理论与临床运用》由中医古籍出版社出版，该书阐明了命门学说的含义、理论体系及临床运用。

第七节　筹建医院，守正创新

1982年，泉州市中医院的组建工作提上了泉州市委、市政府和市卫生局的议事日程。泉州市中医院组建筹备组成立了，成员有蔡友敬、陈沧海、赖辉灿、钟秀美、林禾禧等，蔡友敬任总协调。

1983年8月15日，泉州市中医院正式挂牌成立，由泉州市人民医院各中医药科室与泉州市中医门诊部合并组建而成，蔡友敬被委以重任，担任院长。面对办院资金短缺、人才不足、设备简陋等困难，蔡友敬统筹谋划，确立了医院发展的近期目标和远景规划。他发挥自己的社会影响力，为医院的发展四处奔走呼吁，千方百计改善医院的医疗条件。他带领医院的职工到石狮等地义诊，扩大了中医院在闽南一带的影响；他动员亲戚好友为医院捐款捐物，其侄女蔡怨治女士赠送医院一台救护车，蔡天宝先生捐建门诊楼，蔡友玉先生捐建科教楼。然而，蔡友敬当时的工资是由晋江地区卫生学校发放的，他在泉州中医院是没有工资的"义工"。

作为有名望的老中医，蔡友敬却不存在门户之见，融汇各家学说之长，取其精华，为患者服务。他深切感悟到，现代科学突飞猛进、日新月异，各种学科随着现代科技的进步相互渗透、相互促进。现代的中医也是一样的，不能囿于"三个指头一个枕头"的旧观念，不能仅以古老的中医经典为"本本"，而更应集现代科技之长，引进现代诊疗仪器，武装中医，为中医服务，提高辨证论治水平。为此，他大胆决策，吸引外资，于1987年2月创办了福建省内第一家中外合作的医疗实体机构——泉州岐鸿医疗检验中心，引进B超、心功能测定仪、纤维内镜等一批当时较为先进的医疗设备，为古老的中医插上了现代科技的翅膀。同时，泉州市中医院与企业联合创办CT中心（成为泉州市第三家拥有该设备的医院）与血液净化中心，为当时泉州市中医院的发展注入了新鲜的血液。

蔡友敬胸襟开阔，作风民主，在医院推行一系列改革的同时注意处理好和院党委的关系，医院党政领导班子在工作中形成了分工合作、协调协作和互相支持的良好氛围，有力地促进了医院工作的有序开展，为后任的领导树立了典范。

蔡友敬在长年的医疗实践中认识到，泉州的中医实力雄厚，有着良好的群众和社会基础，应该配备自己的医疗、教学科研基地。在改革开放的岁月里，他深受鼓舞，积极为医院配备好科一级干部，建立科主任、护士长负责制作为院长负责制的必要补充和具体实施条件。他在全院倡议试行"两大责任制"和"岗位责任制"，采用定额管理、单位核算等办法，在医院管理方式层面上进行了许多新的探索，为今后进一步深化改革奠定了基础。

在繁忙的行政、医务工作中，蔡友敬还不忘带徒、指导实习生和进修生。他注重理论联系临床实践，常能结合中医理论对具体病例进行分析，把深奥的理论问题讲清、讲透。曾听过他讲课的学生、私淑其学术的医者更是不计其数，至今仍在用他的经验及方法治病的医生亦不在少数，并且形成了各自的学术风格。

第八节　制献秘方，泽被于世

唐代药王孙思邈曾言："人命至重，有贵千金，一方济之，德逾于此。"医者能有一方传于世、益于人，则功德无量。

蔡友敬的临床经验丰富，平时除了他的门诊处方、汤药方剂治病救人外，泉州市中医院还用他的经验方及其家传验方制成"咳喘丸""抗骨质增生丸""眩晕片""奇效药茶"等院内使用的中成药制剂，方便患者携带及服用。这些药物曾广泛应用于临床，效果显著，好评如潮，其中"咳喘丸"更是被福建省卫生厅定为全国推广验方。

魏德嵩先生在《高尚的医德　精湛的医术——记蔡友敬老师二三事》一文中讲了一个"哮喘丸"的故事，让人印象深刻。

1993年10月，我旅游路过香港，几个曾被蔡友敬诊过病的香港同胞交口赞誉他的医德和医术。

有一李姓老年香港同胞，患哮喘病十多年，缠绵难愈，深受其苦。他说时常咳嗽气喘，遇寒频作，畏寒痰白，喉中哮鸣，食欲不振，动则气乏，夜间时常张口抬肩，不得平卧，须起坐喷雾"气喘露"方较舒。1988年秋，探得蔡友敬是治疗哮喘专家，专程求诊，辨证分析、审病求因，认为哮喘反复发作，病程已久，属正虚邪实，痰浊壅肺，根据"未发以扶正为主、已发以祛邪为主"的原则，先给服自拟"哮喘方"10剂，药后症状顿减，后改服自拟"哮喘丸"2个疗程，诸症悉除。有时因工作较累，或气候较寒冷，恐诱发哮喘，故常常服用"哮喘丸"补肺气、健脾气、纳肾气，以资巩固，之后未见复发。

蔡友敬治病药到病除的生动事例不胜枚举。他医德高尚、医术精湛，辨证论治，独具特色，创方新意，疗效显奇，是中医人学习的楷模。

蔡友敬还把多年研究的"三宝"成果，即"追风透骨丸""千金养颜丸""壮阳健身丸"的处方，献给海外的制药厂制药济世，疗效显著，一度风靡东南亚。

蔡友敬的学术成就获得社会各界的广泛认可。1991年10月，卫生部、国家中医药管理局、人事部授予他全国卫生系统模范工作者称号，并确定为"全国首批老中医药专家学术经验继承工作指导老师"，经考核指定蔡光斗、林禾禧为其学术继承人，跟师学习三年。他们学有所获，整理出版《蔡友敬临床经验集》及30多篇总结蔡友敬临床经验的论文，发表于各类医学相关杂志。

中医临床家盛国荣先生在《蔡友敬临床经验集》（于1993年由厦门大学出版社出版）的序言中，对蔡友敬的评价如下。

蔡老友敬先生学验均富，蜚声海内外，乃中医界久负盛名的名老中医……

治学严谨，经验翔实，具有读书、研究、实践三个境界的特点……

以理论结合实际，根据中医辨证论治法则，灵活运用，先约后博，博而返约，深入浅出，志虑精微，博而不繁，详而有要，师古而不泥古，灵机在手，治法由人，做到古为今用，洋为中用，推陈出新……

掳生平之心得，薪传接班后人，为传统医学继承发扬做贡献……

医论篇

第一章 学术特色

第一节　第一阶段——继承"丁氏学派"的学术思想

蔡友敬早期受丁氏学派影响极深，临证多以《丁氏医案》《丁氏用药法》为准绳；中年以后，他深入学习研究经典著作及各家学说，并结合当时抗战的社会环境及临证所见，学术思想倾向于脾肾学说；晚年因临床病证需要，深入研究命门学说，从而形成学术思想的三个阶段。其以"发扬古义、融会新知"和"辨证与辨病相结合"为原则，在教学上，则继承丁氏学派的教学原则，以中为主，参西为辅，教学相长，甘为人梯。

丁氏学派创始人是孟河丁甘仁。他学有渊源，师从马培之先生，平生勤学深研，无间寒暑。丁甘仁著有《孟河丁甘仁医案》及《丁氏用药法》等。其主要传人丁济万、程门雪、黄文东、管理平等，是丁氏学派的主要力量。他们编写了《伤寒讲义》《金匮讲义》《杂病讲义》《脉学辑要》《舌苔学》及《古今医案讲解》等作为授课教材，作为丁氏学派临床辨证用药的依据。蔡友敬一生反复诵读丁氏学派的著作，手不释卷，引以为鉴。丁氏学派对外感病及内伤杂病均有其独特诊治方法，这也是早期临诊的重要依据。

丁氏学派对外感热病的研究，是宗《伤寒论》而不拘于伤寒方，宗温病学而不拘于四时温病。除了读《黄帝内经·热论》，还必须熟悉《伤寒论》《温热经纬》和《温病条辨》等方书，才能全面学习外感病的基本理论和治疗方法。《丁氏医案》和《杂病讲义》中对外感热病的记载即贯穿这个观点。蔡友敬在学校就读的四年中，认真对上述书籍进行阅读。当时，上海正在流行湿温病（即肠伤寒），蔡友敬在实习期间，由丁济万院长亲自带领接触湿温病例甚多。在他的临床笔记中，记载案例的共9本，其中1/3是湿温病。蔡友敬对湿温病感受颇深，其毕业论文《温病之史的发展及其理论体系》便是由此总结而成。他继承和发展丁氏学派治疗外感及内伤杂病的经验分述如下。

一、外感热病注意察舌辨证

诊治外感热病，注重察舌辨证。从湿温病来说，湿温之邪，表里兼受，其热弥漫，蕴蒸气分时间最长。湿与温合，或从阳化热，或从阴化寒，与伤寒六经之传变相符合。

（一）邪在卫分、气分按三阳经治法

如初起表未解，舌苔必白腻而胸闷泛恶，脉濡，用三仁、桂枝、栀、豉等。

如邪入气分，舌苔白腻而黄，壮热有汗不解，用三仁、甘露消毒丹之中加二三分甘凉，如竹茹、芦根、滑石之类。

如湿邪偏盛而见舌苔白厚腻，口渴喜热饮，小便短赤，用三仁汤加滑石、黄芩同用。

若湿在太阳，热在阳明，热重于湿，而见苔白腻，质红绛，汗多、口渴、喜饮，脉洪数者，用苍术白虎汤。

若舌中有一圈无苔而边厚腻者，阴虚而湿盛也，此症难治。养阴不可，燥湿不能，唯先用藿香、佩兰、橘皮、竹茹、薏苡仁等。若数日后苔见黄边厚腻而白，口渴稍引饮，或口苦者，宜苦温中求一分苦寒，用平胃散加黄芩五六分。

若苔腻渐渐化黄，苔中带黄，口渴欲饮，不辨冷热者，宜苦寒苦温并用。若苔黄较深，口苦反甚者，为热重于湿，宜七分苦寒，三分苦温，用黄芩、黄连加白豆蔻、陈皮。

如苔腻厚黄、舌边红绛，口渴喜饮，小便黄赤者，为湿有化燥之象，宜苦寒淡渗同用，用黄芩、黄连、芦根、滑石、通草、薏苡仁等。

如苔中黄厚腻，扪之干燥边红绛，寒热胸闷，宜淡渗兼寒凉同用，金银花、连翘合四苓等。

如苔黄腻，口渴喜饮，胸中痞闷，宜苦辛开泄，泻心汤类主之，盖此湿热已结之征。

如苔白腻、口甜盛者，用平胃散加佩兰等，而甜不去者，用乌梅、干姜、木香泻土法。

若苔厚腻而白，兼见胸痞、脘闷、寒热往来，是湿邪内伏募原，轻则小柴胡去黄芩（苔转黄腻可加入），重则达原饮。此湿温本病治法也。

（二）湿胜阳微，按三阴经治法

如身热泄泻，渴喜热饮，舌质淡，苔灰黄，脉濡数，用理中合小柴胡汤等。

如舌质淡苔厚白，腹满肤肿，脉象迟弱，为湿困太阴，健运无权，用五苓、真武等方。

如湿温月余不解，身热汗多，神识昏糊，舌质淡苔干腻，脉沉细，急用参附回阳、龙牡潜阳之法，得以转危为安。

（三）邪热从阳入阴，按温病热传营治法

如舌质红、苔干糙无津，身灼有汗不解，烦躁少寐，脉弦数，为邪热入营，宜大剂生津凉营之品，用鲜生地、鲜石斛、天花粉等。若出现痉厥，则加羚羊角等。甚则舌质红绛，唇焦齿干，神昏乱语，用犀角[1]地黄汤及牛黄清心丸。

根据丁氏治湿温病采取六经和卫气营血辨证，温病察舌验齿诊治法，蔡友敬从舌苔的变化进行辨治，这是继承温病的诊治法，又结合自己的心得，别出心裁，在实际应用中取得疗效，找出了湿温病的治疗规律，给予后学者更多的启发。

二、内伤杂病辨别气血虚实

治疗内伤杂病除了研习经典著作之外，还应对金元四大医家的学说博采众长，不得偏执。

（一）对中风闭证和脱证的辨治

抓住"四肢厥冷，汗出如漉，小便自遗"为脱证的辨证要点。认为中风当分闭、脱两证，目定口呆，牙关拘急，痰声如锯，气粗息高，面赤唇红，脉息

---

[1] 犀牛属濒危保护物种，现临床犀角多以水牛角替代。然蔡友敬行医时，犀角是可用的。为保留医家行医思路原貌，供后人参考，本书对此未作修改。

洪大，皆为闭证之确据；若目合口开，气息微续，昏倦无神，面色㿠白，痰声隐约，脉息细微皆是欲脱之显象。尤其甚者，则脉伏不见，自汗如油，肢冷面青，撒手遗尿更是极危之候。然而闭证亦有目合神昏身僵者，然肢冷汗浸、小便自遗、脉虚者，疑似之间，尤当细辨耳。

1. 治法一：闭证宜开

闭证宜开，但开亦有法，一切芳香走窜如牛黄、至宝、苏合之类均不相宜，应用潜降。但当痰涎壅盛，药无下行之路，不得不暂借开通之药，以稀涎散痰，以通关散为佳，凡属闭证先开其闭，即用大剂潜降，平其上逆之势，再用清滋之品，清其气火，滋其阴液。腻补之药，非是最后时期，不可妄用。

2. 治法二：脱证宜固

脱证宜固，然中风之本，由于肝肾阴虚，阴虚不能敛阳，孤阳浮越，则为脱证。治宜分两步。

（1）阳脱由于阴虚，阳厥上逆，宜用大剂养阴敛阳，潜阳镇固如生脉、三甲复脉、大小定风之类加入金石潜降，此第一步。

（2）若肢冷脉伏，汗出淋漓，阳脱在即者，即急用参、附、龙、牡等浓煎，急灌（现代可用鼻饲管给药），先回其欲脱之阳。阳气既回，再用养敛之法，此第二步。

闭开脱固，虽有不固而肝阳化风，气血并上，则为一辙。故无论开、固各方，潜镇始终为必用之品。潜镇药中，介类为最，金石次之。金石之中，又当分吸纳与镇坠两种。如磁石、龙骨、紫石英等以吸纳为上。此证在《金匮讲义》中论述最明。

（二）对虚劳病的辨证治疗

对于虚劳辨证，首先在于辨别阳虚和阴虚。阴虚较阳虚为多见。对阳虚的病例必须抓住"舌淡、便溏、汗出、畏寒"的辨证要点，与阴虚作鉴别。阴虚的病例必须抓住"必舌绛、口渴、烦热"，这两者必须鉴别。

对虚劳的治疗，不论阴虚或阳虚，遵《黄帝内经·素问》"阴阳应象大论篇"中"形不足者,温之以气;精不足者,补之以味"的治疗大法,具体如下。

对形瘦食少者,必须顾及其脾胃之气。有劳倦伤脾,偏于阳虚的用补中益气法。有思虑伤心,色欲伤肾,偏于阴虚者,用育阴潜阳,交通心肾法。有抑郁伤肝,气滞血瘀者,用解郁行瘀之法。有阴枯肺损者,用清燥润肺、壮水养肺、培土生金法。

以上种种方药,都是汇集前人的经验,根据辨证要点,加以运用。对脾胃之气受戕,则损症难复者,最为重视。

(三)痿证宗《黄帝内经》治痿独取阳明之论

阳明为十二经之长,主润宗筋,宗筋主束骨利关节。在《丁氏医案》"痿痹门"中,认为书有五痿之称,实则概括为二,即热痿和湿痿。蔡友敬对于热痿的治法,谓下病治上,乃古之成法。欲两足不痿,必须输布肺津,以能下荫于肝肾。肝得血则筋舒;肾得液则骨强。阴血充足,络热血清。并以舌质红绛,脉象濡数,为热痿的辨证要点,故用清阳明之热,滋肺金之阴为治。至于湿痿,认为湿热由外而内,由肌肉而入筋络,经脉壅塞,气血凝滞,常见舌质淡红而苔白,脉象濡缓。根据《黄帝内经·素问》"生气通天论篇":"湿热不攘,大筋软短,小筋弛长,软短为拘,弛长为痿。"治宜培土逐湿、祛瘀通络之法,用苍术、白术、红花、牛膝为主,另用茅山苍术500g加薏苡仁250g、酒炒桑枝250g,煎汤泛丸,每服10g,连服2剂而愈。由此可知,热痿和湿痿根本不同,宜加详辨。

(四)对痹证以热痹和风寒湿痹为分类纲领

关于热痹,据《黄帝内经》中阳气多,阴气少则为热痹之论,专清络热为主。对用桂枝白虎汤无效的病例,手不能举,足不能步,痛处微肿已两月余,脉弦小而数,舌边红,苔黄腻,诊为络热血瘀不通,不通则痛,用羚羊角[1]、石斛、白薇、赤芍药、忍冬藤、地龙之类,服十余剂,痹证十去六七后,加天花

---

[1] 羚羊角在蔡友敬行医时期是可用的,此处保留原貌以供读者参考。

粉，服后病止。手足无力，前方去地龙、羚羊角、石斛、白薇，加丹参、当归、秦艽、牛膝调理即愈。

关于风寒湿痹，若气血两虚，不能托邪外出，脉虚弦而浮，病在阳分，用玉屏风散加当归、白芍药之类。肝脾肾之阴不足，病在阴分者，用独活寄生汤加大、小活络丹等。其中阴阳虚亏不同，必须加以辨识。

综上所述，仅是丁氏学派一些主要经验，蔡友敬早年继承之后，深有所得，在临床上应用收获甚多。尤其是《丁氏医案》中证因脉治都学得很清楚，基础很扎实，为后学树立良好的典范。

第二节　第二阶段——注重脾胃学说研究，处处顾护胃气

蔡友敬中年时期，正值抗日战争进入紧张阶段，太平洋战争爆发以后，人民颠沛流离，生活日趋困难，饮食失节，饥饱无常，于是脾胃疾病日渐突出。在这种时代背景下，他转而潜心研究脾胃学说，以期适应临床需要。脾胃学说是祖国医学理论的重要组成部分，由来已久，是在长期医疗实践中形成和发展起来的。自《黄帝内经》《金匮要略》肇始，金元时期的著名医家李东垣《脾胃论》之"补脾胃"，清代医家叶天士《临证指南医案》之"柔润胃阴"，历代皆有发挥。蔡友敬取众家之长，融会贯通冶为一炉，渐形成了以调理脾胃为中心的学术思想。脾居中央，能贯通其他四脏，为气血生化之源，脏腑经络之根，是人体赖以生存的仓廪，故称："脾为后天之本。"《黄帝内经·素问》"灵兰秘典论篇"指出："脾胃者，仓廪之官，五味出焉。"《黄帝内经·灵枢》"五味"指出："胃者，五脏六腑之海也，水谷皆入于胃，五脏六腑，皆禀气于胃。"《黄帝内经·素问》"阴阳应象大论篇"指出："谷气通于脾。"人体各个部分，必须通过脾胃的运化作用而获得气血和营养的补给。同时，脾胃又是人体抗御病邪的重要防卫机构，在预防和治疗上起着决定性的作用。《黄帝内经·灵枢》"五癃津液别篇"说："脾为之卫。"汉代张仲景在《金匮要略》"脏腑经络先后病脉证第一"提出了"四季脾旺不受邪"的观点。李东垣在《脾胃论》"脾胃虚实传变论"提出："若胃气之本弱，饮食自倍。则脾胃之气即满，而元气亦不能充而诸病之所由生也。"又提出："诸病由脾胃生。"说明脾胃在保持人体健康，抗御致病因素中起重要作用。无论外感及内伤疾病均需顾护脾胃这个后天之本，分述如下。

一、处处顾护脾胃气

所有疾病的发生都有其根本因素，就是人体的正气不足，即"正气存内，邪不可干"（《黄帝内经·素问》"刺法论篇"），"邪之所凑，其气必虚"

（《黄帝内经·素问》"评热病论篇"）。人体正气的生成来源于水谷的精气，也就是李东垣所强调的胃气、元气。正气就是胃气或元气。胃气和元气的盛衰又与脾胃功能的强弱有着内在联系，脾胃功能强则正气充盛；脾胃功能弱则正气不足。而正气的强弱又能直接或间接地影响到预防和抵抗疾病的能力。正如李东垣说"内伤脾胃，百病由生"（《脾胃论》）。脾气充，四脏皆赖煦育；脾气绝，四脏不能自生。临床实践中应处处顾护脾胃之气。对于六淫之邪，饮食失节，劳倦伤脾，思虑过度，病后失调或脏腑虚损导致脾胃气虚之证，尤其重视。他认为脾气虚常见症状为面色萎黄，肌肉消瘦，少食懒言，四肢倦怠，食少腹满，大便溏薄或泄泻，舌质淡，苔薄白，边缘或见齿痕，脉象缓弱。同时脾气虚证，往往涉及他脏。如脾气虚弱，不能散精于肝，血的化源不足，也可致肝血亏虚，而出现食少形瘦，视物模糊，月经量少或闭经；脾气虚脾不统血而失血，导致心血亏耗，形成心悸失眠，食少肢倦，面色无华的"心脾两虚证"。同时脾胃虚弱，土不生金，肺气无所养而出现食少胀满形瘦兼有咳嗽无力，少气懒言等症；脾胃虚弱失于调理，久之也可损伤肾阳而致脾肾阳虚，出现腹满肠鸣，大便稀溏，腰膝酸痛，白带清稀，形寒肢冷或见尿少浮肿等土不制水证。此时，遵循李东垣提出的"治脾胃即所以安五脏"的治则，强调"健脾益气"的治疗原则，以益气为法，投以四君子汤为主方。但益气之法，化裁活用，层出不穷。如益气散滞用异功散，益气化痰用六君子汤，益气祛湿用参苓白术散，益气养阴用金水六君子汤等。此类方剂，蔡友敬临床应用中往往取得得心应手之效。经过数十年的临床研究，蔡友敬总结出益气十二种配伍法，实为毕生经验之精华（见《谈益气十二法的临床运用》）。

《黄帝内经》曰："有胃气则生，无胃气则死。"凡病之发生和转归莫不与脾胃有关。察病者，必先察脾胃的强弱；治病者，必先顾护脾胃盛衰。因此，临床上对外感及内伤杂病，强调处处顾护脾胃之气。

（一）预防和治疗外感病时

蔡友敬遵照《金匮要略》"脏腑经络先后病脉证第一"中"四季脾旺不受邪"原则，在预防和治疗外感病中善用玉屏风散，此方确有益气固表、益气祛风之效。特别是方中黄芪具有益气、固表、和营的作用。现代病理研究黄芪确实能提高人体免疫功能，增强抵抗力，它与防风一收一散，共同协调，对体虚易受外邪的人确有预防和治疗效果。治疗外感病的过程中，他也时时顾护脾胃之气，尽量少用大寒、大温之药，以免耗气伤津，进一步发展伤及脾胃。对外感病恢复期，更是强调调理脾胃，益气健脾为关键，临床常用六君子汤加味以善后。

（二）治疗内伤杂病时

蔡友敬重视维护脾胃之气，脾胃为后天之本，气血生化之源，灌溉五脏六腑，五脏六腑之中皆有脾胃之气。如果脾胃发生病变必然影响他脏，如脾胃衰弱，元气不足，心火独盛，营血大亏则发生心病；脾胃虚弱，不能散精于肝或土壅木郁也可致肝病；脾胃不足，土不生金，肺气无所养则可致肺病；脾胃虚衰，土不制水则水泛，而致肾病。李东垣在《脾胃论》中云："胃虚则脏腑经络皆无以受气而俱病。"历代医家对不少疾病，多以脾胃立法，如"补土生金""见肝之病，当先实脾""治痿独取阳明""补肾不如补脾""治痰不治脾胃非其治也"等。可见脾胃之气在内伤杂病中的实际意义。当然，内伤杂病中，其他四脏的疾病亦影响和耗伤脾胃之气。在内伤杂病的治疗中始终遵循"有胃气则生，无胃气则死"的原则，时时顾护脾胃之气，如肺病日久，可以用健脾养肺的方法，使水谷之精微上输于肺，肺气充沛，足以控制病情的发展以至痊愈，也就是补土生金法；肾病可以用健脾制水的方法，使肾脏的元阳得谷气以充实，达到阳生阴长，气能化水，正气胜而病邪自却，也就是培土制水法；心病可以用补脾生血的方法，心主血脉，脾主健运，脾运得健，则气血生化有源，这样增强供血来源，使血液充足，循环通畅而心神得以安宁，此即心脾同治；肝病可以用疏肝健脾的方法，肝喜条达，又主藏血，有赖于脾胃的健旺，资助气血的滋养，使肝体得以柔和而气火自平，也就是补土荣木法。由此可知，从重视脾胃出发治病，确实可得到满意的效果。在临床中，六君子汤、参苓白术散、实脾饮、归脾汤和逍遥散等方都为蔡友敬所惯用、常用之剂，其中道理由此可见一斑，也体现了他深厚的中医经典基础理论修养和触类旁通的学习方法。

二、注重调理脾胃功能

脾胃为后天之本，脾主运化，胃主纳谷，脾喜燥恶湿；胃喜润恶燥，皆贵健通和畅。脾运宜健宜升，胃纳宜降宜和。因此临床调理脾胃之要，贵在升降润燥之调和，勿使其偏。

（一）升清阳与降浊阴

人体气机升降是维护机体生命活动的重要表现。脾胃为人体气机升降的枢纽。脾主升，把水谷精微之气，上输于心、肺，流布全身，灌溉四旁。胃主降，方能受纳水谷，并使糟粕秽浊从下而出。一升一降，使人体气机生生不息。而且升脾和降胃又是相辅相成，相得益彰不可偏废。在病机上又相互影响，如脾气下陷，可致清阳不升，中气下陷致眩晕、久泻、虚胀、气坠或带下崩漏，虚损劳热，甚则内脏下垂等症，首推补中益气汤。每用党参、黄芪、当归、白术、甘草等甘温药配升麻、柴胡、葛根、荷叶等升提药以益气升阳。此方不仅治疗脏器下垂疗效显著，其他一切气虚便秘，体弱者之气虚胸闷，此方加味治疗皆可获效。如果胃虚气逆之证，首推旋覆代赭石汤、丁香柿蒂散等补胃降逆之方。常用旋覆代赭石汤化裁治疗胃虚痰阻，气逆不降而致心下痞硬、噫气不除、反胃呕吐等症，疗效甚佳。

经过几十年摸索实践，对于脾胃升降失调，中焦寒热交阻引起心下痞、呕逆、结胸等症，善用辛开苦降法以调之。蔡友敬常说，辛开苦降以脾胃升降为枢纽（见《谈谈"辛开苦降法"的运用举隅》）。

（二）扶脾阳与养胃阴

脾是多气少血之脏，恶湿喜燥。气多于血则脾之升运正常。若劳倦伤脾，阳为之不足，脾之升清与运化失职，久而变为虚寒。此时脾阳虚不能运化水湿，湿浊困脾，为脾所恶，必须温而燥之。临床上用温运法为多。脾胃虚寒中气不足，清阳下陷，少气懒言，食不知味者，用六君子汤、补中益气汤调之。脾胃虚寒，食呆腹胀，口淡欲呕，大便不实者，香砂六君子汤主之。甚则中焦虚寒，升降失调，泻下或呕，腹痛绕脐者，理中汤投之。中阳式微，阴寒内盛，脘腹剧痛，畏冷拒按者，大建中汤用之。燥可耗阴，易于伤胃，一方面尽量不用或少用大温大燥之药，如桂、附；另一方面主张燥湿之中，寓以濡润之品，以适应脾胃之性。在临床上，对于前者喜用、善用六君子汤、香砂六君子汤，认为上方能益气健脾，又能温运脾阳，使湿化气行，而不至于耗伤胃阴；后者如必用桂、附等温燥之药，必佐以芍药以尽燥中兼需养阴保胃之功。总之，蔡友敬调补脾阳，多以平补、缓补取胜，而不恃峻补图近功，并反对一味壅补。

胃为多血多气之腑，恶燥喜柔润，阴阳调和则润降为顺。若温燥过度或火热之邪犯胃，此时胃液耗损，润下失司，则成胃阴不足之证。临床上首推叶氏养胃汤，喜用沙参、麦冬之类，润而不腻，适当其中。脾行其津液，胃阴之源乃脾阳为之转输而成。因此，在养阴滋润药中常常加入健脾和中之药，以求阴阳调和。

叶桂说："脾为阴土，胃为阳土；脾恶湿，宜升宜燥，胃恶燥，宜降宜润。"蔡友敬甚为赏识。脾胃中升与降，润与燥在生理是相互作用的，以维护后天生命之功能，在病机上亦是相反相成，互相影响。临证须察在脾在胃或脾胃同病，权衡二者何主何从，从而正确处方用药，以复脾胃升降润燥之情。

第三节　第三阶段——注重命门学说的研究与临床运用

晚年，蔡友敬声名遍及泉州、香港、澳门、台湾等地，甚至海外地区，就诊者日多，临床经验更为丰富。来诊者大都是疑难杂病。蔡友敬在注重脾胃学说的基础上，着重研究命门学说，认识到命门原气在生命活动中的作用，并大量搜集历代有关命门的文献及现代学者的著作，探讨了命门学说，曾于1981年概要地写出一篇《命门学说探讨》。后来经过理论上不断探讨升华及临床上不断实践，著成《命门学说之理论与临床运用》，在"自序"中写道："命门，生命之门也；人有命门，犹草木之有根也。人之寿命长短，视命门原气而定，原气足则寿长，原气虚则寿短。余年事已高，病后方知命门原气在人身之重要，乃厘正一书，名曰《命门学说之理论与运用》。凡所论述，不敢故为高深，独标新异，而考证《内》《难》诸经，逐一辨析，以原气为主，溯源探幽，求古人之书，综合释义，逐章缕述；根据张介宾《类经》和《景岳全书》二书，阐明其内容实质；继又以处方辨药，用《本草求真》《本草纲目》两书为依据，循序论述；最后以内、外、妇、儿各科为临床之运用。"

◆ 一、对命门学说的哲学基础——从太极图说起

太极图——命门学说的哲学基础。《周易》对中国医学基本理论的创立与发展，有极其深远的影响。唐代孙思邈说："不知《易》者，不足以言太医。"明代张介宾更提出"医易同源"。说明中医与《周易》有着密切关系。

"太极"，是《周易》的精髓，也是中国哲学的重要范畴。太极图与中医基本理论，尤其是对命门学说的形成，具有十分重要的意义，是命门学说的哲学基础。可从现代太极图加以说明。

现代太极图是以圆为形，圆内有一对阴阳鱼，首尾互抱形成妙合而凝的姿态，两条阴阳鱼，各画着黑白不同的两个鱼眼，双鱼又走成一个"S"形曲线。

它是依据陈抟无极图"阳动阴静"的原理，以周敦颐绘制的太极图为仿本，去掉头尾，择取中间，并加以简化形成的。

（一）太极图的含义

太极，太，大也；极，无穷无尽。太极即无限之意。包括时间和空间无限。《系辞》中的太极，是至高无上的存在，指原始宇宙。简言之，天地混沌未开辟之前的状态，就是太极。唐代孔颖达以元气解释："太极谓天地未分之前，元气混而为一，即是太初，太一也。"（《周易正义》卷七）

北宋理学家周敦颐提出"无极而太极"的新的"太极图说"。这里有两种意见，一是他鼓吹道家"无生有"的思想，一是论述变易之理，认为"无极"即"太极"，"太极"即"无极"。南宋理学家朱熹把太极解释为"理"。他说："太极，理也；阴阳，气也。"（《太极图注》）。"太极只是一个理字"，所谓太极，"总天下万物之理，便是太极"（《朱子语类》）。与朱熹同时期的哲学家杨万里说："元气浑沦，阴阳未分，谓之'太极'。"又说："阴阳未分，谓之'太极'。'太极'已分，谓之阴阳，其为天地之道也。"（《诚斋易传》）。认为太极和阴阳是合而为一的。南宋陆九渊则认为太极即是心，他说："天地生于太极，太极就是心。"（《渔樵问答》）。也就是说，太极（心）是天地万物的本源。总之，在宋、元、明、清时期，解释"太极"有三种基本观点：一是气，二是理，三是心。

至于太极图是以圆为形，从形式上看，图形是简单的、稳定的；从内容上看，圆的东西灵活，圆转自如，经常处于变化的状态。这就是太极图圆形结构的本质，也反映了自然界万物生存和发展的普遍规律。

太极生两仪，两仪即阴阳，是太极已分的状态。周敦颐说："无极而太极，太极动而生阳，动极而静，静而生阴，静极复动，一动一静，互为其根，分阴分阳，两仪立焉。"（《太极图说》）。周敦颐的太极图是采用《周易参同契》中的"水火匡廓图"绘制出来的。而现代太极图则是以圆形内有一对首尾互抱的阴阳鱼，双鱼又走成一个"S"形曲线，阴阳鱼表示阴阳两仪。所谓阴阳，即一切事物都是由对立的两种气——阴阳构成的，它表示着阴阳对立、消长、转化、平衡的规则。总之，对立统一规律和质量互变规律，是存在于自然、社会和思维一切领域的普遍规律。同时阴阳鱼的鱼眼，显示着"阴中含阳，阳中含阴"，反映了一分为二的思想深化。至于双鱼走成一个"S"形曲线，是含着天体运行及人世间一切事物以螺旋式或波浪式的方式发展，表示着事物曲折前进的过程，它揭示事物发展的基本方向和道路。

至于周敦颐《太极图说》中的太极图，还有五行和乾坤男女一组图形，《周子全书》曰："阳变阴合，而生水火木金土，五行顺布，四时行焉。五行一阴阳也，阴阳一太极也，太极本无极也。五行之生也，各一其性，无极之真，二五之精，妙合而凝，乾道成男，坤道成女，二气交感，化成万物，万物化生，而变化无穷也。"是由《周易》"两仪生四象"和《周易参同契》中的"三五至精图"绘制而成，说明由它的一动一静，产生出阴阳五行和宇宙间万事万物。总之，周敦颐太极图是他的宇宙观和本体论的理论根据。

（二）太极与命门

命门一词，首见于《黄帝内经·灵枢》"根结"中"太阳根于至阳，结于命门，命门者目也"和《黄帝内经·素问》"阴阳离合论篇"中"太阳根起于至阴，结于命门"，被当作经络穴位及"目"看待。《难经》"三十六难"及"三十九难"提出命门后，开创了命门学说的先河。它说："左为肾，右为命门。"提出左肾右命门之说。对命门的功用，提出"精神之所舍，原气之所系，男子以藏精，女子以系胞。"后宋陈无择、严用和亦认同左肾右命门说。迨至明代，受宋儒《太极图说》的影响，命门学说大为发展，以孙一奎、赵献可、张介宾为代表创造了太极命门理论，从而为命门学说的形成做出了重要的贡献。

张一奎的《医旨绪余》首先抄引周敦颐的《太极图说》，认为"天地万物，本为一体。所谓一体者，太极之理在焉"。因而提出《命门图说》，指出"肾间原气"这一重要理论。他说："天人一致之理，不外乎阴阳五行。盖人以气化而成形者，即阴阳而言之。夫二五之精，妙合而凝，男女未判，而先生此二肾，如豆子果实，出土时两瓣分开，而中间所生之根蒂，内含一点真气，以为生生不息之机，命曰动气，又曰原气，禀于有生之初，从无而有。此原气者，即太极之本体也。名动气者，盖动则生，亦阳之动也，此太极之用所以行也。两肾，静物也，静则化，亦阴静也，此太极之体所以立也。动静无间，阳变阴合，而生水火木金土也，其斯命门之谓欤。"又说："肾间原气，人之生命，故不可不重也。"根据太极理论，认为人身之太极为命门原气，创立了"肾间动气"的命门说。

赵献可的《医贯》，根据"太极图说"，提出命门为"一身之太极"，创肾间命门说。他说："此处两肾所寄，左边一肾属阴水，右边一肾属阳水，各开一寸五分，中间是命门所居之官，其右旁即相火也，其左旁即天之真水也。"强调命门含真水真火，对命门学说的发展起到一定的影响。

张介宾的《类经图翼》，受《周易》的"易有太极，是生两仪"及宋儒太极图说的影响，提出"命门者为水火之府，为阴阳之宅"的观点。他云："肾两者，坎外之偶也；命门一者，坎中之奇也。一以统两，两以包一，是命门总主乎两肾，而两肾皆属于命门，故命门者，水火之府，阴阳之宅。"（《求正录真阴论》）。又云："命门之火，谓之元气，命门之水，谓之元精。五液充则形体赖以强壮，五气治则营卫赖以和调，此命门之水火，即十二经之化源。"又云："蓄坎中之真阳，以为一身生化之原也。"（《三焦包络命门辨》）。说明命门水火调节五脏六腑的平衡作用。其中命门的真火尤为重要，它统营一身阳气，协调阴阳平衡，起着主要作用。总之，张介宾在《太阴图说》和《阴阳体象》的启迪下，完备了命门的阴阳互根的理论，强调命门为生命之根的意义，使命门学说上升到一个新的高度。

综合所述，命门学说的发生发展和形成均与《周易》的太极图的哲学思想分不开的。尤其是宋代理学的兴起，更对其有深远的影响。因此，蔡友敬认为太极图是命门学说的哲学基础，其思想是辩证的、唯物的，是值得我们研究的。

二、命门的位置

命门位置历代争论甚多。蔡友敬认为张志聪《侣山堂类辨》根据《黄帝内经》以论督脉，指出："督脉之从上而下者，起于太阳之命门，上额交巅，络脑出项循脊抵腰；下膂入肾，是起于阳者，出于上之命门，而入于下之命门也。太阳与督脉乃阴中之生阳，本于先天之水火，为性命始生之门，故上下出入之处，皆名命门。"提出了上命门与下命门之说。上命门即《黄帝内经·灵枢》"根结"所说的"太阳根于至阴，结于命门，命门者目也"的位置。张志聪解释为："太阳为水火生命之源，目窍乃经气所出之门也。"其实以经络循行部位来看，督脉之别络与太阳起于目内眦，上额交巅，上入络脑，"挟脊抵腰中，入循膂络肾"，说明目不仅是经行出入之门户，而且是命门与督脉及脑的生理功能上的联系，因此称为"上命门"。

至于下命门，《黄帝内经·素问》"刺禁论篇"有"七节之旁，中有小心"之说，一般注家均释"小心"为命门。张景岳《类经》云："人之脊骨共二十一节，自上而下，当十四节之间，自下而上是为第七节，其两旁者及肾俞穴，其中则命门外俞也。……故曰七节之旁，中有小心。"正因为下命门居于两肾之间，中医认为肾与命门的关系，是不可分割的。所以张景岳又认为，命门总乎两肾，而两肾皆属于命门。赵养葵《医贯》更说："命门即在两肾各一寸五分之间，当一身之中。……是为真君真主，乃一身之太极，无形可见。两肾之中，是其安宅也。"这样我们可以认识到，从上命门之目、脑，下命门之两肾之间，联系在一起即是整个命门的位置，类似近来不少学者认为命门是下丘脑—垂体—肾上腺系统。

◆ 三、对命门学说核心的认识——肾间动气即原气的认识

蔡友敬认为肾间动气——原气是命门学说的核心部分。自《难经》首创以来，后世医家均有所补充、发展、丰富其内容，使其成为完整的理论。

（一）生命的原动力

《难经》"六十六难"说："脐下肾间动气者，人之生命也，十二经之本也，故名曰原。"指出肾间动气是生命的原动力，此动气又名原气，是先天之本源之气。它是人类从胚胎形成人体时，即已产生，而随着机体的发展，生命的活动就更显出它的重要性。因此《难经》"八难"说："此五脏六腑之本，

十二经脉之根，呼吸之门，三焦之源，一名守邪之神。"

（二）原气的特性

《医旨绪余》"命门图说"云："原气者，即太极之本体也，名动气者，盖动则生，亦阳之动也，此太极之用所以行也。两肾静物也，静则化，亦阴之静也。此太极之体所以立也。动静无间，阳变阴合，而生水火木金土也，其斯命门之谓欤？"指出原气有两个基本特性，一是能动性，一是物质性。前者是说原气处于永恒的自发的运动状态之中，其运动的内部机制在聚散离合，屈伸往来的运动之中，化生各种现象，即所谓"动则生"，故原气具有能动性。后者是说，原气具有顽强的物质性，它是独立于人的意识活动之外的客观存在，而寄在两肾之间。这是有两层意思，其一是它的物质性；其二是客观实在性。原气的能动性和物质性相结合，即"体用结合，动静无间，阳变阴合"。气聚成物，物散变气，聚散不止，导致机体生生不息，所以原气是人体生命的活动力，水火木金土，也即五脏；五脏之气也是原气所产生的。

（三）原气的产生

《难经》"三十六难"说："命门者，谓精神之所舍，原气之所系也。"言原气产生于命门，而命门是维持原气不断产生的地方。其中包括着原精与原神。原精者，精血也；原神者，神机也。原气生原神，原精化原气。气足则神旺，气衰则神疲。所以维系原气的化生，是命门的主要生理功能。

（四）原气与阳气

原气既产生于命门，而命门则为阳气出入的根本。原气为先天之本源之气，而阳气则为原气活动时发挥效用之气。故原气为生气之源，而阳气则为生气之用，亦称为原阳、真阳。张景岳在《大宝论》说："阳气者，若天与日，失其所则折寿而不彰，故天运当以日光明。此言天之运，人之命，元元根本……只此一丸红日；人之太宝，只此一息真阳。"此根本即命门。张景岳又说："人之初生，生由脐带，脐接丹田，是为气海，即命门也。所谓命门者，先天之生我者，由此而受；后天之我生者，由此而栽也。夫生之门即死之户，所以人之盛衰安危，皆系于此者，以其为生气之源，而气强则强，气衰则病，此虽至阴之地，而实元阳之宅。"原气的输布，《难经》"六十六难"云："三焦者，原气之别使也，主通行三气，经历于五脏六腑""三焦之所行，气之所留止也"。指出原气通过三焦而输布于全身。所谓三气，即下焦、中焦、上焦之气。张山雷认为是上、中、下三部脉气。而李时珍《本草纲目》更明确指出："三焦为相火之用，分布命门原气，主升降出入，游行天地之间，总领五脏、六腑、营卫、经络、内外、上下、左右之气，号曰中清之腑，上主纳，中主化，下主出。"说明命门原气，通过三焦气化对周身脏腑组织所产生的动力作用。

然而三焦如何联系上、下命门呢？宋代陈言《三因极一病证方论》"三焦精腑辨正"云："三焦者，有脂膜如掌大，正与膀胱相对，有二白脉自中出，挟脊而上贯于脑。"陈言所指三焦的实质，其部位及其与脑的联系，正是两肾之间的下命门。而脑又为督脉所属，督脉从上而下，起于太阳之上命门，上额络脑。这样，通过三焦和督脉，就把上命门和下命门联系起来，构成整个命门系统。

四、命门生理病理的认识

命门的生理功能，包含着真阳（真火、元阳）和真阴（真水、元阴）。所谓真阳，即生命的根本动力，所谓真阴，即生命的根本物质。所以命门的功能，是动力和物质的有机结合，组成了生命的根本。

真阳火，即命门之火。朱丹溪《格致余论》强调："天非此火，不能生物；人非此火，不能有生。"说明命门之火在生命活动中的重要作用。但命门之火的实质是什么？吴谦《医宗金鉴》"四诊心法要诀"云："命门之少火即肾间动气。"俞东扶《今古医案按》谓："肾间动气即命门相火。"周学海《脉简补义》谓："命门为相火之本，肾间动气者是也。"这些都说明，命门之火，即肾间动气，是发挥气的效应而表现在生理上的功能活动。这就是命门之火的实质。

真阴属水，即命门真水。水乃有形物质，物质属阴，故命门真阴，即有形之物质，亦即藏"肾间动气"的物质基础。李时珍《本草纲目》说："一名肾脂，生两肾中间，似脂非脂，似肉非肉，乃人物之命门，三焦发原处也。"同时还指出命门的形态"颇似胡桃"，说明了肾脂是一种"非脂非肉"的特殊组织，形似胡桃肉，附着于肾，即藏"肾间动气"之物亦就是命门真阴的实质。

由于真阳属火，真阴属水，构成命门的整体功能。所以张景岳说命门者，"为水火之府，为阴阳之宅"，以真水为体，以命火为用。体为阴即物质，用为阳即动力，故命门本身兼有水火，也就具有涵养温煦全身脏腑经络的重大作用。

命门的病理变化，也就是真阳和真阴的盛衰，故张景岳说："凡寿夭，生育及勇怯，精血病治之基，无不由此元阳足与不足，以为消长盈缩之主。"（《命门余义》）。他指出命门功能的盛衰与生命的关系，而命门的病候，则多为不足的虚证。具体如张景岳左右归方所列的症状为其代表。列举如下。

左归丸：治肾水（即命门中之真阴真水）不足，营卫失养，或虚热往来，自汗盗汗，或神不守舍，血不归源，或遗淋不禁，或气虚昏晕，或眼花耳聋，或口燥舌干，或腰腹腿软，一切精髓内亏，津液枯涸等症。

右归丸：治命门火衰（即命门中之真阳真火），脾胃虚寒，呕恶、臌胀，翻胃噎膈，膝腹多痛，虚淋寒疝，便溏泄泻，肢节酸痛，水邪浮肿，眼见邪祟，阳衰无子等症。

上述二类症候，是真阳或真阴虚弱的病候，也即是命门的症候。蔡友敬认为必须举一反三，详细推敲，以运用于临床。

五、命门的诊断原则

《难经》"三十九难"云："命门者，谓精神之所舍也……其气与肾通。"指出命门与肾的关系极为密切，何况命门处在两者肾之间，因此命门的诊断，必须和肾结合起来。

中医诊断，包括四诊、八纲等辨证方法。而望、闻、问、切四诊，则是主要内容，命门的诊断也离不开四诊合参。

（一）望诊

中医认为"有诸内必形诸外"，从望诊可以了解整体的病变。

1. 形色

形是形体，色是神色，指患者形体的胖瘦和动静姿态。形色异常与疾病的发生有关。

从一般部位观察，面部黑色，黑为肾之色也，"久病及肾"，故一般慢性病患者面部常见黑色，色如"地苍""烟烘"者，均是病色。其中，"肾虚水泛"（肾阳虚）者，多"黑而光泽"或"黑色浅淡"。若"肾虚水涸"（肾阴虚）者，多"黑而枯燥"，或"黑而烟煤"。至若血瘀之色亦黑，《黄帝内经·灵枢》所谓"脉不通则血不流"之故，其面色如漆紫者是也。面黑的兼色，以青黑为常见。这种青黑混见，王邦传《脉诀乳海》认为是肝肾之气上泛，所谓"青黑之色为肝肾色"。在某种情况下为肝肾气绝、阴阳离散之征。

人中，鼻准也称面王，人中在面王之下。女子在于面王（以下，指人中水沟穴）为膀胱子处之病。因此，望人中水沟穴，为诊断妇科疾病的一大特色。有人认为："人中沟乃任督脉交会之处，督脉为总督一身之阳，为阳脉之海，任脉当任一身之阴，为阴脉之海。""任"还有"妊养"的意思，所以又有"任主胞胎"之说。任督同起于胞宫，其末于人中。若肾中元阴元阳不足，则阴阳两脉之海虚弱，从而两经经气难以充达于本经末端即人中沟，故人中沟浅平。经曰："七七任脉虚，太冲脉衰少、天癸竭，地道不通，故形坏无子也。"内生殖器萎缩，为形坏之内征也，而人中沟浅平，则为形坏之外征也。所谓"有诸内必形诸外"。反之，见人中沟浅平的女性不孕者，难免不是肾气虚，天癸乏，稚而无子也。曾作临床观察，本症对幼稚子宫的诊断率为75%左右（《新中医》1985年2期）。

2. 目

望目是望诊中的一部分。《黄帝内经·灵枢》"根结"云："太阳根于至阴，结于命门，命门者目也。"指出命门与目的关系。诊察目可分形、色二类。形如直视、戴眼、瞳子缩小与散大等。直视即目睛上视，薛己《外科枢要》谓，

"瞳子上视者，肝肾阴虚而目系急"也。至于瞳子缩小或散大，俞根初认为："瞳孔散大者，元神虚散，瞳神缩小者，脑系枯涸。"（《通俗伤寒论》）。目色，包括目睛、眼眶和眉宇等。"两目黯黑"，张仲景认为可见于虚劳病中的干血劳（《金匮要略》"血瘀虚劳篇"）；久病及肾，肾虚亦可见两目黯黑。关于眼眶上下的形色，如"目下如卧蚕，面目鲜泽，目窠上微肿，此为水气"；又老年人肾气衰，亦多见眼下浮肿。如果妇人目眶灰黑色，知其有腰酸带下之病（《群经见智录》）。若病中见"环眼黑晕"，又是肾阳极度衰败危象（《中医学入门》）。

3. 望舌色

（1）舌之黑色：这是最难的。因它有阴阳水火，寒热虚实之别。辨证要点在：润（润滑）与枯（干涩）和软（胖嫩）与硬（坚敛）。如曹炳章云："舌滑面软者，病属阴；粗而燥者，病在阳。阴虚阳盛者，其舌必干而燥；阳虚阴盛者，其舌必滑。阴虚阳盛而火旺者，其舌必干而燥；阳虚阴盛而火衰者，其舌必滑而湿。"（《辨舌指南》）。总之，就黑苔来说，黑而干燥者，为水极似火。其所以火极、水极皆见舌黑者，如张介宾云："实固能黑，以火盛而焦也；虚亦能黑，以水亏面而枯也。"（《景岳全书·伤寒典》）。火盛焦灼（热极伤阴）者，其发病机理多胃肠"由邪结，伤及肾阴"（《医源》），林之翰谓之"土邪胜水"（《四诊抉微》）。其舌苔的转化过程，必由白转黄，由黄变黑，舌质必见紫赤面降平。水竭津枯者，周学海认为："中黑而枯，或略有微刺，色虽黑而无积苔，舌形枯瘦而不甚赤。"（《诸医随笔》）。二者均与阴盛阳衰出现水寒之本色，舌黑而滑者，显著不同。此外，舌黑表现于其一部位，亦应注意。如曹炳章云："舌根原苔黑润，舌质紫红润泽，此肾命火亏浊阴上结。"（《辨舌指南》）。舌根属肾，更为辨证着眼点。一般来说，阴寒舌，多无苔垢，或苔浮浅，刮之即去；其色淡黑，沈金鳌认为是"肾虚无根之火上炎"（《杂病源流犀烛》）。若舌黑无苔而干燥者，汪宏认为是"肾阴不足，津液虚竭也"。甚至干紫光皮，或干无光亮，如"煨熟猪肾"，更为肾阴将涸，少阴气绝之危候（《望诊遵经》）。

（2）舌之紫色：它属于舌质变化之一，首先以润枯为辨证要点。其次为兼色，青紫为阴寒，赤紫为阳热，淡紫为虚寒，深紫为实热。曹炳章云"淡紫而带青滑者，寒症也"，若深紫"不湿润而干枯，乃是实热"（《辨舌指南》），大都见于伤寒、温病、肾阴亏而胃象热。叶天士亦云："若深紫而干晦（如煮熟猪肝）者，为肝肾色泛，难治。"（《温热论》）。绛舌，亦指舌质深红近紫，多见热病后期，肾阴将涸。如叶天士云："其色绛而不鲜，干枯而痿者，此肾阴涸也。"（《温热论》）。曹炳章亦云："更有病后，绛舌如镜，发亮而光，或舌底嗌干而不饮冷，此亦肾水亏极也。"（《辨舌指南》）。

4. 望舌之形态

如舌短、舌硬、枯萎、胖嫩等，均与肾病有关。温热病中，若见"舌短缩，此肾气竭也"（叶天士《温热论》）。吴坤安谓"肝肾阴竭，舌敛束而伸不过齿"（《伤寒指掌》）。"舌硬不软者，为肾水亏极"（王清源《医方简义》）。"干枯而萎者，肾阴涸也"（《温热论》）。吴坤安谓："舌绛不鲜枯更萎，肾阴已涸救之难。"（《伤寒指掌》）舌短、舌硬、枯萎均属热病伤阴，肾阴干涸之类。若舌胖嫩，则属肾阳（命火）虚衰。吴坤安云："凡舌形圆大胖嫩，皆属少阴虚证。""舌形胖嫩，而色淡红者，外症必见躁扰不宁，六脉迟微……或格阳躁狂，六脉洪数无根，此肾气大亏，坎中火衰。"（《伤寒指掌》）。

（二）闻诊

闻诊包括闻声音和嗅气味两方面。前者凭听觉以诊察患者的语言、呼吸、咳嗽等声音；后者凭嗅觉以诊察患者和病室的气味等来鉴别疾病。

1. 声音

患者呻吟者为肾病。王清源云："呻吟低语，知其肾气受伤必有沉痛之疴。"（《医方简义》）。《黄帝内经·素问》"脉要精微论篇"云"言而微，终日乃复言"，声断不续，为正气之夺。如欲言不言，言轻（微）多为"肾元虚怯之征"（《脉学掌辨》）。肾的变动之声为欠、为嚏，除生理常态外，一般"夫中寒家，喜欠，其人清涕出，发热、色和者，善嚏。"（《金匮要略》）。又"妇人脏躁，喜悲伤欲哭……数欠伸"（《金匮要略》）。肾病多虚，语声多低细无力，甚至更多失音、声嘶，与肾有关。《黄帝内经·素问》"脉解篇"指出："内夺而厥，则为喑痱，此肾虚也。"沈金鳌云："凡大病久病而暴然失音，虽有声而不能言，此为肾（元虚）怯，不能上接于阳。"所以音哑，声不出者，肾气竭也。

2. 气息

有短、少气和喘、呃逆等候。短气者，气急而短也。叶天士认为"气息短促，不能接续"，为"精不能化气，元海无根"（《临证指南医案》）。张志聪云："肾气虚者，音声短促，上气不能接下气……能言语音声而气不接续者，当责之两肾。"（《侣山堂类辨》）少气者，即气不足以息也，其状呼吸微弱，短而音低。少气主诸不足，尤其是肾之元气虚弱。由于"少气"，也就"懒言"，故"少气懒言"，亦是肾元虚的主症。喘分虚实，在肺为实，在肾为虚。肾家虚喘之状，张介宾云："慌张气怯，声低息短，皇皇然若气欲断，提之若不能升，吞之若不相及……但将引长一息为快。"（《景岳全书》）"身动即喘"，为肾家虚喘的特征。呃逆者，有气上逆，从咽喉发出一种不由自主的冲击声音，其声呃呃，故称"呃逆"。呃逆见于大病久病者，为下元衰败之候。其状声长而细、低怯、迟缓，"半时一呃声、或呃八九声而气不回"（《医学纲目》）。

3. 气味

妇女带下，"终属肾虚"（《女科切要》）。稠黏臭秽者为热，其中清澈腥臭者为寒。更有淋沥不止，而有"腐败气（恶臭难闻），是危症也"。亦即肾败之征。消渴症的下消证，"小便不臭反作甜味（水果气味），此真元竭"之候（《证治要诀》）。

（三）问诊

1. 问年龄与生活

年龄是发育成长和衰老的标志，它与肾气的盛衰有关。一般情况，男子"二八"天癸至，精气溢泻；女子"二七"，天癸至，月事以时下。男子"八八"天癸竭，精少无子；女子"七七"天癸竭，地道不通。（《黄帝内经·素问》）如果早熟、迟衰为肾气有余；迟熟、早衰为肾气不足。小儿为"稚阴稚阳"，老人为"衰阴衰阳"，都应从年龄的体质特点来考虑。在生活方面，与肾病有关者，如"久立伤骨""远行劳倦……发为骨痿""是人者，……以水为事，……病名骨痹，当挛节也"。（《黄帝内经·素问》）还有应该注意性生活是否正常，如发育的迟早，是否早婚，有无手淫恶习，在男子"精未通而御女以通其精，则五体有不满之处，异日有难状之疾"。（《褚氏遗书》）在女子"得之于年少时"，常为"血枯经闭"之疾。（《黄帝内经·素问》）充分说明早婚之害。虚损劳瘵，男子的遗精、阳痿，女子的崩淋带下，有些是与房劳伤肾有关的。

2. 问家族史

先天遗传病和胎中传染往往与肾有关。先天遗传病，如某些精神神经病（癫痫痴呆）有世代相传者，小儿"癫痫"有"得之在母腹中时，其母有所大惊……致令子发为癫疾者"（《黄帝内经·素问》）。

3. 问既往史

在既往病史中，有昔病而导致肾虚，由肾虚而继发今病者。如温热病病久，可以导致肾阴虚，寒湿病病久，可导致肾阳虚。有先因肾阴肾阳不足而导致的，如肾阴虚者，风寒易直中，可以导致肾阳虚，肾阴虚者，相火易于妄动。了解这些因病致虚与因虚致病的过程，对着手治疗是有很大帮助的。还有所病诱发痼疾，如肾虚哮喘、肾虚水肿，每因感冒或伤饮食，而反复发作，旧病而引新病。又如妇女平素阴血不足（冲任亏虚），可以引起崩漏、半产、难产。所有这些，临床时都应前后联系，全面考虑。

4. 问自觉症状

痛是一个主要症状。腰痛（包括腰酸）为肾病的重要指征。《黄帝内经·素问》"病能论篇"云："肾为腰痛之病也。"腰痛之状不一，有冷痛、热痛、湿痛等。腰痛而灼热，肾热则腰亦热（《冯氏锦囊秘录》），基本属于肾阴虚。若"抽掣痛"，则属寒湿腰痛，基本属于肾阳虚。总之，腰痛的现象虽多，大抵不出正虚邪实两途，正虚者，痛势较缓，绵绵不已，或时痛时止；邪实者，痛势较急，沉重不能转侧。虚实之中，又以正虚者为多，所以张石顽有腰痛"皆由肾虚"（《张氏医通》）的说法。腰以下的某些特定部位如"尻痛""胫骨痛""足跟痛""足心痛"，都属肾虚。大抵痛而冷麻者为肾阳虚，或兼寒湿流注；痛而灼热者为肾阴虚，或兼湿热流注。头痛之属于足少阴肾者，痛在脑内，往往不能确指其部位。须知少阴随太阳经脉上头，特别是肾痛督脉交于巅，故《黄帝内经·素问》"五脏生成篇"有"头痛巅疾，上虚下实"之说。王肯堂曰："下虚，肾虚也，故肾虚则头痛。"（《证治准绳》）。张介宾云："阴虚头痛，即血虚之属也，凡久病多有之，其证多因水亏，所以虚火易动，火动则病，必兼烦热、内热等证，治宜壮水。""阳虚头痛，即气虚之属也，亦有久病者有之，其证必戚戚悠悠，或羞明，或畏寒……头必沉沉遇阴雨则痛，逢寒必痛，是皆阳虚阴胜而然，治宜扶阳。"（《景岳全书》）。说明肾阴虚和肾阳虚都能引起头痛。

5. 问经、带、胎产、精液

此类属于问诊者，如月经初期，周期不定，量少、色淡，常为肾气未充，冲任不盛，或脾胃亏损，生化不足所致。量多、质淡、色深红或紫，或时夹血块，大多属热。月经后期，量少、质稀、色暗红或淡，或夹血块，大多属寒。血块有寒凝、热结之分，所以寒热都有血块。带下色清稀，少腹有冷感，多属脾肾虚寒。带下色黄稠浊，阴道灼热感，多属肝肾湿热；带下色白清稀，绵绵不断，多属脾肾虚寒。妊娠，前后阴坠胀，腰部酸痛，此脾肾气虚，须防小产。妊娠晚期，小便频数或小便不通，此名"转胞"（《金匮要略》）。曾经有生育，而数年不育，或受孕而小产，腰部酸痛，多属肾元虚惫。男子"精稀""精少"，为肾精气不足，"精气清冷"，为肾命门火衰。遗精、滑精、漏精和早泄，为肾关不固。遗精，有梦而遗责之心，无梦而遗责之肾（《临证指南医案》）。"耳鸣，耳中如蝉鸣，或钟鼓之响，有如潮水之声……大病之余，肾水枯涸，阴火上炎"(《医学正传》)。其中亦有虚实之辨："以手按之而不鸣或减少者，真虚也；手按之而愈鸣者，火实也。"(《赵氏医贯》)耳鸣常为耳聋之渐。"耳聋：新聋多热，少阳、阳明火盛也；旧聋多虚，少阴肾气不足也"(《证治汇补》)。

（四）切诊

切诊分切脉和按诊两部分。脉诊是脉搏，按诊是对病体的肌肤、手足、胸腹及其他部分的触摸按压。

1. 脉诊

肾的脉诊有二义：在寸关尺三部对应尺部，在浮中沉三候对应沉候。《黄帝内经》已有提示："凡脉推而下之，谓自寸而尺，乃下竟下也，所以候少腹、腰、股、膝、胫、足中之事。其左右上下之脉，各有所属者如此。""尺外以候肾。"(《黄帝内经·素问》)。王叔和在"脉法赞"中明确指出："肾与命门，俱出尺部。"(《脉经》)。虽然后世在脉脏配属上曾引起一系列的争鸣，但对"两尺候肾""左肾右命"的配属是没有异议的。沉候主肾，《黄帝内经》有关篇中提到"肾脉石"(《黄帝内经·素问》)。石即沉的含义，"如石之（投）在水中"(《医旨绪余》)。又谓"冬日（之脉）在骨"(《黄帝内经·素问》)，"按之至骨者，肾气也"(《伤寒论·平脉法》)，"六脉之沉，皆可候肾"(《脉理求真》)，"诸沉皆属肾脉"(《医源》)。故切脉以沉候为肾脉也。"数，肾阳虚，脉微弱"(《类证治裁》)。"洪（大）数有力为阴虚，迟细无力为阳虚"(《医源》)。阴虚脉数，阳虚脉迟，为一般之常例，但虚损劳瘵的后期大多"脉必急数，愈数愈虚"(《松园医镜》)。并不限于阴虚阳虚之分，"病至危笃，亦有数之至而渐缓者，以阴脱而阳亦亡也；又迟之甚而转数者，以阳败极而阴亦渐散也"(《虚损启微》)。由于"左肾右命"，左尺为阴属水，右尺为阳属火，欲定下部之阴阳，当在左尺与右尺(《景岳全书》)。所以"先天元阳足与不足，别之于左肾左尺""大凡元阳不足者，右尺多微弱而不旺……先天元阴不足者，左尺多微弱而虚细……"(《慎斋遗书》)。以有"右尺脉……虚大无火为肾阳虚，左尺洪大……无力为肾阴虚"者（《冯氏锦囊》）。但"命门脉"（右尺）微细或绝……为阳虚，若见"命门脉洪大鼓击……为相火妄动"（《广解要语》）。这些是肾脏脉诊的基本点。

在上述的这些基本点上，须明确肾脉有如下的特点。

（1）沉脉：沉以候肾，故"肾的六脉必沉"（《医学实在易》）。低沉而有力，主积主痛；沉而无力，主气主冷（《脉诀刊误集解》）。脉无单见，必有所兼，特别是"沉细微数，阴证何疑"（《脉诀汇辨》）。脉沉而迟曰里寒，为阴虚；脉沉而细，为"下焦有寒"（《脉经》）为阳虚。可见沉迟、沉细、沉微都是肾经虚寒的脉象。至于肾病的"尺脉独沉"，前人主张"尺沉主下元虚冷"（《医案说约》）。"左尺得沉，精寒血结；右尺得沉，腰痛病水"（《脉诀汇辨》）。沉极为伏，"伏脉主病，有寒有热，有闭有脱"（《脉义简摩》）必须明辨。

（2）微细脉："少阴之为病，脉微细"（《伤寒论》）。微细之脉，是少阴病的主脉，少阴热证则微细而数，少阴寒证则微细而迟。在主病上，"微者阳之微，细者阴之细"，"微则易于亡阳，细则易亡阴"（《医门法律》）。"微主阳虚，细主阴虚"（《通俗伤寒论》）。若"阳微欲绝""元阳亏损""真阴失守""劳极诸虚"，所谓气血大伤，阴阳气竭，病至于此，则微脉必"轻诊犹见，重按全无"（《三指禅》）。若细兼数，是阴虚火炽之象；细而兼迟，又是阳虚。"细而兼微，阴竭阳脱，沉细欲绝，亡阴在即，沉微欲绝，亡阳倾刻"（《通俗伤寒论》）。

（3）弱脉。"软极曰弱，类濡而沉"（《诊脉卅二辨》）。可知弱脉是指沉而无力而言。弱脉之见于尺部者，谓之"尺脉独弱"，尤属肾虚之特征。《伤寒论》"辨脉法"中有"尺脉弱，名曰阴不足"，是与"寸脉微，名曰阳不足"相对而言。其实肾主元阴元阳，临床上只要"两尺微弱"，即可说明肾之"阴阳俱虚"（《齐有堂医案》）。若左右偏现，则左尺脉弱，为肾虚水涸（阴虚）；右尺脉弱，为命门火衰（阳虚）（《脉诀启悟》）。

2. 按诊

（1）按肌表：按及肌表热，骨蒸劳热，即是肾热。"重手按至骨分，其热蒸手如火"（《医学发明》），此为阴虚发热。"若扪之烙手，按之筋骨之下，反觉冷者，肾中真阳虚也"（《医贯》），当是真寒假热的又一鉴别方法。在汗出如洗的脱汗中，欲知阴脱阳脱，必以肌凉肌热之凭；"亡阴之汗，身畏热，手足温，肌热……亡阳之汗，反恶寒，手足冷，肌凉"（《医学源流论》）。

（2）按尺肤热："尺热曰病温"（《黄帝内经·素问》），又说"尺肌热甚……病温也"（《黄帝内经·灵枢》）。伏气温病邪伏少阴，尺肤属少阴肾之部，尺肤热为伏气温病的特点（《温病条辨》）。

（3）按手足胫热、胫冷、足胫热：属肾经虚火，火不归源者；足胫寒（《难经》），为肾病虚寒。

（4）按足心热：《黄帝内经》提出"足下热而痛"（《黄帝内经·灵枢》），为肾足少阴病。"足下热"当即"足心热"，甚者"足心如烙"，为"肾中真阴大虚"（《齐有堂医案》）。

（5）按四肢厥冷与厥热：四肢厥冷或称手足逆冷，逆和厥都指寒冷而言，不过前人有轻重不同的主张，如"厥者冷也，甚于四逆也"（《伤寒明理论》）。"手足寒冷为四逆，冷至肘膝为厥"（《医脉摘要》）。东垣则以为，四逆是通手、足、臂、胫而言，厥冷是独手足言。王宇泰亦以为"言逆者，皆为重证……言指头寒……皆为厥纵"。目前临床家多宗李、王两说，大都以手冷至肘，足冷至膝为逆。手冷至腕、足冷至踝为厥。

（6）按胸腹：按小腹急结硬满。仲景以"少腹弦急"或"少腹拘急"为虚劳病的主证，它与"亡血失精""腰痛""小便不利"等症并见（《金匮要略》）。所谓少腹"弦急""拘急"，是腹肌紧张之意，洪缉庵谓"此真阳内衰也"（《虚损启微》）。少腹硬满，除热结阳明，肠有燥屎外，还见于妇人有"肠覃""石瘕"者。"肠覃"初起"大如鸡卵""如怀子之状""按之则坚，推之则移"；"石瘕"生于胞中，亦"日以益大，状如怀子"，但按之则坚，推之不移，故名"石瘕"。（《黄帝内经·灵枢》）。

（7）扪按脐下动气之法：以候肾气和冲任之盛衰。虞天民指出："人之病剧者，人形羸瘦，大肉已脱……更候脐下肾间之动气，其或动气未绝，犹有可生之理，动气已绝，虽三部平和，其死无疑。"（《医学正传》）。俞根初《通俗伤寒论》中还提到"按腹之要，以脐为先，脐间动气，即冲任脉"，并有具体诊法，凡诊脐间动气者，"密排右三指，或左三指，以按脐之上下左右，动而和缓有力，一息三至，绕脐充实者，肾气充也；一息五六至，冲任壮热也；按之虚冷，其动微沉者，命门不足也；按之热燥，其动细数，上支中脘者，阴虚气冲也；按之分散，一息一至者，为元气虚败；按之不动，如指入灰中者，为冲任空竭之候"（《新医药资料·肾的学说专辑》）。

六、命门的治则

命门的治则，是在命门学说理论指引下制定的。对临床治疗立法、处方、用药具有普遍指导意义。

《黄帝内经》提出许多原则，如治病求本、标本缓急、正治反治、扶正祛邪、三因制宜、同病异治、异病同治等。治病求本，即认识事物本质；标本缓急，即抓住矛盾和矛盾的主要方面；三因制宜，即强调具体情况具体分析；同病异治、异病同治，则是正确处理矛盾的共性和个性。这些都是辨证法在治则中的体现。

但这里需要明确的是治则与治法的互相关系。治则是治疗疾病的法则，而治法则是在治则指导下确立的各种治疗方法。《黄帝内经》："寒者热之、热者寒之、微者逆之、甚者从之、坚者削之、客者除之、劳者温之、结者散之、留者攻之、燥者濡之、急者缓之、散者收之、损者益之、逸者行之、适事为故，逆者正治、从者反治，从少从多，观其事也。热因寒用、寒因热用、塞因塞用、通因通用。必伏其所主，而先其所因。其始则同，其终则异。可使破积、可使溃坚、可使气和、可使必已。诸寒而热者取之阴，热之而寒者取之阳，所谓求其属也。"这是一般治疗方法。

蔡友敬对命门的治则，除遵循一般治则外，还由于它的特殊性，必然要根据元气的情况，肾气的阴阳，气机的升降，气血的运行等提出调和阴阳、理顺升降、调理气血等作为命门的主要治则。至于治法，按照《黄帝内经》所载的各种方法，有利于命门发挥其功能作用的各种疗法，均可使用。例如张介宾在《类经附翼》"求正录"中云："盖五脏之本，本在命门，神气之本，本在元精，此即真阴之谓也。王太仆曰：壮水之主，以制阳光，益火之源，以消阴翳，正此谓也。……近唯我明薛立斋，独得其妙，而常用仲景八味丸，即益火之剂也，钱氏六味丸，即壮水之剂也。"他提益火治和壮水治法，这些都有利于命门功能发挥效用，值得临床应用。治疗原则分述如下。

（一）调和阴阳——命门学说的治则之一

祖国医学在治法上反复强调"调和阴阳，以平为期""因而和之，是为圣度"的阴阳调节理论，作为平衡阴阳的治疗法则。

1. 调和阴阳的意义

《黄帝内经·素问》"阴阳应象大论篇"云："阴阳者，天地之道也，万物之纲纪，变化之父母，生杀之本始，神明之府也，治病必求其本。"作为万物纲纪的阴阳学说，其实质是指人体对立的物质功能互相调节，生长制约而产生生命，而作为调节控制理论，在生命活动中是具有重要意义的。

调节控制理论，现代医学称谓"内稳态"。侯灿教授说："内稳态是体内各种调节机制调控而维持的一种动态平衡，是机体从进化适应中获得的维持整个机体生存的基本条件。当今内稳态的概念已大大扩展，不仅可用于整体内环境理化特性，也可用于系统、器官、组织、细胞以至分子水平的动态平衡。"

恢复内稳态或阴阳平衡，可有两种不同策略。一种是替代疗法，即机体缺少什么物质，就从外部给予相应替代物如激素等；另一种是通过调动可调整体内固有的产生该物质的内在机制，包括内在适应机制，使体内自己产生所缺少的物质而恢复新的稳态，并改善生存质量，这种疗法可称为"调动疗法"。

中医调和阴阳的疗法，很可能是通过调动或调整机体内在机制以恢复动态平衡（稳态）的疗法（调动疗法）。如补肾中药复方本身不是激素，却能对围绝经期综合征妇女的生殖内分泌免疫网络起良性调节作用而使雌激素回升接近正常水平。……扶正中药本身没有干扰素却能促进内源性干扰素的产生。针灸本身不提供任何外源物质，却能对丘脑—垂体—肾上腺系统发挥影响（《中国中西医结合杂志》）。总之，调和阴阳的疗法，是治疗一切慢性虚弱性疾病的有效方法，在治则中有其现实意义和历史意义。

2. 调和阴阳的基本形式

调和阴阳主要是对机体整个组织结构和一切功能活动进行调节，有下列3种形式。

（1）整体的控制调节：调节，是人体阴阳的本能。《黄帝内经·素问》"宝命全形论篇"说："人生有形，不离阴阳。"生命中枢的阴阳调节维持平衡，则"阴平阳秘，精神乃治"。整体的阴阳失调，失去控制，则"阴胜则阳病，阳胜则阴病"。若生命中枢的阴阳调节控制系统被破坏，则"阴阳离决，精气乃绝"。因此"善诊者察色按脉，先别阴阳"，用治疗手段调整机体的阴阳调节控制系统，纠正偏盛偏衰，使阴阳恢复调节的本能。《黄帝内经·素问》"至真要大论篇"所云："谨察阴阳所在而调之，以平为期。"即所谓的"调和阴阳，以平为期"，《黄帝内经·素问》"至真要大论篇"在病机后提出"疏其血气，令其调达，而致和平"，这里的"调和""调达"都是调节阴阳，使之平衡的意思。

阴阳"内外相召""天人合一"，还能调节机体内环境和内外环境之间的协调平衡。阴阳变化，虽然复杂，"然其要一也"，即阴阳调节是生命中枢的控制系统的关键，统帅着人体的各种生理系统以维持整体协调。

（2）促进性调节：阴阳的资生与互根，可以说明人体物质功能的"体"与"用"，"质"与"能"的概念，二者是相互起着促进性的调节作用。《黄帝内经》说："阳化气，阴成形""阴者藏精而起亟也，阳者卫外而为固也"。说明阴是物质基础，阳是阴的作用和功能的反映。功能与物质的调节关系是功能活动（阳）表现于外（阳在外），是内在物质（阴）资生调节作用的结果（阴之使），内在物质（阴在内）则是功能调节活动的基础（阳之守），这说明阴阳互相资生的促进性调节关系，所以说"阴在内，阳之守也，阳在外，阴之使也"。

例如，当食物入口以后，经过消化作用，从中吸收营养物质，而吸收的营养物质，又不断营养机体，使机体各组织发挥正常生理活动。消化吸收的一系列调节活动（阳），产生营养物质（阴），是阴依存于阳，即"阴生于阳"；营养物质（阴）反能量调节释放于机体，产生生理活动（阳），是阳依存于阴，即"阳生于阴"。没有机体功能（阳）的调节活动，就没有物质（阴）的生命；没有物质（阴）能量的调节释放，就没有功能（阳）的动力。所以《类经》又说："无阳则阴无以生，无阴则阳无以化。""孤阳不生，独阴不长"，物质是功能调节的基础，功能则能调节促进物质生命的发展。只有物质（阴）和功能（阳）的相互促进性调节平衡，才能保证人体的正常生理活动。

（3）抑制性调节：即抑制性调节控制，即《黄帝内经·素问》"阴阳应象大论篇"所说的"阳杀阴藏"。"阳杀"指阳气收束，功能抑制的意思。"阴藏"指阴气潜伏，物质静止的意思。由于阳的功能方面的抑制性调节，阻止了物质的发展，这是阴阳抑制性调节作用的一种表现。第二种表现是阴阳互相对立牵制。例如《黄帝内经·素问》"阴阳应象大论篇"引用《易经》而认同"阴静阳躁"的观点，同时《黄帝内经·素问》"阴阳应象大论篇"所云："清阳出上窍，浊阴出下窍，清阳发腠理，浊阴走五脏，清阳实四肢，浊阴归六腑。"用阴阳的属性来分，如内与外，下与上，慢与快，降与升，寒与热，静与动，物质与功能，有形与无形等互相对立牵制。总的是功能与物质，阳性物质与阴性物质，阳性功能与阴性功能作为一组变化着的生理功能相对存在而对立牵制，互相起抑制性调节作用。第三种表现是阴阳的交错，"阴中有阳，阳中有阴""五脏为阳，六腑为阴"，功能中有物质，物质中有功能，在同一事物内部所存在的两个方面，即可互相抑制，阴的功能受到阳的内在抑制。这种五脏内部阴阳交错可以得到充分反映，例如肝属刚脏，体阴用阳；心为君火，性阳喜阴；脾为阴脏，非阳不运；肺为娇脏，既燥又润；肾主真阴，又藏元阳。说明了阴阳在内脏的交错抑制平衡，不使偏胜而保持正常功能。

《黄帝内经》对阴阳的抑制性调节非常重视，强调"亢则害，承乃制，制则生化"。若抑制性调节失去控制,"外则盛衰,害则败气,生化大病"。张景岳也说:"造化之机,不可无生,亦不可无制,无生则发育无由,无制则亢而为害。"由此可见,阴阳的抑制性调节与促进性调节,对于人体有着不可分割的重要意义(《江苏中医杂志》1981年4期)。

3. 调和阴阳的治则

调和阴阳的疗法,是治疗一切慢性虚弱性疾病的有效方法。机能虚弱包括营养物质衰减和功能活动的乏力。虚证用补法,能补充机体物质和增强功能活动。《黄帝内经·素问》"阴阳应象大论篇"云:"形不足者,温之以气;精不足者,补之以味。"这里把"形"与"精"相对而言,形在外,精在内。《黄帝内经·素问》"金匮真言论篇"云:"夫言人之阴阳,则外为阳,内为阴。"《黄帝内经·素问》"生气通天论篇"云:"阴者藏精而起亟也,阳者卫外而为固也。"所以这里的"形",是形体的卫外阳气,即机体的活动能力;"精"是指精血等内藏阴质,即物质基础。"形不足",即指阳气等功能活动的不足,故要用气厚养阳之品,以温助之。"温"带有兴奋功能之意。"精不足",即指精血等物质基础方面的不足,故要用味厚养阴之品补充之。"补"带有填补物质之意。这是指药物和食物的气味,对人体阴阳气血有着不同的补益作用。

真阴真阳在调和阴阳中的主导作用:阴指物质,包括机体中的津液精血等,尤其重要的是肾中的真阴(元阴)更是物质原始基础;阳指机能,包括机体中的气力神智等功能活动,尤其重要的是肾中的真阳(元阳)更是阳气的原始动力。真阴真阳相互为用,保持人体生命活动的动态平衡。

命门是阴阳之宅,水火之府,包含着真阴和真阳。命门的衰弱是产生虚弱病症的主要根源。所以许多病程较长,病情复杂的内伤杂病往往与命门真阴和真阳的虚衰有关。所以在治则上必须辨明真阴虚(水亏)或真阳虚(火衰),王冰所谓"壮水之主,以制阳光;益火之源,以消阴翳",这就是治疗命门水亏或火衰的唯一准则。在具体运用上,前人通过实践,也有详细的说明。如《沈氏尊生书》说:"审是火虚,右尺必弱,只宜大补元阳,亦不可伤阴气,忌凉润,恐助阴邪也,尤忌辛散,恐伤阴气也。唯喜甘温益火之品,补阳以配阴,宜桂附八味丸，沉阴自敛，阴从乎阳矣。所谓益火之源，以消阴翳也。审是水虚，脉必细数，只宜大补真阴，亦不可妄伐阳气，忌辛燥，恐助阳邪也。尤忌苦寒，恐伐元阳也。唯喜纯甘壮水之剂，补阴以配阳，宜六味丸加枸杞、鱼鳔，虚火自降，而阳归于阴矣。所谓壮水之主，以制阳光也。"沈金鳌从阴阳互根的理论观点，指出真阳不足的治法，应该大补元阳而不伤阴气，须用甘温益火之品，补阳以配阴；真阴不足的治法，应该大补真阴而不伐阳气，须用纯甘壮水之剂，补阴以配阳（《江苏中医》1963年5期）。这些调节真阴、真阳的法则问题，是调和阴阳的关键问题，起着重要的主导作用，在临床实践中具有重大的指导意义。

（二）理顺升降——命门学说的治则之二

祖国医学在治法上强调"升降出入，无器不有"（《黄帝内经·素问》"六微旨大论篇"）的理论，提出"高者抑之""下者举之"等（《黄帝内经·素问》"至真要大论篇"），作为升降出入的治疗原则。

1. 理顺升降的意义

气机的升降出入，是人体新陈代谢的一种表现，是维持人体与外在环境以及内在脏腑之间平衡发展的重要因素，脏腑经络、营卫气血无不赖其联系。各脏腑升降出入虽然有所不同，但都呈平衡状态，如受到某种因素的影响，破坏均衡，则形成升降紊乱情况的病机改变。治疗原则要纠正其偏颇，恢复其平衡，这就是理顺升降的基本目的。

2. 理顺升降的基本原则

（1）升清降浊是气机升降出入运动的核心。升清，谓升其清阳。降浊，即降其浊阴。出者，吐出废物。入者，摄纳清气。《黄帝内经·素问》"阴阳应象大论篇"云："清阳出上窍，浊阴出下窍；清阳发腠理，浊阴走五脏；清阳实四肢，浊阴归六腑。"这就是升清降浊的主要规律，亦即是脏腑功能的基本体现。换言之，升清降浊，吐故纳新是理顺升降的基本原则。

（2）中焦是升清降浊的主要枢纽。中焦者，脾与胃。一为阴土，一为阳土，一主湿，一主燥，脾主升，胃主降。二者湿燥调和，则升降得宜。调的关键又在于脾。胃燥往往不敌脾湿，燥敌其湿，则胃降而脾升，湿夺其燥，则脾陷而逆，可见土湿是中土失枢的根源（《山东中医学院学报》1995年1期20页）。若两者升降得宜，水谷精微得以升清降浊，吐故纳新，完成其新陈代谢的功能。

（3）脏腑间的协调理顺是人体相互关系的必然联系。脏腑间的气机升降出入运动是维持人体阴阳平衡的重要因素，因此理顺肝肾心脾之间升降出入关系是治疗的关键。如肝气升，则疏泄气机，调节血量；肺气降，则通调水道，下输膀胱；心火下降，则下济肾水，肾水上升，则上济心火等。他们之间又互相联系，肝气升发，肺气肃降则气机调畅，气血上下贯通。又因脾气主升，胃气主降，升降正常，水谷精微得以升清降浊。升降出入主要表现为升清阳、降浊阴、吐故纳新、摄取营养、排出废物等，完成人体新陈代谢的过程，理顺升降，维持生命活动。

总之，上述3条主要原则是理顺升降的基本原则，必须特别留意。

3. 理顺升降的治疗法则

清浊相干是气机升降失常的病理特点，改变这个变化，就是要理顺升降，确立其治疗原则。

《黄帝内经·灵枢》"阴阳清浊"云："清浊相干，命曰乱气。"所谓乱气，正如张景岳解释说："浊之清者，自内而出，故上行。清之浊者，自外而入，故下行。一上一下，气必交并，二者相合，而一有不正，则乱气出乎其中矣。"这是由于脏腑之间的升降失常导致的病变。要改变这一病理，就应注意下列3种情况。

（1）清浊相干的3个治疗原则。

脾胃的清浊相干：脾胃升降失常，清阳不升，浊气不降，形成清浊相干的表现，正如《黄帝内经·素问》"阴阳应象大论篇"所云："清气在下，则生飧泄；浊气在上，则生䐜胀。此阴阳反作，病之逆从也。"

脾肾的清浊相干：脾肾清浊相干主要为津液的转输失职，表现为水液不能正常运化，致阴浊上干。如由于脾不升清，肾不化浊则出现干呕、尿闭等浊阴上干之关格证，理顺这种不升清、不化浊的状态，要健运脾肾。

肺肾清浊相干：肺肾清浊相干主要表现为呼吸吐纳的障碍。如《黄帝内经·灵枢》"五乱"云："清浊相干……乱于肺，则俯仰喘喝，接手以呼。"说明了肺肾清浊相干对人体呼吸吐纳有很大影响。

清浊相干的病变不仅表现为呼吸吐纳障碍而影响五脏六腑，外累四肢九窍，轻则影响营卫，重则危及生命。如《黄帝内经·灵枢》"五乱"又云："清气在阴，浊气在阳，营气顺脉，卫气逆行，清浊相干，……乱于头，则为厥逆，头重眩仆。"可见清气不升，九窍不利促进人体疾病的发生。理顺肺肾清浊相干，应纠正清浊升降失调，恢复其平衡。

总之，造成清浊相干的病理根源于脏腑的偏盛偏衰。因此，纠正清浊升降失常的关键在于调理脏腑的阴阳平衡（《中国中医药学学报》1986年第4期）。

（2）理顺气机升降出入的治疗原则。

人体物质代谢和能量转换的基本形式是升降出入，理顺气机升降出入是恢复脏腑功能的有效途径，亦是必须确立的治疗法则。

每个脏腑都各有自己的活动规律，如何梦瑶《医碥》云："肝主升，肺主降……心主动……肾主静……脾脏居中，为上下升降之枢纽。"若其动静升降功能失调，就会导致部分或整个的气机升降失常，而变生诸病。同时理顺气机升降，主要理顺脾胃升降。如吴东旸《医学求是》所云："五行之升降，以气又以质也。而升降之权，又在中气……故中气旺，则脾升而胃降，四象得以轮旋。中气败则脾郁而胃逆，四象失其运行矣。"因此，对于中气虚弱所致之证，治疗法则以补益中气为法。

调节气机升降，应与八法参伍。气机升降失常虽在中气，由于感邪之异，标本缓急不同，须按病邪之寒热与素体之虚实调治，如胃虚气逆之呃逆，宜降与补同用；气虚胃热之消渴，当升与清并用；劳伤中气之便血，应升与补并用；尚有腑实之通降、肝郁气逆之和降、阳虚滑脱之温升等均是调节气机升降之法，亦即是理顺升降的治疗法则。

调节气机升降必须注意适度。即在使用升提与降逆时，不可太过与不及。不及则达不到目的，太过会顾此失彼，而变生他病。如便血例因用补中益气汤升补中气时，未注意时令。初秋阳气尚旺，燥邪当令，升发太过，必致阳升血动，故现鼻衄之症。在运用升补时，少佐和降清凉之品，可防止升发太过。运用降逆时，少佐轻升之品，可防止降逆太过，临床立法时应注意，这亦是理顺升降的基本法则。

调节气机升降应注意时令气候的变化。春令主风，阳气易于升动，升发之品不可多用；夏令主火，暑热易伤气阴，温升之剂宜当慎用，应以清暑益气为要；秋令主燥，易伤肺金，当慎用升发，宜清润或温润为妥；冬令主寒，应顾及人身阳气，不可过于清降，此乃顺时之大体也。然而患者素体有阴阳之别，证候有寒热虚实之殊，故不可拘其时，应权衡三者，随证立法，方能效得益彰。顺降升降的治疗法则，亦应根据时令及其素体决定。

（3）原气在理顺升降中的主导作用。

原气包括元阴与元阳。元阴为生命活动的物质基础；元阳为生命活动的原始动力。两者相互为用，完成理顺升降中的每个环节，从而起到主导作用。如肺主宣发与肃降，一升一降，才能使气道通畅，呼吸调匀，保持人体内外的气体交换，才能使气血津液敷布全身，内润五脏六腑，外达肌腠皮毛，且能通调水道，下输膀胱。如果肺中元阳不足，不能起到升清作用，则胸中闷咳喘，此时必振奋元阳，才能呼吸均匀。如果肺中元阴不足，不能滋润肺脏，起到降浊作用，则见咳嗽、咳血，此时必滋养肺阴，才能保持肺气调匀、正常升降的作用。

又如脾胃的中气运转枢纽功能，亦要依赖元阳和元阴的互相为用。如果脾胃运行失调，必导致中气虚弱，引起各种病变，病久及肾，各种症状到末期必累及肾，导致肾中元阴元阳的不足与太过。理顺其升降，才能达到协调作用。

再如肾，肾中的元阴与元阳，对水液的新陈代谢的调节起着关键作用，肾阳（元阳）失去温煦，影响膀胱的气化功能，出现小便不通等，治宜温运肾阳，恢复其"气化则能出矣"的功能，则病可愈矣。肾阴（元阴）失去摄纳，导致津液不足，出现小便点滴而下，治宜滋其津液，使供应有源，则小便可顺矣。

这种亦是理顺升降，达到平衡。

总之，原气在理顺气机升降活动中，起着调节和控制的作用，为临床实践提供了良好的效用。

（三）疏导气机——命门学说的治则之三

《黄帝内经·素问》"阴阳应象大论篇"云："定其血气，各守其乡，血实者决之，气虚宜掣引之。"指出治疗气血的基本法则。

1.疏导气血的意义

气血在人体内部是运行不休，循环不息的。气属阳而血属阴，阴阳是一个整体，不能分割，所以它们在人体中，内外相贯不断地运动着。古人把这种运动的规律性比之于水的川流不息，比之于日月的运行，比之于如环之无端的连续的、永恒的运动性。如《黄帝内经·灵枢》"脉度"云："气之不得无行也，如水之流，如日月之行不休，故阴脉荣其脏，阳脉荣其腑，如环之无端，莫知其纪，终而复始。其流溢之气，内溉脏腑，外濡腠理。"凡此都说明气血循环论是以"运动循环"为其基本观点的。

气血运行的道路是依赖经脉来完成的。所以《黄帝内经·灵枢》"本藏"云："经脉者所以行血气而营阴阳。"但其循环运行的过程，则是发挥"营卫"的运行规律而实现的。由于"卫主气"而"营主血"，"卫"属"阳"而"营"属"阴"；阳主外而阴主内，所以从营与卫所处的位置上来说，有着"内外"的不同，故《黄帝内经·灵枢》"营卫生会"说"营行脉中，卫行脉外"，因此营卫的运行过程亦即是气血的运行过程。

营气与卫气，虽各有它的运行途径和规律，但它们之间的交换调节是非常频繁的。张景岳说："虽卫主气而在外，然亦何尝无血；营主血而在内，然亦何尝无气。故营中未必无卫，卫中未必无营。"这"阴阳相随，内外相贯"，构成了气血循环的完整性。

气血沿着经脉流通，互相依存，维持正常生理活动。一旦外界致病因素或内在脏腑功能失调，经络失和都能影响全身，使气血发生紊乱，或气滞或血瘀。故其治法则必须疏通其气血，引导其向正轨的方向发展，故有其实践的意义。

2. 疏导气血的基本原则

气血在人身相依为用，如气血失调而病，便当调和气血。《黄帝内经·素问》"至真要大论篇"说："谨守病机，各司其属，有者求之，无者求之，盛者责之，虚者责之。必先五胜，疏其血气，令其条达，而致和平。"这就是说治病的主要关键之一是疏其血气，令其调和畅达而致正常。《黄帝内经·素问》"阴阳应象大论篇"亦说："审其阴阳，以别刚柔，阳病治阴，阴病治阳，定其血气，各守其乡，血实者决之，气虚者宜掣引之。"更是指出治疗气血虚实的基本原则。

"血实者决之"，血实，指血瘀壅滞。决，冲决开破。意思是导之下行，如决江河，正是祛瘀方法。

"气虚者宜掣引之"，掣引，提攀之意。李念莪注："提其上升，如手掣物也。"意思是气陷则下陷，故宜提而升之。

这两条基本原则，是疏导气血的主要途径，因为任何疾病，都要用"虚则补之，实则泻之"（《黄帝内经·素问》"三部九候论篇"）的理论进行辨证，血实就要引导其出路，气虚就要升补其不足，达到调和血气的平衡。

3. 疏导气血的主要法则

王清任在《医林改错》中对气血的治疗法则提出逐瘀和补气两大法则。气为血帅，气行血行，气止血止。临证时活血和理气常是互相结合的，因此王清任用"逐瘀活血"和"补气活血"两法来治疗多科疾病。

唐宗海在《血证论》中提出调气和和气为主要原则，并以和法为治血病第一良法。他说："表则和其肺气，里则和其肝气，而尤照顾脾肾之气，或补阴以和阳，或损阳以和阴。"（《血证论》"用药宜忌论"）。无论补或泻，要使气血调和，恢复其正常机能。在具体措施上，分为调气和补气两种。而调气又包括降逆和泻实两个方面。凡属气逆的，则以降逆为重，他说："治病之法，上者抑之，必使气不上奔，斯血不上溢，降其肺气，顺其胃气，纳其肾气，气下则血下，血止而气亦平复。"（《血证论》"用药宜忌论"）。凡属气实的，则以泻实为主，他认为"气盛即火盛"，泻其实即泻其火，火不上炎，使血不再上逆。如因气虚不能统摄的病变，则用补气方法。而补气中又分补虚和升陷两种。补虚是培养脾气，因脾主统血，脾气健旺，自能统摄血行。升陷以升举元气为主，凡由于元气下陷，血随气下而失血的，就使用升陷法。他说："崩中虽是血病，而实则因气虚也；气下陷则水随之而泻，水为血之侣，气行则水行，水行则血行，宜服补气之药以升其水，水升则血升矣。"（《血证论》"崩漏"）。

综合以上论点，结合病机分析，气血的治疗法则大概有如下几种。

（1）气分治法。

补气法：气的调节主要赖于肺、脾、肾。肺主周身之气，脾主中气为后天之本，肾主纳气为先天之本，故补气应着重此三脏。治宜补之，故用补气法。

疏气法：气滞者，疏之、调之、行之、散之、补之、利之，虽然名称不同，但总的说来都是疏通气分，故治宜用疏通气分的疏气法。

降气法：气机上逆者，以降气为主。降气是使上逆之气得以平顺，故又称下气、顺气、平气，多用于肺、肝、胃之气上逆，故治疗上逆之气，其治以降气法为当。

升气法：气机之下陷者，以升提为主。主要表现为中气下陷，故治以升提中气法，如补中益气汤；如属于脾气虚不摄血者，亦宜升补脾气，以统摄血，如归脾汤等，这些都要用升气法作为主要法则。

（2）血分治法。

补血法：心主血，肝藏血，脾统血，又为生血之源。因此，血虚补血应以心、肝、脾三脏为主，而心与肝，肝与肾，又有其互相滋生的关系，故补心多兼补肝，补肝又兼滋养肾阴。而气为阳，血为阴，根据"气为血帅"的理论，血虚证在兼重情况下，又须补血药与补气药同用，为此，补血法的主要法则必须配合补气药。

行血法：由于血寒则凝，气滞则瘀，因此凡属瘀血凝滞于经络脏腑者，须用行血法行血，以活血祛瘀、通经和络，故治疗血凝的主要法则是行血法。

凉血法：血热者宜凉。凡热邪侵犯血分或血分有热，形成身热或各种血热者，则宜用具有清营、解毒、凉血作用的凉血法。

止血法：用于出血证。治出血首先辨明其出血的原因。一般以血得热而妄行，故清热止血法比较常用。又因气为血帅，血随气行，故亦常用益气止血法。因瘀血内停造成"瘀血不去，新血不生"的，又当去瘀止血。这些法则，都是临床常用的。

（3）气血方面治法。

血脱气散：表现于大量出血之后，出现面色苍白、脉搏加快，重按无力、血压下降甚至晕厥。此时乃精血不能速出，元气所当急固，故宜用益气固脱法则，这是疏导气血的变法，仅适用于个别病例。

气滞血瘀：气滞和血瘀同时存在，均须理气活血药同用。如妇女月经不行或经血中夹有瘀块，经来腹痛，或跌打损伤后，筋骨挫伤，或肝郁积块，肝脏肿大压痛均可用这个法则。

气血俱虚：气虚和血虚常可同时并见。血虚患者表现面色苍白，舌质淡，但同时有气虚表现，如气短、乏力，就须补气药和补血药同用。这个法则亦是疏导气血的变法，适用于气血两虚的患者。

总之，疏导气血法则是治疗气血必要措施，临床应用很广，值得重视。

4.元气在疏导气血中的主导作用

上面说过，元气为先天本源之气，阳气为原气活动发挥效能之气，是人体重要活动的根本。气血的运行和推动，必须依赖元气的力量，因此要疏导气血，必须借助这个力量，推动气血的运行，所以它在疏导气血中起着主导作用。

七、命门学说临床应用述要

蔡友敬根据命门学说的基本思想，运用到临床，始终遵循张景岳在《类经》中述及的"善补阳者，必于阴中求阳，则阳得阴助而生化无穷；善补阴者，必于阳中求阴，则阴得阳升而泉源不竭"的宗旨，强调调治阴阳失衡，提出补阳必须养阴，滋阴配合扶阳的学术观点，在治疗一些慢性病、疑难杂症及抢救危重患者时取得较好的疗效。他特别强调命门之用在火，因此虚损患者，有一部分与命门虚衰有密切关系。治疗上，温补命门十分重要。常用鹿茸、海狗肾等血肉有情之品，以补元阳，生精血。又如命门火衰，下元虚冷之证，又每用巴戟天、胡芦巴、附子、仙茅、淫羊藿、肉桂、肉苁蓉、锁阳之属以温阳散寒"益火之源"。其次用平补阴阳气血之品如蛤蚧、紫河车、冬虫夏草、胡桃肉、菟丝子等以补气养血、扶阳滋阴，对肺、脾、肾三脏之病变，尤为适宜。同时在补命门真阳之际，每选用熟地黄、生地黄、淮山药、枸杞子、山茱萸、五味子之类，以为佐使，相辅相成，以达阴平阳秘之目的。他晚年治疗一些慢性病、疑难病和危急病时，依据命门学说的理论，积累了丰富的临床经验，如治疗病毒性脑炎、支气管哮喘、再生障碍性贫血、老年痴呆及脊髓空洞症等疗效较好。兹举例如下。

（一）内科方面

1. 哮喘

现代医学认为哮喘是发作性的肺部过敏性疾病。发病根本原因在于人体正气虚弱，特别是命门不足，才致外邪侵入。因此，他在命门学说的基础上创造了"咳喘丸"，治疗咳喘病之恢复期，疗效显著，治愈率提高，复发率降低，实为毕生之经验。本方中应用蛤蚧、胡桃肉、补骨脂、紫河车、五味子、人参、黄芪等药，以温补命门，调和阴阳，再用益气健脾、补肺化痰等药，使咳喘之顽疾，得以控制。

2. 再生障碍性贫血

本病是由于红骨髓显著减少，造血功能衰竭引起一组综合病征。属于中医"虚劳""虚损"及"血证"范畴。历来医家对本病认识大多根据"心主血，肝藏血，脾统血"的理论，侧重于心、肝、脾的调治来治疗。根据现代医学认为骨髓是造血的组织这一原理，进一步从肾主骨、生髓、藏精、血为精所化的理论出发，认识到骨髓的造血功能旺盛与否和命门的虚衰有关。并且从临床症状看患者有形寒肌冷、面色苍白等元阳不足现象，故常以温补命门为主，调整阴阳盛衰，常用温补命火，佐以滋阴壮阳，如淫羊藿、仙茅、鹿茸、巴戟天、肉苁蓉、补骨脂、女贞子、菟丝子等，再配合龟甲、当归、黄芪、人参、熟地黄、桑椹等益气补血，扶正固本，使阳气阴血相互生长而归于平复，因此疗效颇佳。

3. 老年性痴呆

本病大多由脑动脉粥样硬化后，脑组织血供、氧供减少引起脑细胞衰亡，甚至脑萎缩。依据肾藏精，精生髓，髓通于脑的理论，认为命门火衰、肾阳衰弱，温煦生化不足，导致精髓亏损，不能上奉于脑，脑用失能，引起痴呆。正如喻嘉言指出："老年人唯恐无火，无火则运化难而易衰；有火则精神健而难衰。有火者老人性命之根。"同时命门为水火之宅，命门火衰最易阳损及阴，而致阴阳俱虚。因此采用补阴阳，兼益气化瘀之地黄饮子加味来治疗老年痴呆，每能奏效。

（二）妇科方面

祖国医学的"命门学说"是妇科临床治疗的理论依据。《黄帝内经》认为，妇女的成长、发育、生殖等与肾的功能密切相关。肾中藏纳阴阳的精气，由于水火相济，形成了天癸与月经正常生理变化，所以月经失调，也就是阴阳水火有偏胜偏衰的缘故。肾主生殖，就妇女而言，主要是经、带、胎、产、乳等方面。妇科中的许多疾病，如月经闭止，可由肾阴不足而致；月经稀少，可由肾阳不足，导致脾肾两虚而成；冲任不固，可致滑胎早产。这些机制的阐明，都是以命门学说为指导依据的。

（三）外科方面

外科病患，虽然大都发于体表，但与内脏都有关系。因为人身的营卫气血、经络脏腑、四肢百骸，无不互相关联，与命门学说也有密切关系。以外科来说，命门学说在临床上被广泛地运用于指导诊断和治疗，举例如下。

1. 五善七恶

五善七恶是判断疮疡预后的重要法则，也是临床上经常运用的。张介宾在《景岳全书》卷四十六《外科钤》（上）"善恶逆顺"中云："痈疽证有五善七恶，不可不辨。凡饮食如常，动息自宁，一善也；便利调匀，或微见干涩，二善也；脓溃肿消，水浆不臭，内外相应，三善也；神采精明，语声清亮，肌肉好恶分明，四善也；体气和平，病药相应，五善也。七恶者，烦躁时嗽，腹痛渴甚，眼角向鼻，泻利无度，小便如淋，一恶也；气息细绵，脉病相反，脓血既泄，肿炀尤甚，脓色真败，痛不可近，二恶也；目视不正，黑睛紧小，白睛青赤，瞳子上视，睛明内陷，三恶也；喘粗短气，恍惚嗜卧，面青唇黑，便污未溃，肉黑而陷，四恶也；肩背不便，四肢沉重，已溃青黑，筋腐骨黑，五恶也；不能下食，服药而呕，食不知味，发痰呕吐，气噎痞塞，身冷自汗，耳聋惊悸，语言颠倒，六恶也；声嘶色败，唇鼻青赤，面目四肢浮肿，七恶也。五善者，病在腑，在腑者轻；七恶者，病在脏，在脏者危也。"

五善并至，当然很好；七恶齐见，则肯定预后不良。然实际并不是每个病症都有五善并至或七恶齐见的，所以运用时须灵活掌握。

2. 五善七恶的治疗原则

万密斋曰："疮疡之证，有五善七恶。善者勿药，自愈。恶者乃五脏亏损之证，多因元气虚弱，或因脓水出多，气血亏损或因汗下失宜，营卫皆烁，或因寒凉克伐，血气不足，或因峻厉之治，胃气受损，以致真气虚而邪气实，外似有余而内实不足，法当纯补胃气，多有可生。不可因其证恶，遂弃而不治。若大渴发热或泄泻淋闭者，邪火内淫，一恶也，竹叶黄芪汤。血气俱虚，八珍汤加黄芪、麦冬、五味、山茱。如不应，佐以加减八味丸煎服。脓血既泄，肿痛尤甚，脓色败臭者，胃气虚而火盛，二恶也，人参黄芪汤。如不应，用十全大补汤加麦冬、五味。目视不正，黑睛紧小，白睛青赤，瞳子上视者，肝肾阴虚而系急，三恶也，六味丸料，如或阴中有火加炒山栀、麦冬、五味。如不应，用八珍汤加炒山栀、麦冬、五味。喘粗短气，恍惚嗜卧者，脾肺虚火，四恶也，六君子加大枣、生姜。如不应，用补中益气汤加麦冬、五味。心火刑肺金，人参平肺散。阴火伤肺，六味丸加五味子煎服。肩背不便，四肢沉重者，脾肾亏损，五恶也，补中益气汤加熟地、山药、山茱、五味。如不应，用十全大补汤加山茱、山药、五味。不能下食服药而呕，食不知味者，胃气虚弱，六恶也，六君子汤加木香、砂仁。如不应,急加附子。声嘶色败、唇鼻青赤、面目四肢浮肿者,脾肺俱虚,七恶也,补中益气汤加大枣、生姜。如不应,用六君子汤加炮姜。更不应,急加附子,或用十全大补汤加附子、炮姜。腹痛泄泻,咳逆昏愦者,阴气虚寒,内淫之恶证也,急用托里温中汤,后用六君子汤加附子,或加姜桂温补,此七恶之治法也。"

命门学说在外科中是被广泛运用着的,不论在诊断上还是在治疗上都有指导意义。疮疡虽发于体表,但与内脏是相互关联的,运用命门学说可了解它们之间的联系,以制订治疗方针。观察疮疡的五善七恶,从而有针对性地提出处理方法及判断预后,是很有现实意义的。张介宾《景岳全书》中有关命门学说在外科领域应用的论说,对疮疡的诊断、治疗及判断预后,都是有价值的。

(四)儿科方面

小儿之病,古称哑科,以其言语不能通,病情不能测之故。盖小儿之病,非外感风寒,即内伤饮食。惊风吐泻及寒热疳痫之类,不过数种,而辨别之法,亦不过是辨表里寒热虚实六者。小儿以柔嫩之体,气血未坚,脏腑甚脆,略受伤残,极易一剂之谬,近则为目下之害,远则遗终身之累,良可叹也。《黄帝内经·素问》"阴阳应象大论篇"曰:"善诊者,察色按脉,先别阴阳,审清浊而知部分,视喘息听声音而知所苦,观权衡规矩而知病所生。"按此言论,虽通知诊法之要,然尤于小儿为最切也。

小儿疾病,无非惊、疳、痘、痫等方面,因此辨证中必须把此类病证详细辨认,简要概述命门学说在小儿疾病中的运用。

1. 小儿惊风

"诸风掉眩,皆属于肝",故小儿惊风是属肝病。盖小儿之真阴未足,柔不济刚,故肝邪易动,肝邪动则木能生火,火能生风,风热相搏则血虚,血虚则筋急,筋急则为掉眩反张,搐搦强直之类,皆肝木之本病也。

临床上有急惊风和慢惊风。惊风之证,张景岳云:"一曰风,二曰火,三曰痰,四曰阳,五曰阴虚,不可不辨。一曰风,风者,善行而数变,肝木之本病也。二曰火,火借风势,风乘火威,风火相煽,来势迅猛。三曰痰,痰因火动,则治火为先,火以痰留,则去痰为主……阳虚则阴邪不散,而元气不复。阴虚则营气不行,则精血何来,所以惊风之重在虚证,不虚,不竭,不危,此元精元气相为并立,有不容偏置者也。故治虚之法,当辨阴阳。阳虚者宜燥宜刚,阴虚者宜温宜润。然善用阴者,水中自有气,造化相须之妙,既有不可混,又有不可离者如此。设有谓此非小儿之药,此非惊风之药,岂惊风之病,不属阴阳,而小儿之体,不由血气乎。"

慢惊风之候,多由吐泻,致气微神缓,昏睡露睛,痰鸣气促,惊跳搐搦,或乍发乍静,或身凉身热,或肢体逆冷,或眉唇青赤,面色淡白,但其脉迟缓,或见细数,此脾虚生风无阳也。小儿慢惊之病,多因病后或以吐泻或因误用药饵,损伤脾胃所致。然亦有小儿脾胃素弱,或受风寒则必病,后及误药者,亦有之,总属脾胃虚寒之证。

2. 治疗措施

(1) 急惊风：治急惊风之法,凡邪盛者,不得不先治其标,若痰甚喘急者宜抱龙丸、琥珀散之类；若火盛而烦热者,宜抑青丸或黄连安神丸；若火盛燥热而大便秘结者,宜泻青丸；若表邪未解而内亦热者,宜钱氏黄龙汤；若惊气渐退而火未清者,宜安神镇惊丸。凡上皆急则治标之法,但得痰火稍退,即当调补血气,或参用慢惊风诸治以防虚败,此幼科最要之法。

(2) 慢惊风：治慢惊风之法,当速培元气,即有风痰之类,皆非实邪,不可妄行消散,再伤阳气,则必致不救。凡脾土微虚微泻而内不寒者,可平补之,宜四君子汤或五味异功散。脾肾俱虚而脏平无寒者,宜五福饮。脾气阳虚微寒者,宜温胃饮、理中汤。脾气虚寒多痰者,宜六君子汤。脾肾阴阳俱虚而寒者,唯理阴煎为最妙。

(五) 麻疹

疹者,痘之末疾,唯二经受证,脾与肺也。内应乎太阴肺,外合皮毛肌肉,是皆天地间乖戾不正之气,故曰疹也。名虽不同,其证则一。从逆顺看,万氏曰："疹以春夏为顺秋冬为逆,以其出于脾肺二经,一遇风寒势必难出,且多变证,故于秋冬为不宜耳。从疹脉看,凡出疹自热走至收完,但看右手一指洪大有力，虽有别证，亦不为害，此定存亡之要法也。"景岳曰："按此即阳证得阳脉之义，若细软无力，则阳证得阴脉矣。元气既弱，安能胜此邪毒，是即安危之基也。故凡诊得阴脉者，即当识为阴证而速救元神，宜用伤寒温补托法，参酌治之。若执以麻疹为阳毒而概用清寒，则必不免矣。"从疹证看，"疹虽非痘之比，然亦由胎毒蕴于脾肺，故发于皮毛肌肉之间，但一时传染，大小相似，则未有不由天行疠气而发者。此其源虽内发，而证多属表。故其内为胎毒，则与痘证同；外有表邪，则与伤寒类。其为毒也，总由君相二火燔灼太阴，而脾肺受之。故其为证则有咳嗽喷嚏，面肿腮赤，目胞浮肿，眼泪汪汪，鼻流清涕，呵欠闷顿，乍凉乍热，手足稍冷，夜卧惊悸，或恶心呕哕，或以手掐面目唇鼻者，是即出疹之候。便宜用解毒散邪等药，不使留停于中，庶无他患。且凡是疹证必其面赤，中指冷而多嗽，又必大热五六日，而后见红点遍身，此其所以与痘与伤寒有异也"。从疹期看，"出疹之候，初热一日至次日鸡鸣时，其热即止，止存五心微热，渐见咳嗽，鼻流清涕，或腹中作痛，饮食渐减，到申酉之间，其热复来，如此者四日，用手满按发际处甚热，其面上热少减二三分，咳嗽连声，面燥腮赤，眼中多泪，喷嚏频发，或忽然鼻中出血。至五日，其热不分昼夜。六日早时，其疹出在两颊下，细细红点，至午时，两手背并腰下及浑身密密，俱有红点。七日普遍掀发，其鼻中清涕不流，喷嚏亦不行，七日晚，两颊颜色渐淡。此验出疹之要法"。

（六）痘疮

俗曰"天疮"，原其所由，实由胎毒内藏，复因时气外触，其毒乃发，故传染相似，亦天行疫疠之证也。痘疮之类，发热三日，报痘三日，起胀三日，灌脓三日，结靥三日，其十五日，乃大率常类，此其正也。唯痘密毒甚者，常过其期，痘疏毒微者，常不及期，固有不可一例拘者，但得痘色明润，根窠红活，饱食二便如常，又无表里杂证，虽迟数日不妨。设有当出不出，当起不起，当脓不脓，当靥不靥者，须详察其证或为元气虚弱，不能运行，则补其元气，或主杂证，攻剥不能通灌，则其杂证。又六日以前毒发未尽，有杂证者常也。六日以后，毒该尽出，杂证当除而不除者，为逆，须详辨而急治之。

治疗方法：痘疮一证凡解表诸方乃初热时，所必用诸家皆升麻葛根汤为首。荣虚表不解者，正柴胡饮。阳气虚寒表不解者，柴葛桂枝汤。元气本壮而表不解者，加减参苏饮。寒气胜而表不解者，五积散，或麻黄甘草汤。凡清火解毒诸方，所以解实热也。如欲解毒清火而兼养气者，唯四味清饮为妙。热毒两盛而不化者，宜搜毒煎。烦热作渴，小水不利者，导赤散、六一散。血热赤斑，烦躁多渴者，犀角散。热在阴分而失血者，玄参地黄汤。内热不清者，凉膈散。二便俱不利而火盛于内者，通关散。凡表里兼解诸方，如内外俱有热邪，宜柴葛煎，或柴胡麦门冬散。里邪甚而表邪微者，解毒防风汤。表里俱有邪而元气兼虚者，实表解毒汤。表里俱实热者，双解散。凡托里诸方，有宜专补元气者，有宜兼解毒者，如气血俱虚不起者，六物煎或托里散。凡诸补剂，皆痘中元气根本，祛邪托毒者之所必赖，但见虚邪必当以此方为主，气分不足者，调元汤；气虚宜温者，保元汤；气虚微热宜兼凉解，参芪四圣散；血虚者，四物汤、芎归汤；血分虚寒宜温者，五物煎；血虚血滞者，养血化斑汤；血虚血热宜兼解毒者，凉血养荣煎；气血俱虚者，八珍汤、十全大补汤；气血虚寒大宜温补者，无如九味异功煎、六味回阳饮。

（七）疳证

钱仲阳曰："小儿诸疳，皆因病后脾胃亏损，或用药过伤，不能传化乳食，内亡津液，虚火妄动；或乳母六淫七情，饮食起居失宜，致儿为患。凡疳在内者，目肿腹胀，泻痢青白，体渐瘦弱；疳在外者，鼻下赤烂，频揉鼻耳，或肢体生疮。大抵其证虽多，要不出于五脏，而五脏之疳不同，当各分辨治之。"

治疗方法：小儿疳证，钱仲阳运用五疳治疗。肝疳，亦名风疳，其证白膜遮睛，或泻血而瘦，宜用地黄丸以生肾。心疳，面黄颊赤，身体壮热，宜用朱砂安神丸。脾疳者，一名肥疳，体黄瘦削，皮肤干涩，宜用四味肥儿丸。肺疳者，一名气疳，喘咳气促，口鼻生疮，宜用人参清肺汤。肾疳者，一名骨疳，肢体瘦削，遍生疮疥，用地黄丸。

（八）癫痫

钱仲阳曰："小儿发痫，因血气未充，神气未实，或为风邪所伤，或为惊怪所触，亦有因妊娠时七情惊怖所致。若眼直目牵，口噤涎流，肚膨发搐，项背反张，腰脊强劲，形如死状，终日不醒，则为痉矣。"凡有此证，先宜看耳后高骨间，若有青脉纹，先抓破出血，可免其患，此皆元气不足之证也。设若泛行克伐，复伤元气，则必不时举发，反而变危多致不救。

治疗方法：癫痫一证，治之法，"如面赤目瞪，吐舌啮唇，心烦气短，其声如羊，曰心痫。血虚者用养心汤；发热饮冷为实热，用虎睛丸；发热饮汤为虚热，用辰砂妙香丸。面青唇青，两眼上窜，手足挛掣反折，其声如犬者，曰肝痫。肝之虚者，用地黄丸；抽搐有力为实邪，用柴胡清肝散；大便不通，用泻青丸。面黑目振，吐涎沫形体如尸，其声如猪者，曰肾痫，用地黄丸、紫河车丸之类。肾无泻法，故从虚治之。面如枯骨，目白反视，惊跳反折，摇头吐沫，其声如鸡者，曰肺痫。肺气虚者，用补肺散；面色萎黄者，土不能生也，用五味异功散；面色赤者，阴火上冲于肺也，用地黄丸。面色萎黄，目直，腹满自利，四肢不收，其声如牛者，曰脾痫，用五味异功散；若面青泻利，饮食少思，用六君子汤加木香、柴胡"。

命门学说在小儿科广为运用，《景岳全书》对小儿病证叙述最多最详。"元气"是命门学说的核心部分，在《景岳全书》中体现特别突出，无论是辨证或论治，都能体现出来，成为儿科的辨证论治的基础。在儿科临床上，根据小儿机体特征，运用命门学说于小儿常见病证诊治中，叙述丰富，内容周详，可堪借鉴。

综上，蔡友敬的学术思想，概括为3个时期。结合当时的社会环境，早年以丁氏学派为依据，突出温病、时病的治疗。中年注重脾胃学说的研究，以内伤疾病的治疗为特色，处处顾护脾胃。晚年则发掘命门学说的理论，指导危难疑症及慢性病的治疗，取得了显著疗效。这也形成了他一生的学术思想成就。一生注重先天之本肾及后天之本脾的顾护，形成了自己的个性学术思想第3阶段。有人戏称他为"六六仙"，即善于运用"六君子汤"类及"六味地黄丸"

类化裁治疗疾病，实际上这也是他重视"肾为先天之本，脾为后天之本"的学术精华所在。

第二章 临床思辨撷萃

第一节　探讨中西医结合治疗慢性肾炎

蔡友敬在"中西医结合"思想的影响下，在20世纪60年代至70年代的10余年中，参考全国各地运用中西医结合方法治疗慢性肾炎的经验，治疗慢性肾炎取得一定成绩，不但在近期疗效方面如水肿消退、尿蛋白消失取得一定成绩，而且在远期效果上也值得进一步研究。本文是蔡友敬运用中西医结合治疗肾炎的探索，因为历史条件限制，文中的一部分度量单位、观察指标、部分医学术语仍沿用当时的提法，暂时不给予改动。

从20世纪60年代到70年的几年中，对慢性肾炎用中医治疗经过一段时间的摸索，认为虽能取得一定疗效，但总体不能令人满意。几年来用中西医结合方法进行临床实践，认为效果比单纯用中药好，远期效果也比较巩固。1973年晋江地区第一医院设立中医病房，蔡友敬对这方面更有条件进行观察，因此对治疗慢性肾炎的经验体会作了初步总结，取得了可喜的成果，虽然例数不多，但也可以看出他的探索精神。

一、临床观察

患者年龄9~60岁。其中9~20岁占6例，21~30岁占5例，31~40岁占3例，41~50岁占6例，51~60岁占2例。男性17例，女性5例。

病程5个月至4年。在该组22个病例中，其中20例曾用过激素，其剂量开始为每日30~60mg，疗程从1个月至4年以上，并合并使用利尿药，效果不显著，尿蛋白均持续在（+++）以上。

二、治疗方法

（一）西药

22例中有11例住院患者及9例门诊患者均使用激素（其中用地塞米松者5例，泼尼松者14例；每日用量为30~60mg）。住院患者中有6例使用过青霉素，每日 80 万单位，2 例使用过庆大霉素、氢氯噻嗪、氨苯蝶啶、维生素等。

（二）中药

根据中医辨证施治原则，进行分型使用，归纳为下列几个证型。

1. 脾肾阳虚型

病机：主要由于脾阳不运，土不制水，命门火衰，不能生土，以致湿困中焦，水流肌表，形成脾肾阳虚之证。

症状：面色㿠白，形寒肢冷，身体浮肿，小便短少，大便溏，腹胀不舒，舌质淡，苔薄腻或白腻，脉沉细。

治法：温运脾阳。

方药：实脾饮、金匮肾气丸加减、香砂六君丸等。

2. 肺失宣降型

病机：主要由于外邪（风寒风热）袭肺，肺气不宣，通调失职，水气壅滞。

症状：形寒发热，头身疼痛，咳嗽咳痰不爽，面浮尿少，舌苔薄，脉浮或滑。

治法：宣肺利水。

方药：麻黄连翘赤小豆汤、越婢加术汤、三拗汤等加减。

3. 水湿泛滥型

病机：肺、脾、肾三脏受制，肺不能通调水道，脾不能运化水湿，肾不能蒸化水液，以致膀胱气化失常，三焦决渎无权，致水湿泛滥横溢。

症状：遍身浮肿，肿势甚剧，面色㿠白，咳嗽气急，腹部胀大，纳少神疲，小便短少，舌质淡，苔薄，脉沉细。

治法：利水渗湿。

方药：五苓散、五皮饮、己椒苈黄丸加减。

4. 湿热蕴蓄型

病机：湿热蕴蓄，阻滞三焦，以致肺失宣降，脾失健运，膀胱不利。

症状：全身浮肿，或咳嗽气喘，或腹胀脘闷，食纳不佳，大便溏薄，小便热痛，苔白厚腻或黄厚腻，脉沉滑。

治法：化湿清热，通调气机。

方药：三仁汤、八正散或瞿麦、萹蓄之类。

5. 邪退正虚型

病机：乃病邪渐退，正虚未复，出现脾肾虚弱，气血两亏之象。

症状：浮肿全消或轻微浮肿，面色苍白，纳少，神疲乏力，头晕心悸，腰酸腿软，苔白腻，脉沉细无力。

治法：培补脾肾。

方药：六味地黄丸加人参、黄芪，或用济生肾气丸。

6. 阴虚阳亢型

病机：素体阴虚，久病阳损及阴，致使水不涵木，而阴虚阳亢。

症状：头晕头疼，耳鸣，五心烦热，视物模糊，夜寐不安，或恶心纳呆，精神倦怠，腰膝酸软，口干舌红，面色灰暗，脉象沉细。

治法：滋阴潜阳。

方药：六味地黄丸、左归饮、杞菊地黄丸加夏枯草、桑寄生、双钩藤。

三、治疗结果

（一）疗效标准

完全缓解：症状及体征消失，肾功能正常，尿蛋白阴性，尿沉渣计数正常。

基本缓解（显效）：症状与体征消失，肾功能正常或基本正常。24h 尿蛋白定量不超过 1g，尿沉渣计数接近正常。

部分缓解（好转）：临床表现与实验室指标有一项或多项明显改善，但未到达基本缓解标准。

（二）疗效评定

1. 近期疗效

本组慢性肾炎病例 22 例中，通过中西医结合治疗，完全缓解者 10 例，占

45.3%；基本缓解者 4 例，占 18.1%；部分缓解者 6 例，占 27.1%；无效者 3 例，占 9.5%。

2. 远期疗效

完全缓解者 10 例，随访时间从 1 个月至 5 年不等，除 1 例于出院后复发外，其余 9 例均未复发。复发 1 例，系一男性患者，在蛋白尿转阴、血浆蛋白正常、血胆固醇正常后，仅维持 1 个月又复发，蛋白最高上升为（+++），现又降为（+）或阴性。基本缓解者 1 例，因合并扁桃体肿大又复发，蛋白（++），在治疗后又降为（+），余正常。

四、影响疗效因素分析

（一）病程

病程短，疗效速；病程长，疗效慢。一般地说，凡是发病时间较短的，取得疗效比较快，例如吴某，病程仅 5 个月，治疗仅 1 个月时间尿蛋白即转阴性。而曾某，病程 4 年 6 个月，住院治疗 3 个月，进步很慢，尿蛋白仅减（+），说明病程越短，疗效越快，病程越长，疗效越慢。

（二）年龄

年龄大，疗效差；年龄小，疗效好。慢性肾炎患者的发病年龄，据国外统计有 70% 以上发生在 21 岁左右，本组患者年龄 9 岁至 30 岁共 11 例，占 50%，虽然与例数不多限制有关，但仍符合本病好发于青年。30 岁以前的患者疗效也较好，这与年轻患者恢复力强完全一致。如陈某，9 岁男孩，尿蛋白由（+++）转为阴性，仅半个月时间。而张某，60 岁，住院 4 个月以后，尿蛋白才转阴性，但 1 个月后又复发。说明年龄越大，疗效较差。这与体力衰弱有关。

（三）疗程

慢性肾炎的疗效和疗程有很大关系。如能坚持中西医结合治疗，在医师指导下，坚持服药，疗效就较好。如果不能坚持服药，经常中断，或改弦易辙，疗效就较差。例如曾某，由于不坚持治疗，疗效就差。又如魏某，由于坚持服药，病情就不断好转。说明疗程较长，疗效就较好；疗程不规则，疗效就差。

五、讨论

（一）中西医结合

从慢性肾炎来说，过去单纯用西医西药，还是单纯用中医中药虽然已有一定成绩和肯定的疗效，但总的来说，还停留在较低的水平，特别是获得完全缓解的病例还是不多，根据国内文献报告统计，一般蛋白消失率仅13%左右，自从提倡中西医结合的方法治疗以来，疗效均有所提高。从本组22例观察来看，使用中药和激素为主进行治疗，蛋白消失率达45%左右，不仅近期疗效好，而且复发率低，远期观察效果亦佳。如蔡某，已治愈8年，从未复发。说明中西医结合方法治疗慢性肾炎，确是一条主要途径，值得我们注意。

（二）辨证与辨病相结合

辨证和辨病相结合，是中西医结合的一种措施。中医辨证治疗疾病具有很大的优越性，或是为中西医结合治疗过程提高疗效的重要环节之一。但它也存在一定缺点，对一些疾病还不能完善地加以认识，如慢性肾炎，在水肿期，祖国医学把它列在水肿门，运用中医辨证分型，即可收到预期的效果。但是水肿消退以后，尿里尚存在蛋白、管型的时候，就无法辨证和认识，因此必须采取辨证和辨病相结合的方法，用西医的辨病方法，明确诊断是慢性肾炎。知道这种疾病是以水肿、蛋白高、高血压等为主要症候，然后按照中医的辨证方法，进行分型治疗。我们在治疗慢性肾炎的过程中，就是采取这种方法的。在水肿期，可分为水湿泛滥、湿热蕴蓄、肺失宣降、脾肾阳虚、阴虚阳亢等几个类型，进行辨证施治；在水肿消退以后，尿中蛋白还存在时，我们治疗重点转移到消除蛋白尿。从我们临床观察中，发现大部分蛋白尿长期不消的患者，均有程度不同的脾肾两虚的症状，故治疗原则以健脾补肾为主，但亦有小部分病例，表现为温热内蕴，肾气不调而出现蛋白尿，应用清利湿热如用石韦、鱼腥草等治愈。

（三）辨证治疗

1. 关于分型

证型分类主要是从每个患者的不同表现中，总结其证情的共同性，以便于认识疾病的发展和治疗规律。但是分型仅能代表共同的一般规律，如果具体到每个病例，还因其条件不同，而具有特殊的表现。在慢性肾炎的辨证分型上，各地也有不同的见解，但从本组病例来看，有的和各地的分型是一致的，如水湿泛滥、脾肾阳虚等，但是也有个别患者有他的特殊性，也很难用各地分型的类别来加以分类。从我们这一组病例中，就有两个病例是属于湿热蕴蓄的类型。因此，我们认为根据少数病例进行分型的做法，是不能说明问题的，必须通过大量的临床实践，才能从中逐步来探索规律，求出一致的看法。

2. 关于辨证

慢性肾炎的辨证极为复杂，过去中医治疗都注意在水肿期分辨是阴水还是阳水，是表水还是里水。近来还注意到应分辨是阴虚还是阳虚，是脾虚还是肾虚。然后根据脏腑、气血、阴阳来分析辨证、制订出治疗方案。目前全国各地经验大都认为慢性肾炎的水肿，是属于脾肾阳虚为主，虚证多而实证少，但从我们的临床观察中，发现有一部分却是表现舌苔厚腻而黄，脉象滑数的湿热蕴蓄的实证，用温补脾肾的方法会使湿热更甚。而在水肿消退后，如何辨证，更是亟待解决的问题，蔡友敬认为应该从脾、肾两脏入手，分清气、血、阴、阳来立法。

以前中医对蛋白尿及高血压的治疗认识是不够的，目前开展中西医结合的情况下，借助于现代医学客观检查已经懂得这个问题了，如何消减蛋白尿及肾性高血压就是中医目前的任务。北京以及各地的经验都认为大部分具有蛋白尿的患者，均有不同程度的脾肾两虚的症状，而其中以肾虚尤为明显，因而主张治疗原则当以健脾补肾为主，但一小部分却表现为湿热内蕴，郁而生热，使肾气不固而出现蛋白尿，要以清热利湿滋肾之法治疗。我们从这组病例中，亦认为这种说法是符合临床实践的，有些病例蛋白尿的消除是用温补脾肾的方法，如六味加党参、黄芪，或金匮肾气丸等而获效的，有些病例是用清热利湿滋肾方法如瞿麦汤、八正散等获效的。

3. 攻与补

慢性肾炎在水肿期,过去中医治水方法是遵循《黄帝内经·素问》"汤液醪醴论篇"中"开鬼门,洁净府,去菀陈莝",即发汗,利小便和泻下逐水的治水3大法来达到消肿的目的。因此有一些人认为水肿是水邪内盛,主张用攻法来治疗,也有一些人认为慢性肾炎是以虚为本,主张用补法,形成偏攻偏补之争。蔡友敬初期也一度认为攻法是能消除水肿的,应用二丑、舟车丸、禹功散治疗水肿,但是成功的病例并不多,甚至看到经过攻逐之后,水肿虽然消退,但肾功能下降,不久又肿,最后甚至发展成为尿毒症而死亡的。因此本组病例均不采用攻逐方法,而以发汗、利尿、固涩、补肾等方法来治疗,过程顺利,收效甚佳。

(四)关于配用西药治疗

1. 激素的使用及疗程问题

(1)配合激素治疗:近年来,国内大量开展肾上腺皮质激素来治疗慢性肾炎,目前看来对消除蛋白尿,是有一定的缓解作用,但副作用较多,复发率也较高,并易导致感染、满月脸、水牛肩、电解质紊乱等不良作用,故疗效不十分理想。但在中西医结合情况下,如果使用中药配合激素来治疗,则既可以减少激素带来的副作用,加强疗效,又能使中药发挥健脾补肾,增强体力,从而达到痊愈的目的。本组病例有的配合服用泼尼松两年之久,从未发生激素的副作用,血压亦不升高。因此蔡友敬认为在中药配合下,长期使用激素是会减少副作用,甚至不会有副作用的。

(2)使用激素种类:他在临床观察中,认为用泼尼松比用地塞米松为佳,虽然地塞米松发挥作用的时间较快,但出现面目红赤,手足心热,血压升高,脉象弦数等阳亢现象亦较快,而泼尼松的作用较为缓和,如有两例患者均连续服用两年以上,未见有任何副作用产生,而远期效果也较好。

(3)激素的用量和疗程:经过几年来的摸索,治疗慢性肾炎时,激素的用量,视病情的轻重,以泼尼松每日40mg以上较为合适,本组病例均在40mg以上，时间一般以 1 个月左右为宜，随着尿蛋白的下降，而逐步减量，但减量不宜过急，以免造成皮质类固醇撤减综合征，以及临床症状的复发。

2. 利尿药及其他药物使用问题

（1）结合使用利尿药：当水肿严重时，我们除用中药利尿剂外，还配合用氢氯噻嗪及氨苯蝶啶、安体舒通等，这样可以更快地促进水分的排泄，从而达到消肿作用。

（2）结合使用强壮药：当血中总蛋白低下时，曾配合注射苯丙酸诺龙等促进蛋白质合成的药物，来提高机体抗病能力，促进疾病早日恢复。

（3）结合使用抗生素：在治疗过程中，如果患者合并其他感染时，配合应用一些抗生素，如青霉素、链霉素来防治感染，以消除症状，预防复发。

（4）关于中药疗效问题：从目前看，全国应用中医中药治疗慢性肾炎虽有一定成绩，但是单纯使用中药，还是停留在较低水平。中西医结合工作开展以来，中医中药和西医西药结合使用，疗效有较大提高。从本组病例看，确是如此，且中医中药在中西医结合治疗中是起着主导作用的。

3. 在消肿方面

从本组的实践过程中，蔡友敬认为使用中药治疗慢性肾炎是有肯定疗效的。慢性肾炎水肿，通常是由肺、脾、肾三脏功能失调所致，故从调整肺、脾、肾三脏功能进行辨证，分为肺失宣降、脾肾阳虚、阴虚阳亢、水湿泛滥、湿热蕴蓄等类型，本组大部分属于脾肾阳虚型。例如许某，当时全身高度浮肿反复发作，腹部胀满，腹腔积液甚多，下肢按之凹陷不起，舌淡苔黄，脉沉细小，辨证为脾肾阳虚型，用实脾饮合五苓散治疗，共服 42 剂，腹水全部消除。又如陈某，病程已 3 年，反复浮肿，尤其以下肢为甚，肿处亦凹而不起，亦辨为脾肾阳虚偏肾虚型，用六味地黄丸加黄芪、党参、牛膝、车前治疗，仅服 6 剂，浮肿即全部消退。可见中药在消肿方面有很好的疗效。

4. 在蛋白尿方面

临床观察中，发现大部分患者，蛋白尿在（+++）以上者，均有不同程度的脾肾两虚症状，根据文献报道，以健脾固肾气为主，用大量党参、黄芪治疗，虽能逐渐减轻，但疗效不十分明显（当然个别病例，亦有显效。如陈某，6剂之后蛋白即见消失）。至于小部分患者表现为湿热蕴蓄，肾气不固而出现蛋白尿时，运用清热利湿强肾健脾之法，尿蛋白虽然减少，但终难治愈。利用中医辨证施治再结合使用西药激素治疗，则降尿蛋白的疗效就能迅速提高，不仅尿蛋白逐渐消除，而且疗效巩固，这是值得重视的。

5. 在肾性高血压方面

由慢性肾炎引起的高血压多属虚证。素体阴虚，久病阳损及阴，导致水不涵木，阴虚阳亢。虽以滋阴柔肝潜阳为法，使用杞菊地黄丸、左归丸及夏枯草、钩藤、桑寄生、黄芩、杜仲之类，终难获得巩固的疗效。观察10例高血压型肾炎患者，疗效较差，而这一型患者，又是激素禁忌证，不能使用激素来配合治疗，因此如何治疗肾性高血压，是当前值得研究的课题。

6. 在尿毒症方面

当慢性肾炎进入晚期，阴阳俱虚、阳气衰微，肾关合而不开，形成尿毒症时，目前尚难以处理。他曾遇到4例尿毒症前期患者，血中非蛋白氮都是100mg/dL以上。根据文献报道，在辨证施治中，使用附子、大黄进行治疗，第一次应用，确能使血中非蛋白氮降低一例，由182mg/dL下降为68mg/dL，一例由164mg/dL下降为56mg/dL，症状亦有所改善，但不巩固，不久之后又复上升，症状亦随之恶化，再使用之，即无效用。至于进入尿毒症期，阴寒秽浊之气上泛，蒙蔽清窍，而致呕恶神昏，更是棘手。虽配合西医施救，终难获效，这有待进一步研究。

7. 在低蛋白血症方面

血清总蛋白下降，是脾肾气虚所致，盖脾气虚不能化生精微，肾气虚，收摄无权，致精外泄。因此，慢性肾炎的病例，血清总蛋白都是偏低的，大部分病例在使用中药党参、黄芪之后，总蛋白均有所上升。从本组病例看，如有的患者血清总蛋白治疗前仅2.95g/dL，在治疗后，达到7.18g/dL；又如另一患者，治疗前是4.3g/dL，治疗后是6.2g/dL，这说明中药党参、黄芪能提高血清总蛋白，这值得大家进一步研究。

8. 关于配合化疗药方面

慢性肾炎在使用西药 6-巯基嘌呤（6-mp）治疗中，突然发生白细胞下降，我们使用中药配合后，能使白细胞上升，如白某，在使用 6-mp 后，白细胞突然下降，由 11200/mm³ 下降到 2300/mm³，5 天后再下降至 1500/mm³，当时患者心跳气喘、汗出、脉沉细数，出现心功能衰竭情况。中药急用生脉散加鸡血藤、黄芪、甘草等，症状即见明显改善，白细胞亦迅速上升，由 1800/mm³ 到 6200/mm³，患者感到非常满意。这虽然只有一例，但可见鸡血藤、黄芪、人参对提升白细胞是有效用的，这一点有待于我们今后在临床中观察。

9. 关于胆固醇增高方面

慢性肾炎患者，胆固醇均有不同程度升高，采用温阳利水、温补脾肾后，胆固醇有明显下降。本组病例即可说明。许某，女性，初诊时胆固醇为 330mg/dL，使用六味地黄加草决明 30g 及石韦、车前、牛膝等，服 6 剂后，复查胆固醇即降为 265mg/dL，小便常规复查正常。再服 6 剂后，胆固醇又下降为 210mg/dL，尿常规仍正常。说明草决明对降低胆固醇是有很好的疗效，同时对消除尿蛋白，也有一定作用，值得继续观察。

10. 其他存在的问题

运用中西医结合方式治疗慢性肾炎，对提高疗效，起着很大作用，不过时间较长、病程缓慢，以及对肾性高血压的处理方法尚存在不同观点。如何进一步中西医结合，都是需要深入研究的课题。

第二节　常用方剂的临床应用

中医方剂是祖国医学辨证施治中理、法、方、药的重要组成部分，是中医治疗疾病的主要方法之一，是几千年来劳动人民在医疗实践中的经验结晶。学习方剂学，首先必须熟悉中药的性能和作用。方剂的起源，是以单味药开始，在逐渐发现单味药物的作用不能解决疾病时，就采用二味或二味以上的药物合并使用，这就称为复方。这种复方有很大的优越性：第一，可以纠正药性的偏温、偏凉，如黄连与吴茱萸合用。第二，可以除去药物的毒性，如生姜与半夏同用。第三，可以缓和药物的烈性，如大枣与葶苈子同用。第四，可以发挥药物协同作用，发挥其更大效力，如附子与干姜同用。这些都是使用单味药所不能比拟的。方剂是几千年劳动人民从医疗实践中逐渐累积形成的。掌握方剂的组成和配伍原则，就能更好地运用药物，适应复杂的病情变化，提高治疗的效果。这些古代遗留下来的行之有效的方剂，是祖国医学伟大宝库的一部分，应当大力发掘，加以提高。在学习和使用这些历代流传下来的方剂时，蔡友敬有下列几点认识。

一、注意方剂的结构，即组成和配伍

方剂的组成，是根据辨证施治而来的，即所谓理、法、方、药，也就是说，说理、立法、选方、议药是一环扣一环的，是不可分割的。先辨证求因，审因论治，然后依法选方，据方议药。因此，要看一个处方是否适合病情，就必须了解它的组成和配伍是否恰当，是否符合辨证施治的规律。

二、掌握方剂的功用及适应证

对每一方剂的功能应重点记忆，例如，一贯煎的功能是滋肾疏肝，其适应证是口干，舌质红绛，胸胁疼痛。

三、灵活运用方剂，根据病情进行加减

方剂是前人处方用药的实践经验的总结，必须加以重视，同时也必须根据具体病情进行加减，把规律性和灵活性结合起来。

四、辨证与辨病相结合

证是疾病反映的现象，病是证候产生的本质。辨证强调具体情况具体分析，辨病注重病原和病因，各有优点。所以既要重视辨证，也要重视辨病，如泌尿系统感染，采用辨病的五味消毒饮和辨证的八正散相结合治疗，收到满意的疗效。

下面谈谈 10 个方剂的临床应用体会[1]。

（一）生脉散（《内外伤辨惑论》）

1. 组成

人参 10g，麦冬 15g，五味子 6g。

2. 功用

益气，养阴，敛汗，生脉。

3. 适应证

热伤元气，气阴衰微，汗多口渴，喘急欲脱，脉微细欲绝，舌干红而无津，或久咳肺虚，咳呛少痰，短气自汗，口干舌燥，脉虚数。

4. 方解

方中用人参补益元气，麦冬养阴，五味子收敛耗散之气，且能敛阴止汗。三药合用，大补气阴，敛汗，生脉。

---

[1] 蔡友敬原文中药的用量是旧制单位为分、钱、两，现根据现代方剂学剂量改为克（g）。书中提及的部分动物类药，如穿山甲、虎骨，在当时是可用的，为保留医家经验供后人参考，本书仍保持原样，未作删除或修改。

5. 体会

本方原多应用于热病而出现耗伤元气，虚脱者。在临床上用此方加味，治疗失眠，疗效颇佳。关于失眠的机制，中医认为大部分是属于心脾两亏或心肾不交。所谓思虑劳倦，伤及心脾肾，皆因血液耗损，不能养心，以致心神不安，或体虚久病，肾阴耗伤，不能上承于心，或心火旺盛，不能下交于肾，而致心神不安。其病位主要在心、肾、脾三脏。临床表现除失眠为主诉外，多有头晕，耳鸣，心烦，纳少，口渴少津，神疲汗多，舌质红，脉细数，这些都是气阴不足之象。因此，选用人参（党参、太子参、沙参）益气养阴，配以麦冬滋阴，五味子敛阴为主方，并结合其他药物进行治疗，其加减法如下。

（1）主方：人参、麦冬、五味子。

（2）辅药：龙骨、茯神、远志。

（3）加减法：①口干渴、舌红，加生地黄、玄参。②心烦、五心烦热，加黄芩、百合。③心悸，加柏子仁、远志。④头痛，加川芎。⑤纳少，人参易党参，加白术。⑥腰酸、头晕、耳鸣，配服六味地黄丸。

6. 病案举例

（1）张某，女性，38岁。初诊时患神经衰弱已5~6年。近来夜寐欠佳，或彻夜不眠或寐而惊醒，醒后难以入睡，伴心烦，心悸，头晕眩，耳鸣，腰酸，口干涩，纳差，神疲，舌质红，脉沉细。此乃心肾不交，宜壮水制火，养心安神。处方：太子参15g，麦冬3g，五味子3g，熟地黄15g，泽泻3g，淮山药15g，茯苓3g，牡丹皮6g，山茱萸3g，龙骨15g，牡蛎15g。服3剂。复诊时，患者诉药后睡眠佳，食纳增进，余证亦瘥。嘱按原方再服5剂，并每早服天王补心丹，晚服六味地黄丸各9g，以资调治。如此服药经月，诸症遂愈。

（2）张某，女性，36岁。患者素体虚弱，曾有肾盂肾炎史，经常腰酸腰痛。近来夜不能寐，烦躁口干，心悸有汗，舌质红，苔黄，脉细数。此乃肝肾阴虚，心火亢盛之象，治宜滋阴降火，养心安神。处方：太子参15g，麦冬6g，五味子6g，龙骨15g，牡蛎15g，茯苓6g，百合15g，远志6g，柏子仁6g，黄芩6g，服2剂。药后，当夜即能入睡。又服1剂，失眠告愈。

（二）逍遥散（《和剂局方》）

1. 组成

柴胡 3~6g，白芍药 9g，枳实 3~6g，甘草 3g，白术 9g，茯苓 9g，煨姜 3g，薄荷 3g，当归 9g。

2. 功用

疏肝理气，健脾解郁。

3. 适应证

肝气郁结，胸胁脘疼痛，或兼见泄泻。

4. 方解

柴胡疏肝，当归、白芍药和营养血，煨姜、白术、茯苓、甘草健脾和胃，薄荷辛凉开郁。因此，它的特点是气血双调，肝脾同治。

5. 临床应用

肝气郁滞，两胁作痛，头痛目眩。月经不调，经期腹痛。慢性肝炎出现右胁下隐痛和神疲倦怠等。

6. 体会

逍遥散除上述适应证外，临床上还加减用于治疗乳腺小叶增生及围绝经期综合征。即当这两者出现胸胁及乳房胀痛等肝郁气滞，肝脾不调之症时，便可用本方加减进行治疗，已用这方法治疗多例获得满意效果。

7. 病案举例

（1）黄某，女性，45 岁。患者每次月经前后，即觉精神异常，烦躁不安，时笑时哭，经前更觉两乳房肿硬疼痛，连及双胁及背部，伴纳减，胸闷喜太息，舌质红，苔黄，脉弦数。此乃肝气郁结，脏躁之证。治宜疏肝理气，健脾和胃，养心安神。取逍遥散合甘麦大枣汤加减。处方：当归 9g，生白芍药 9g，柴胡 9g，白术 9g，茯苓 9g，牡丹皮 9g，生甘草 6g，百合 15g，小麦 30g，大枣 6 枚，香附 9g，栀子 9g。

药后上述精神症状逐渐缓解，他症亦减。连续治疗4个月，诸症基本痊愈，现已恢复工作了。

（2）林某，女性，34岁。初诊时，患者右乳房有一指头大肿物已8年余。1个月前经外科检查疑为肿瘤。近来自觉胸闷加重，按有痛感，食纳减退，精神疲乏，苔薄黄，脉弦（局部除肿物外，尚有一些小结节存在）。此乃肝郁气滞，肝脾不调之证。治宜疏肝解郁，健脾散结。取逍遥散加减。处方：柴胡9g，白芍药9g，茯苓9g，白术9g，当归9g，甘草3g，青皮9g，郁金9g，海藻9g，昆布9g，香附9g，3剂。二诊时，患者药后上述症状改善，小结节及肿物有明显缩小。再取上方加枳壳9g，穿山甲15g，服5剂。三诊时，小结节已消散，乳房肿物亦明显缩小。又按原方加夏枯草15g，服5剂。四诊时，乳房肿物缩至黄豆大小，柔软能移动。但尚偶有疼痛，舌质红，苔薄黄，脉细弦。此乃肝阴似有暗伤之势，治宜疏肝散结，兼以柔肝养血。拟原方加减。处方：柴胡9g，白芍药15g，赤芍药9g，枳实9g，当归9g，川芎9g，海藻15g，昆布15g，夏枯草15g，川楝子9g，香附9g，生牡蛎15g，枸杞子9g，女贞子9g，服5剂。五诊时，乳房小肿物已消，舌红，苔薄黄，脉细微。再以前法加减。处方：柴胡9g，当归9g，白芍药9g，川芎9g，熟地黄9g，桃仁9g，红花9g，川楝子9g，香附9g，郁金9g，青皮6g，服28剂。后再复诊，自云上症已愈，肿物已全部消去，唯月经逾期未至，再给桃红四物加味，以活血通经。

（三）海藻玉壶汤（《医宗金鉴》）

1. 组成

海藻9g，昆布9g，海带9g，半夏9g，陈皮4.5g，青皮6g，连翘9g，浙贝母9g，当归9g，川芎6g，独活6g。

2. 功用

化痰软坚，消散瘿瘤。

3. 适应证

甲状腺瘤、甲状腺肿大等。

4. 方解

海藻、昆布、海带据近代药理分析，含有碘质，有散结消瘿的作用。由于瘿瘤多属气血凝聚，故又用青皮、陈皮疏肝理气；当归、川芎、独活以活血行气，浙贝母、连翘消肿散结。

5. 体会

用此方化裁治疗甲状腺瘤，治疗3例，好转3例。

6. 病案举例

纪某，女性，53岁。患者于入院前1个月觉畏冷发热，颈部及右肩胛酸痛，声嘶，咳嗽痰多，吞咽时颈部有不适感。后门诊时，发现颈部有一圆形肿物，诊断为甲状腺瘤，并收住院准备手术。查体见颈部甲状软骨右侧可触及一个4cm×3.5cm肿物，表面光滑，不易推动，但能随呼吸上下移动，无波动感，无明显压痛。左手腕内侧有一个3cm×2.5cm的肿物，右手肘关节附近内侧亦有一鸭蛋大肿物。（据述手臂肿物至今已20余年，曾诊为腱鞘囊肿）。血液检查：白细胞总数6720/mm^3，中性粒细胞比例79%、淋巴细胞比例21%。患者当时因有水肿（肾盂肾炎）、胃脘痛（胃小弯溃疡）病史，精神紧张，要求暂缓手术，特来请求中医治疗。

初诊时，尚有食欲不振，胃脘时痛，痰多色白，苔薄黄，脉沉细带弦。此乃肝气郁结，脾阳不运，气滞血瘀，痰浊中阻。治宜疏肝健脾，软坚散结。处方：海藻15g，昆布15g，夏枯草30g，浙贝母9g，生牡蛎15g，鳖甲15g，陈皮9g，白术9g，桔梗9g，青皮6g，服3剂。二诊时，瘤体已变软变小，双手肿物亦已缩小，颈部及肩胛酸痛减轻，舌苔薄黄，脉细弦。处方：原方加半夏9g，服3剂。三诊时，颈部肿物进一步缩小，痰亦减少，吞咽顺利。处方：原方加玄参9g，服3剂。四诊时，颈部肿物已缩小至黄豆大，食纳增加，苔薄黄，脉细弦。处方：上方去玄参加柴胡9g，服6剂。五诊时，甲状腺瘤已消失，两手臂腱鞘囊肿亦全部消失，继续按前方加赤芍药9g，再服3剂以巩固。

本病例共服18剂，瘿瘤及腱鞘囊肿全部消散，经4个月随访观察，未见复发。

总之，用海藻玉壶汤加减治疗本病确有疗效，现把其组成剖析如下：①散结消瘿，海藻、昆布、海带（黄药子、夏枯草）。②疏肝理气，青皮、陈皮。③活血行气，当归、川芎、独活、丹参、赤芍药。④消肿散结，浙贝母、连翘、鳖甲。⑤化痰，半夏、陈皮。⑥健脾，白术、茯苓。

（四）地黄饮子（《宣明论》）

1. 组成

干地黄 15~30g，巴戟天 9g，山茱萸 9g，石斛 9g，肉苁蓉 4.5~9g，五味子 3g，麦冬 9g，肉桂 3g，附子 4.5~9g，石菖蒲 3~6g，远志 6g，茯苓 6g。

2. 功用

补肾益精，宁心开窍。

3. 适应证

治中风失语，两足痿弱之症。

4. 方解

干地黄、巴戟天、山茱萸、肉苁蓉大补肾精之不足，又配附、桂以引火归原，用五味子以敛阴固脱，用麦冬、石斛以养液生津，又用石菖蒲、远志、茯苓以通心气而清神志，化痰浊而开蒙蔽。因此，本方历来被认为是治中风失语的代表方剂，在目前临床上对本方的运用已有所发展，如对晚期高血压、肾炎等均有一定的治疗效果。

5. 体会

曾用这个方剂治疗 3 例病毒性脑炎的后遗症患者，并收到很好的疗效。

6. 病案举例

杨某，女性，28 岁。患者于 1 周前突然神志不清、失语、大小便失禁、右侧肢体无力、活动受限制、口眼向左歪斜，舌强不能外伸，无呕吐、无抽搐、无畏寒发热，曾到外院求治，诊为癔症，给予针灸治疗，病情未见改善且加重，故来住院。入院后经西医各方面检查，诊断为病毒性脑炎后遗症。曾用青霉素、地塞米松、氢溴酸加兰他敏、维生素 B_{12} 等治疗无效，后用中药安宫牛黄丸、清心牛黄丸、至宝丹内服亦无效，乃延请蔡友敬会诊。

初诊时，患者精神异常，似笑非笑，似哭非哭，舌喑不语，右侧肢偏瘫，大小便失禁，喉间痰声，舌质红，苔薄黄，脉细数。此乃肾阴肾阳俱虚，痰浊蒙蔽清窍，气血不能流通四肢致萎废不用，故用补肾填精，祛痰开窍之法。取地黄饮子加减。处方：石菖蒲 4.5g，石斛 9g，桂枝 6g，熟附子 6g，麦冬 9g，熟地黄 9g，五味子 9g，肉苁蓉 9g，巴戟天 9g，远志 6g，胆南星 9g，茯苓 9g，服 3 剂。二诊时，患者精神较安定，似笑非笑已减，喉间痰声亦除，其他症状如前，舌质红，脉细弱。肾阴肾阳俱虚尚未复。但痰浊已除。仍拟补肾益精，开窍通络之法。处方：地黄饮子去山茱萸、五味子，加桃仁 9g，赤芍药 9g，郁金 9g，服 2 剂。三诊时，精神较清楚，舌喑已除，但发音尚不清晰，呼之能应，大小便仍不自觉，四肢仍萎废不用，舌质较红，脉沉细，仍守前法。处方：上方加红花 9g，服 4 剂。四诊时，神志、言语清楚，但尚有涩之状，大小便能唤人帮助，四肢仍不能举动，舌质红，脉沉细，痰浊蒙蔽清窍虽除，肾精亏损还未复，再拟补气益精、开窍通络之法。处方：石菖蒲 4.5g，郁金 9g，远志 6g，熟地黄 9g，麦冬 9g，熟附子 6g，巴戟天 9g，桂枝 6g，红花 9g，服 5 剂。五诊时，言语自知，然尚有不自觉喜笑，上肢已能上举，在旁人扶持下亦能坐起，舌质红，脉沉细。肾脏亏损已渐恢复，脉络渐通。再拟益气补肾，开窍通络之法。处方：上方加黄芪，再服 5 剂。六诊时，言语正常，能自坐起，唯不能持久，二便能自行料理，舌苔薄，脉细。再拟益气补肾，活血通络之法。取补阳还五汤合地黄饮子加减。处方：补阳还五汤去地龙加熟附子 6g，巴戟天 9g，麦冬 9g，五味子 9g，白芍药 9g，服 5 剂。七诊时，右侧上下肢活动已恢复，在旁人扶持下能走动，但较无力，再拟前法。处方：上方加枸杞子 9g，服 3 剂。八诊时，右侧上下肢活动正常，能独立行走，口舌干燥，舌质红，苔薄，脉沉细。按上方续服 3 剂。九诊时，诸证悉除，舌质红，苔薄，脉沉细。此时宜调补气阴，佐以通络，以善其后。处方：补阳还五汤去地龙、红花，加沙参 9g，麦冬 9g，熟地黄 9g，服 3 剂。后患者痊愈出院。

本例属于中医"中风"范畴。首先表现为肾阴阳俱虚，痰浊蒙蔽心窍之候，故先用地黄饮子加减，以补肾、宁心开窍，该方的特点是温肾滋阴药与开窍安神药同用，在临床上确收佳效。待患者神志、言语恢复清楚之后，即可转用补气活血、祛瘀通络的补阳还五汤加减，以收后功。

（五）散偏汤（陈士铎《辨证录》）

1. 组成

川芎 30g，白芍药 15g，白芥子 9g，香附 6g，柴胡 3g，郁李仁 3g，甘草 3g，白芷 15g。

2. 功用

行气活血，通经止痛。

3. 适应证

专治偏头痛。

4. 方解

此方重用川芎 30g，佐以白芷 15g，使其辛窜走头，香附行气、白芥子理气涤痰，柴胡引药入少阳经，使其直达病所，发挥其疏通经络的作用。然诸药多辛烈窜散，又用郁李仁、白芍药等柔肝之品以助之、甘草以协调之，则不致偏弊。

5. 体会

偏头痛一证，因其反复发作，很难根除，颇感棘手，后在陈士铎《辨证录》偶见有散偏汤一方，重用川芎，甚感有理。又见中医杂志欧阳履钦先生曾用此方治偏头痛有效。适逢门诊有一张姓病例，患偏头痛已数年，即运用散偏汤加减治疗取得良好的疗效。此后又用此方加减治疗数例，确属良方。

6. 病案举例

张某，男性，30 岁。初诊时，自诉患偏头痛已数年，每年在三四月间左侧偏头痛即发作，痛时甚剧，不能起床、痛处固定不移，发作时大便秘结。现在已发作数天，同时觉眩晕，夜寐不安，有时肌肉抖动，苔黄，脉弦数有力，此乃风邪郁于少阳经，气血运行受阻，拟祛风行血，和解少阳，用散偏汤加减。处方：川芎18g，白芷15g，白芍药15g，白芥子9g，香附6g，柴胡3g，郁李仁3g，甘草3g。服3剂。二诊时，左偏头痛减轻，睡眠亦佳，大便通利，苔薄黄，舌质稍红，脉细数。拟上方加蔓荆子9g，熟地黄9g，服5剂。三诊时，左侧偏头痛已除，但失眠、眩晕尚有，舌红苔黄，脉细数。此乃邪郁少阳，肝阳上亢之象，再拟养肝降火。处方：白芍药15g，川芎18g，柏子仁9g，百合15g，知母9g，五味子9g，黄芩9g，酸枣仁9g，甘草3g。服上方5剂，失眠、眩晕均除。后偏头痛又发作1次，但已很轻微，再服散偏汤加减2剂即愈，随访未见发作。

（六）当归饮子（《医宗金鉴》）

1. 组成

当归9g，川芎9g，白芍药9g，生地黄9g，黄芪15g，何首乌9g，蒺藜9g，荆芥6g，防风6g，甘草3g。

2. 功用

养血息风。

3. 适应证

荨麻疹以及其他过敏性疾病。

4. 方解

本方用当归、川芎、白芍药、生地黄、何首乌养血补血。黄芪、荆芥、防风、蒺藜益气疏风。

5. 体会

中医认为荨麻疹、皮肤瘙痒是属于"风"证。长期而反复不愈的荨麻疹，一般都有体弱血虚的特点。对这种"风"证，都可以采用养血息风的方法治疗，通过养血活血祛风，是能取得一定疗效的。这就是"治风先治血，血行风自灭"的意思。他在临床上运用此方加减治愈多例长期而顽固的荨麻疹取得良好的疗效，具体应用时可适当加减。①需要加强祛风时，一般在此方的基础上加蝉蜕。②瘙痒甚者，加地肤子、白鲜皮。③疹呈白色丘疹状，加重荆芥、防风用量。④疹呈红色搔之有出血点，加生地黄、牡丹皮、赤芍药。⑤小便短赤，加滑石、车前子。

6. 病案举例

卢某，女性，39岁。初诊时，自诉3年来经常出现荨麻疹，发作时全身均出现大小不等的丘疹，瘙痒甚剧，难以忍受，影响睡眠。近1年末，在月经前后更为加剧，曾服中西药未能见效，月经色紫暗，量多，舌苔黄，脉沉细，乃属气血不调，血虚生风，用当归饮子，服3剂。二诊时，反映药后荨麻疹已见减轻，瘙痒亦减，适逢月经末期，色紫暗，腹痛。舌苔薄黄，脉沉细，乃气滞血瘀之征，再拟当归饮子合桃红四物汤加蝉蜕。三诊时，上症已大减，仅余一些小疙瘩、脉沉弦，心悸欲喘，本月月经已正常，头眩，腹胀闷。拟用当归饮子加柴胡、党参、蝉蜕治之。四诊时，荨麻疹已愈，本月月经正常，唯疲乏无力，心悸而已，乃属气血不足之象，再拟四物加黄芪、何首乌、党参治之。随访至今未见复发。

（七）蠲痹通络丸（《南通市中医院协定方》）

1. 组成

当归9g，熟地黄9g，川乌6g，全蝎4只，蜈蚣2条，露蜂房9g，蜣螂虫9g，蕲蛇9g，土鳖虫9g，地龙9g，僵蚕9g，穿山甲15g，鹿衔草15g，淫羊藿9g，天仙藤15g，鸡血藤30g，苍耳子15g，龟甲胶9g，鹿角胶9g。

2. 功用

搜风化湿，活血通络，补血益精，温养任督。

3. 适应证

风湿性关节炎、类风湿关节炎。

4. 方解

当归、熟地黄补血益精、滋养肝肾，全蝎、蜈蚣走窜搜风，开瘀通络，露蜂房祛风镇痉，散肿定痛。蜣螂虫走窜经脉散结通阳，蕲蛇透骨搜风，对类风湿关节炎关节变形者有显效。土鳖虫活血化瘀，地龙走窜通络，泄热利水，僵蚕祛风化痰，穿山甲搜风通络，鹿衔草、淫羊藿壮腰补肾。天仙藤、鸡血藤、苍耳子祛风化湿，龟甲胶、鹿角胶温壮任督。

5. 体会

蔡友敬曾用此方加减治疗数例类风湿关节炎患者，均获良效。

6. 病案举例

庄某，女性，36岁。初诊时，右手腕关节酸痛伴肿已9年，在外经多次医治无效，且酸痛肿胀加重，手腕稍畸形，影响手腕关节活动，西医诊为类风湿关节炎。舌苔黄，脉沉细带弦，属风寒湿邪阻滞经络，气血运行不畅。治宜活血祛风，通经行瘀。处方：全蝎4只，蜈蚣2条，露蜂房9g，地龙9g，蕲蛇9g，当归6g，川芎9g，白芍药15g，熟地黄9g，蜣螂虫9g，鸡血藤30g，鹿衔草15g，服2剂。二诊时，药后关节酸痛肿均减，上方再服3剂，并嘱上方研末配鹿角胶，龟甲胶炼蜜为丸，每日3次，每次6g。后患者自觉服上药2剂，当时酸痛肿均息，腕关节活动自知，只在气候变化寒冷或手经常着湿时才有酸痛，自服药至今已控制1年。半个月前因经常着湿加上气候寒冷，右手腕关节酸痛又作，痛处伴肿，同时累及右肘关节。舌苔薄白，脉沉细，再服上方加防己15g，木瓜15g，服3剂，并同丸药常服，至今未见复发。

（八）复元活血汤（《医学发明》）

1. 组成

柴胡4.5~9g，天花粉9~15g，当归9g，甘草3g，穿山甲6~9g，酒炒大黄3~9g，红花9g，桃仁6~12g。

2. 功用

疏肝通络，活血散瘀止痛。

3. 适应证

瘀血留结胸胁、痛不可忍。

4. 方解

方中当归、红花、桃仁、穿山甲、大黄活血破瘀。柴胡疏肝，天花粉能除瘀血，甘草以缓急止痛。全方主治瘀血停滞胸胁疼痛之证。

5. 体会

蔡友敬曾用此方加减治疗2例肋软骨炎，取得较好的疗效。

6. 病案举例

（1）杨某，女性，41岁。右上胸部疼痛，按之更甚，胸中闷塞，食欲不振，苔薄脉弦细，拟为气机郁结，先用四逆散合金铃子散，未见减轻。后患者自诉右上胸第3肋骨有一稍隆起的肿块，用手指按压更觉疼痛，经检查属实。拍片诊为肋软骨炎，痛处固定。舌右边紫暗，即用复元活血汤去大黄，加川楝子、延胡索之类，药后痛减而自觉咽梗如梅核气状，随用复元活血汤加四七汤，此病遂愈。

（2）吴某，女性，42岁。初诊时，胸胁疼痛2个月，在外曾服过中西药，时轻时重，半个月来痛较局限于两乳之间，右胸骨旁处。痛则伴肿如铜钱大，扪之更痛，甚至彻夜不眠。经西医诊断为肋软骨炎。舌淡红，边带紫，苔薄黄，脉弦。乃属气机不利，瘀血停留之征。治宜祛风通络，活血止痛。用复元活血汤加减。处方：柴胡9g，当归9g，桃仁9g，红花9g，穿山甲15g，天花粉9g，青皮6g，赤芍药9g，甘草3g，服3剂。复诊时，药后痛减，其痛处肿也较消，舌脉同前。原方再服3剂。三诊时，疼痛大减，痛处肿消，但扪之仍有痛感，由于感冒咽痛，故先治其标，以银翘散加减治之。四诊时，感冒已除，但疼痛比前2天加重，乃瘀血未尽之故。同二诊方加连翘9g，3剂。五诊时，疼痛基本消失，肿消，扪之无痛感，唯觉酸麻而已，舌紫已退，脉略弦，上方再进3剂，以巩固疗效。

痛有虚实，喜按为虚，拒按为实。痛又有气滞血瘀之分。本例痛已两个月，久痛入络，痛有定处且舌质紫暗更属血瘀，治宜复元活血汤加减治之，方中桃仁、红花、赤芍药活血化瘀，穿山甲善于走窜通络，当归养血活血，天花粉生津润燥，柴胡、青皮疏肝理气，对气滞血瘀证确有效用。

（九）五味消毒饮（《医宗金鉴》）

1. 组成

蒲公英 15g，金银花 6g，野菊花 6g，紫花地丁 6g，紫背天葵 6g。

2. 功用

清热解毒。

3. 适应证

凡一切高热之证有并发感染者均宜用。

4. 方解

上述 5 味均有清热解毒作用。

5. 体会

五味消毒饮本是治疗外科各种痈证而出现发热，烦躁，口渴，心烦等症状而使用之。但蔡友敬在一本杂志上曾看到金银花、连翘、蒲公英、紫花地丁等 4 味药组成方剂的药理试验后，认为是很好的抗菌药。对大肠杆菌、葡萄球菌、链球菌等均有抑制作用，具有广谱抗生素的效能。在这一思路的启示下，那时蔡友敬在近半年来对于一些泌尿系统感染的患者如急性肾盂肾炎以及感染引起的发热，均用此四味加野菊花、黄柏等进行治疗，效果非常满意，尤其是用于泌尿系统感染疗效更显著。这里再举几例感染引起的发热病例，可作为参考。

6. 病案举例

（1）肖某，男性，3 个月。初诊时，该患儿在足部生一小疮，轻敷药后溃烂，但出现高热，体温高达 40℃。经注射青链霉素热未退，面色较黄，神色尚清，口渴汗出，指纹至气关，色紫红，小便短赤，大便秘，苔黄腻。此为风热毒邪，侵入阳明气分，治宜清热解毒。处方：金银花 3g，连翘 3g，蒲公英 6g，紫花地丁 6g，板蓝根 4.5g，黄芩 4.5g，石膏 15g，知母 3g，甘草 1g，芦根 3g，淡竹叶 3g。1 剂。二诊时，发热较退，体温 38℃，大便已通，但口唇干红，有热邪入营之势，拟用清热凉营之法。处方：金银花 3g，连翘 3g，蒲公英 6g，野菊花6g，板蓝根4.5g，生地黄3g，牡丹皮3g，麦冬4.5g，淡竹叶6g，芦根6g，服2剂。三诊时，发热转为退而复来，面色苍白，神疲，口干唇红，大便泄泻，指纹淡红，在风关，邪热虽退，脾虚亦显，拟清解邪热，助以健脾。处方：柴胡3g，黄芩3g，连翘4.5g，金银花3g，生地黄3g，牡丹皮3g，白术4.5g，党参6g，麦芽9g，服2剂。四诊时，服药后精神较振，大便亦正常。但转为低热，体温38℃左右，口干舌红，色仍苍白，仍气阴两伤，余热未清。改用：党参6g，地骨皮4.5g，银柴胡4.5g，知母3g，金银花3g，黄芩3g，连翘3g，淡竹叶3g，生地黄4.5g，青蒿4.5g，服6剂。五诊时，低热仍在，患儿疲乏无力，食欲减少。二便正常，四肢微冷，指纹淡红，乃气阴受伤元气未复，改用补中益气，甘温除热。处方：党参6g，黄芪6g，陈皮3g，柴胡4.5g，升麻2.4g，白术3g，甘草1.5g，青蒿4.5g，黄芩3g，当归3g，服6剂。六诊时，诸症已除，食欲正常，改用参苓白术散收功。

（2）吴某，男性，1岁。患儿因发热咳嗽4天伴纳减、疲乏，大小便均少，经常烦躁不安，腹部胀气。头及额部长疖肿10余日而住院。神志清楚，营养较差。呼吸平稳，烦躁不安，咽部充血，心率较快，呼吸音较粗，背部偶有湿啰音。血常规检查：白细胞10800/mm³，中性粒细胞百分数62%，淋巴细胞比例38%。诊断为肺炎，给青霉素、链霉素、泼尼松、氢化可的松等处理。2天后，发热未退，前额之疖肿（约2cm×2cm）已有波动感。考虑为脓毒血症，转外科切开排脓，并用庆大霉素、氢化可的松、红霉素等治疗，发热依然不退。于26日请会诊。见患儿高热（体温39.8℃），神志虽清，但烦躁不安，口唇焦红，口渴但不欲饮，腹部胀满，纳减，舌尖红，苔黄，指纹呈紫红色，透气关。此系邪热入于营血，热毒炽盛，营阴受伤，神明被扰之象，急投清热解毒，凉血滋阴之剂。用犀角地黄汤合五味消毒饮加减。处方：金银花6g，连翘6g，蒲公英6g，菊花6g，黄连1.5g，败酱草6g，牡丹皮3g，生地黄3g，赤芍药3g，2剂。二诊时，服药后翌日发热即退，烦躁亦定，28日血常规检查：白细胞19100/mm³、中性粒细胞百分数83%、淋巴细胞百分数17%。因中途停药，29日发热复起（体温38.9℃），面色渐红，口唇渐干，烦躁不安，舌尖仍红，指纹红紫，仍在气关。仍是邪热入营，神明受扰之象，再拟清营凉血，清热解毒之法，原方加减。处方：犀角0.9g，生地黄3g，赤芍药6g，牡丹皮6g，黄连1.5g，败酱草6g，紫花地丁6g，蒲公英6g，金银花6g，连翘6g，2剂。三诊时，发热已退，烦躁亦定，唇红亦除，食欲增，头部疖肿已平，邪热已除，有外达象。指纹已退入风关，色鲜红，再拟前方加减。处方：金银花6g，连翘6g，蒲公英9g，紫花地丁6g，败酱草6g，黄连1.5g，牡丹皮6g，生地黄6g，赤芍药3g，3剂。四诊时，发热已退，疖肿已平，口干唇红亦瘥，食欲正常，尚余咳嗽痰多，苔黄，指纹虽红在风关，此乃邪毒外泄，肺气不宣，拟清解气分，宣肺达邪。处方：金银花3g，连翘3g。蒲公英6g，紫花地丁9g，杏仁6g，浙贝母6g，前胡6g，桔梗3g，甘草1.5g，3剂。

（十）防己黄芪汤（《金匮要略》）

1. 组成

防己9g，黄芪9~30g，白术6~9g，甘草3g，生姜3片，大枣3枚。

2. 功用

补气健脾，利水消肿。

3. 适应证

全身有气虚症状，水肿，小便短少，舌淡，肢体重着，汗出怕风。

4. 方解

防己利水，黄芪补气，是方中主药。白术、甘草健脾和中，生姜、大枣调和营卫。

5. 体会

本方常用于治疗水肿、风湿之类，临床上也用于治疗心源性水肿，取得较好疗效。

6. 病案举例

张某，男性，45岁。患者入院1年前心悸、胸闷、汗多。后不明原因突然头痛，胸闷，心悸，汗多，气喘而急诊住院，检查时发现高血压，波动较大，一般在220~270/90~130mmHg。心前区第4肋间有4级收缩期杂音。肝肿大，在锁骨中线肋缘下7cm，当时拟为先天性心脏病，肝肿大待检查。给注射青链霉素等药，血压即稳定在150/80~90mmHg，但自觉症状并未改善；后拟为嗜铬细胞瘤待查，请蔡友敬会诊。症见心悸，汗出，浮肿等，给防己黄芪汤加党参，药后症状显著好转而出院。近1年来，仅在剧烈劳动中有心悸，胸闷，气喘，而无头晕，头痛，眼花等。近20天来上症再发，尤于晚上觉胸中不适，恶心呕吐而再次急诊入院。西医仍拟为嗜铬细胞瘤，先天性心脏病（室间隔缺损），曾用地高辛、氯氮䓬、青霉素、地西泮等药无效。于2月26日再请会诊。症见心悸，汗出，胸闷痛，周身酸软无力，失眠，血压仍高，舌苔白，脉沉细数。此属心阳不振，气郁不畅，治宜振心阳，理气郁。处方：黄芪15g，防己15g，白术9g，生姜3g，大枣6枚，炙甘草4.5g，柴胡9g，白芍药9g，川楝子9g，服1剂。复诊时，见服药后血压略降，胸闷痛已止，睡眠亦佳。心悸减轻，唯大便秘，舌苔白，脉沉弱。给上方加党参、火麻仁，服1剂。三诊时，大便已解，但胸上部及两臂酸麻，脉弦细。处方：上方去川楝子、柴胡、白芍药，加秦艽、钩藤、桑寄生，连服4剂，上肢酸麻即愈。四诊时，患者自觉症状有很大好转，唯头稍重，心悸，舌苔白，脉弦细。处方：防己黄芪汤加柏子仁、桑寄生。共八诊，服药15剂，患者无任何不适而出院。

按：《金匮要略》"痉湿暍病脉证治第二"云："风湿，脉浮、身重，汗出恶风者，防己黄芪汤主之。"本例虽无身重、腹泻、恶风等表虚证，但心悸、汗出，胸闷，脉沉细，乃属气虚，心阳不振，而防己黄芪汤加党参有补气健脾、利水消肿作用，对气虚心阳不振有良效。

第三节 论治妇科疾病

蔡友敬在内、外、妇、儿各科的治疗都有专长，现就其治疗妇科疾病的学术特色及奇经理论介绍如下。

一、调理气血、活血祛瘀、清热解毒的应用

（一）调理气血，冲任通畅病自愈

历代许多医家治疗妇科疾病十分重视气血。《校注妇人良方》就指出："夫人之生，以气血为本，人之病，未有不先伤其气血者。"蔡友敬认为，"月经、胎孕、产褥、哺乳都是以血为用，皆易耗血，以致机体相对地容易处于血分不足、气分有余的状态"，因此，"调理气血是治疗妇科疾病的一种重要方法"，若气血充沛，相互协调，则五脏安和，经脉通畅，冲任充盛，经、带、产、乳诸疾自愈。

蔡友敬在治疗气血疾病时，十分重视辨证。除根据经、带、胎、产等临床表现作为主要依据外，还结合全身证候、舌象、脉象等，进行辨证施治。他说，"妇科的病理变化，仍有以血为主，或以气为主之分""病在血的，有血虚、血瘀、血热、血寒……病在气的，有气虚、气郁……"同时，气血之间又相互依存，相互为用，气为血帅，血为气母，在病理机制上，气病能影响及血，血病能影响及气。所有这些，临证时必须详加诊察，辨明清楚，不得马虎。

1. 调理气血方法

（1）病在血以治血为主，佐以理气，血虚宜补血养血，血瘀宜活血祛瘀，血热宜清热凉血，出血过多宜固涩止血。

（2）病在气以治气为主，佐以理血，气虚宜补气，气滞气结宜行气散结。

（3）若气血同病，宜配合应用。如气血两虚宜气血双补；气虚兼血瘀，则应在补气法中，佐以活血散瘀之品；血虚而兼气滞，应在补血药中，佐以行气

之药，使补虚不致滞邪，攻邪不致伤正。

以上列举的仅是治法概要。事实上，蔡友敬在立法选方用药时是十分精细的。

2. 气病的治疗

根据病机和证候的不同，分为补气法、疏气法、降气法、升气法4种。

3. 血病的治疗

根据病机和证候的不同，分为补血法、行血法、凉血法、止血法4种。

4. 气血同病的治疗

张景岳认为，妇科疾病"虚者数多，实者数少"，他对补法也特别讲究。如以补气法为例，气的调节，主要赖于肺、脾、肾。故补气应着重此三脏，在药物应用上，人参调周身之元气，沙参补肺气，黄芪补脾气，附子温肾气。临床具体运用归纳为：益气解表、益气固表、益气升提、益气通阳、益气温阳、益气利水、益气祛瘀、益气摄血、益气生津、益气托脓、益气祛风等12种治法。从这一侧面充分反映了他在治学方面的科学严谨的态度。

从调理气血着手，治疗妇科疾患，每每可获良效。在他的医案中就记录了许多翔实、生动、可靠的案例，诸如以当归饮子治疗经行风疹块，以圣愈汤加味治疗异常子宫出血等。

（二）活血化瘀，气通血活痼疾除

蔡友敬临床不仅善用补法，而且用活血化瘀法治疗慢性疑难杂病也十分擅长。他常说："由于血瘀所形成的瘀血证，在临床上具有独特的症状和体征，所以用活血化瘀法来治疗，往往获得良好的效果，尤其是许多慢性疑难杂病之中，如果是属于瘀血型的范畴，其疗效更为显著。"

1. 瘀血证形成的原因

在临床实践中可归纳为热邪入血与血液相结，形成瘀血；气郁气骤，引起气滞血凝；外伤以致血管破裂，引起瘀血内留；各种出血后，离经之血，血液瘀积，便成血瘀。

2. 瘀血证的主要症状和体征

对异常子宫出血、子宫内膜异位症、异位妊娠、子宫肌瘤、慢性盆腔炎来说，凡是瘀血证大多具有这样特征：月经异常，崩中漏下或恶露不绝，甚或闭经；子宫出血时，色紫暗，有血块；下腹疼痛，有固定部位，呈长期性、顽固性，大多针刺痛或撕裂样痛，也可以是钝痛、胀痛、隐痛；下腹部有肿块，固定不移；舌质发紫或紫暗，或边呈点状紫块，脉以细涩为多，也有涩中带弦之脉。

3. 瘀血证的成因、病机和治法

由于瘀血证成因不同，病机上有寒、热、虚、实之分，临床证候也不尽一样，为使活血化瘀法则更为具体实用，在临床实践中总结归纳了行气祛瘀、清热祛瘀、散寒祛瘀、止血祛瘀、止痛祛瘀、软坚祛瘀、消肿散瘀、利水消瘀、通经祛瘀、扶正祛瘀等10种治法。

4. 瘀血证治疗的常用药

凌霄花、水蛭、虻虫（破瘀），红花、桃仁、丹参、当归尾（祛瘀），三棱、莪术（消瘀），穿山甲、苏木（散瘀），泽兰、益母草（消水祛瘀），乳香、没药、川芎（止痛祛瘀）等。

5. 瘀血证治疗的常用方剂

旋覆花汤（理气活血），桃仁承气汤、桂枝茯苓丸（利血祛瘀），抵当汤、大黄䗪虫丸（破癥消积），补阳还五汤（补气活血），活络效灵丹（止痛祛瘀）等。

（三）勇于创新，清热解毒抗感染

加强对急症的研究，提高急症的疗效，是提高中医学术水平的重要环节。蔡友敬勇于实践，敢于创新，在治疗急性感染疾病方面取得可喜成果。

急性感染疾病大多具有发热、疼痛、红肿等临床症状。五味消毒饮（出自《医宗金鉴》），本是主治各种疔毒、具有较强清热解毒作用的名方。他凭借深厚的中医药知识功底，用五味消毒饮治疗急性感染疾病。他从一本杂志上看到了金银花、连翘、蒲公英、紫花地丁等4味药组成的药理试验，有很好的抗菌作用，对大肠杆菌、葡萄球菌、链球菌等均有抑制作用，具有广谱抗生素的功效。在这种思路的启示下，对一些泌尿系统的感染引起的发热，均用此 4 味药加野菊花、黄柏进行治疗，效果非常满意。他从学术期刊中获得科学新讯息，就在临床中反复验证，并大胆创新，发现确有疗效，就无私地介绍后学。在他的医案中就记录了许多治疗脓毒血症、急性肾盂肾炎、乳腺炎等急性感染疾病的案例。学习了这一经验，拓展应用于治疗急性盆腔炎，药用金银花、连翘、蒲公英、紫花地丁、败酱草、薏苡仁、牡丹皮、延胡索、丹参、皂角刺。炎症包块加海藻、昆布、夏枯草，便秘加大黄，厌食加山楂、神曲，腹胀痛加乌药、枳壳，并适当配合外治法，每每获得良效。又如外阴尖锐湿疣乃是一种性传染疾病，是由滤过性病毒即人类乳头状瘤病毒感染引起的，用金银花、蒲公英、紫花地丁、败酱草、板蓝根、苦参根、牡丹皮、薏苡仁、赤芍药、黄芪、甘草，并配合一些外治法，也往往收到满意效果。

二、奇经理论在妇科的运用

（一）奇经八脉理论对妇科的重要性

因女子在解剖上有不同于男子的特有器官——子宫，生理上有经、带、胎、产、乳等不同于男子的特点，所以，其脏腑、气血、经络相应地具有不同于男子的特殊作用，尤以在奇经八脉的表现最为突出。女子胞为奇恒之腑，出纳精气而成胎孕；奇经八脉以小腹为聚集之所，其中冲、任、督三脉同起胞中，同出会阴，冲为血海，任主胞胎，督为阳脉之海，一源三歧，皆络于带脉。带脉绕腰，约束上行之经脉，且络胞而过，参与维持子宫正常位置和调摄带液。

蔡友敬十分强调奇经八脉对妇科生理、病理上的理论意义，认为妇科不研究奇经，犹如隔靴搔痒，难中病机。他常引用徐灵胎《医学源流论》说："凡治妇人，必先明冲任之脉……明于冲任之故，则本源洞悉，而后其所生之病，则千条万绪，以可知其所从起。"又引李时珍《奇经八脉考》说："医不知此，罔探病机。"因此，他在奇经研究方面下了不少工夫，从古代《黄帝内经》，至近代《医学衷中参西录》，直到现代《朱小南妇科经验》，作了大量探索。

他经常推荐一部全面查阅历代妇科资料的工具书,即《古今图书集成·医部全录(第九册·妇科)》。他对历代文献皆很熟悉,对有关奇经理论、奇经方药,都认真研究,并在临床实践中进行检验和取舍,达到自己的新境界。

(二)奇经理论在妇科的临床应用

妇科疾病的产生,与冲、任、督功能失调关系最为密切。而脏腑不和,气血不调,均可影响冲任,外界的理化因素也可直接损伤冲任。

临床上,奇经所致疾患可分为虚实两类。

1. 奇经实证

奇病演进至奇经,身体必虚,然其证象仍有属实者此为体虚病实。叶天士谓:"奇经之结实者,古人必用苦辛和芳香,以通脉络;其虚者,必辛甘温补,佐以流通脉络,务在气血调和,病必痊愈。"蔡友敬称之为千古笃论。

2. 奇经虚证

临床多见。八脉亏损,非血肉有情之品峻补,难以挽回。治疗上依病证之不同,分别使用丸剂、膏剂、汤剂或饮食、药膳调补。

3. 奇经治疗常用方

临床上常用四物汤、四乌鲗骨一芦茹丸为主方,参古融今,灵活加减取舍,圆机活法,变化无穷。

(1)四物汤:该汤为血家要药。遵守"妇人之生,有余于气,不足于血"(《黄帝内经·灵枢》"五音五味")的经旨,参徐灵胎于《临证指南医案》"调经"评曰"治冲任之法,全在养血,故古人立方,无不以血药为主者"之论述,每用四物汤加减调治妇科疾患。用于月经不调、脐腹疼痛等。如经行腹痛属气滞血瘀者,以四物汤加金铃子散、失笑散行瘀止痛,香附、乌药、青皮、木香理气行滞;月经不调而血分有热,加柴胡、栀子、牡丹皮之属;脾胃伤损,合四君子汤为八珍汤使用;气血俱虚,再加黄芪、肉桂为十全大补汤投服;经行发疹,以四物汤加苦参、黄芪、荆芥、防风、蝉蜕、桃仁,养血益气疏风化瘀;经期感冒,热入血室,四物汤合小柴胡汤,以和解少阳、调补冲任。

（2）四乌鲗骨一芦茹丸：出自《黄帝内经·素问》"腹中论篇"，由海螵蛸、茜草组成，具有开通、收涩双向调节作用，历代医家崇为妇科首方，每有发挥。至张锡纯，在此基础上加味组为清带汤、安冲汤、固冲汤三方，亦为他所常用。清带汤即本方加龙骨、牡蛎、淮山药以固脱化滞，是治带下的特效方，临床因寒则加温热药，遇热则加寒凉药，随机使用，用于带脉不约，冲任有滑脱之疾；安冲汤为本方加白术、生黄芪、生龙骨、牡蛎、生地黄、生白芍药、续断，用于治疗冲任不安，月经过多，过期不止，或不时漏下诸症；固冲汤系本方加白术、生黄芪、龙骨、牡蛎、山茱萸、棕榈炭、五倍子组成，补血止血，治冲脉不固之经漏血崩。

（3）理冲汤：该方由生黄芪、党参、白术、山药、天花粉、知母、三棱、莪术、生鸡内金，用于治疗经闭不行，产后恶露不尽。

（4）温冲汤：该方由山药、当归身、附子、肉桂、补骨脂、小茴香、核桃仁、紫石英、鹿角胶等组成，用于治疗妇人血海虚空等，也有较好的疗效。

4. 奇经治疗常用药物

蔡友敬对常用的奇经药物做了深入的研究，并做过一些归纳，兹录于下，仍可师法。

（1）补冲脉之气脉药：吴茱萸、巴戟天、枸杞子、甘草、鹿衔草、鹿茸、肉苁蓉、紫石英、杜仲等。

（2）补冲脉之血药：当归、川芎、丹参、鳖甲等。

（3）降冲脉之道药：木香、槟榔。

（4）固冲脉之脱药：山药、莲子。

（5）补任脉之气药：鹿茸、覆盆子、紫河车。

（6）补任脉之血药：龟甲、丹参。

（7）固任脉之脱药：白果。

（8）升提带脉药：升麻、五味子。

（9）固托带脉药：龙骨、牡蛎、乌贼骨、椿根皮。

（10）温带脉之寒药：艾叶、干姜。

（11）清带脉之湿热药：黄芩、黄柏、白芷炭、车前子。

（12）补带脉之阴药：当归、熟地黄。

（13）其他：黄芪、白芍药、桂枝为阳维之药。当归、川芎为阴维之药。肉桂通阴跷。穿山甲、虎骨入阴阳两跷。防己入阳跷，五味子、酸枣仁调和跷脉阴阳。

（三）病案举例

1. 月经先期

徐某，女性，32岁。经来先期，每月提早8~9天而至，量多，有血块。本月经来7天，量多，伴腹痛、腰酸、舌暗红苔薄黄，脉沉细带数。辨为郁热迫血妄行，治以清热凉血，佐以调理冲任，四物汤加味：川芎6g，香附6g，当归9g，生地黄9g，白芍药9g，黑地榆9g，炒黄芩9g，续断9g，大枣4枚，服2剂。药后经止腹痛除，以当归养血膏善后，下月经行正常。

2. 月经后期

林某，女性，23岁，未婚。素有月经不调，先后不定期，伴有血块。诊时月经二月未至，少腹胀痛不舒，腰酸，白带多色黄，舌红紫苔薄，脉沉细带数。辨为瘀血阻于胞络，治以活血化瘀，佐以理气调经补冲任，四物汤加味：川芎4.5g，白芍药9g，熟地黄9g，红花9g，香附9g，茺蔚子9g，续断9g，当归16g，大枣6枚，服2剂。药后月经来潮，诸症消失。

3. 月经过多

黄某，女性，39岁，已婚。素体月经不调，经量过多，面目浮肿，头晕心悸，身体倦怠。诊时正值经期3天，量多，时崩时漏，头晕心悸，面色苍白，口干寐差，舌淡苔微黄，脉沉细。血常规：血红蛋白90g/L。辨为气虚血不归经，治以补气摄血固冲任，四物汤、圣愈汤、固本止崩汤加减化裁，药用：黄芪9g，当归9g，白芍药9g，熟地黄9g，阿胶9g，党参15g，黑姜6g，炮姜3g，炙甘草4.5g，服2剂。药后崩漏已止，改用归脾丸连服1个月调治康复，复查血红蛋白105g/L。

4. 经漏

姚某，女性，14岁，学生，初潮2个月后开始，每次月经来潮延至27日始净，3天后又复来潮，周而复始已半年。来泉州求治时已经行16天，量少色时红时清红，时成块，少腹作胀，神疲体倦懒言，面色㿠白，轻度浮肿，舌淡红，苔薄白根微黄，脉沉细数。辨为气血亏虚，冲任不固，治以气血双补，止血清热，化瘀固冲，四物汤合圣愈汤加减，药用：黄芪24g，党参15g，熟地黄15g，酒白芍药15g，紫珠草15g，阿胶12g，川芎10g，香附10g，黄芩10g，大枣10g，服2剂。药后月经已净，续服归脾丸1个月善后，随访月经周期正常，每次来潮4~5天。

总之，蔡友敬在治疗妇科疾病，重视从调理气血入手，以活血化瘀法治疗瘀血型的疑难杂病，用清热解毒法治疗急性感染疾病，运用奇经八脉理论于妇科临床，经验丰富，疗效卓著，特色鲜明，积累了许多经验，值得学习、继承和发扬。

第四节　益气十二法的临床运用

益气法亦称为补气法，是针对气虚病证而设立的一种治法。蔡友敬在临床实践中不断探索，总结出运用益气十二法治疗多种疾病，均获得满意效果。其配伍方法及临床运用如下。

一、益气解表法

由益气药与解表药组成，用于治疗素体气虚、外感风寒，出现恶寒、发热、易倦、舌淡苔白，脉浮大无力或沉而无力等。常黄芪、人参与羌活、防风、麻黄等同用。临床上用于虚人、老年人、病后体虚者的外感病。1972年曾治一老人，其症状为头痛，畏冷，倦怠身楚，咳白痰，动则咳剧，声微纳减，舌淡苔薄白，脉浮大无力。服用荆芥、防风等药后虽汗出后痛减，但症状不久旋而复来。转蔡友敬先生诊治，断为气虚外感。服用黄芪、党参、防风、杏仁、前胡、白芷、甘草后，近月之疾，始得安复。

二、益气固表法

此法用于治疗表虚，卫阳不固的病证。患者心悸，气促，自汗盗汗，动则加剧，身倦乏力，舌淡脉弱。常用党参、黄芪配合浮小麦、白术、牡蛎、白芍药等。如黄某，女性，60岁。因风湿性心脏病、心力衰竭、心房颤动而住院。经中西医药治疗后，心力衰竭、心房颤动明显控制，唯盗汗仍甚，伴身倦纳减，口淡，舌淡红苔白，脉细弱。辨证为气虚盗汗，服黄芪、党参、陈皮、半夏、白术、茯苓、牡蛎、荞麦、五味子、白芍药、当归后，盗汗即止。常言认为自汗为阳虚，盗汗为阴虚。但此例盗汗属于肺脾气虚，卫外不固，经用健脾益气，固表止汗药后而愈。

三、益气升提法

脾主运化,其气主升,中气不足,清阳下陷则食少倦怠,泄泻便溏,或内脏下垂,气虚便秘等。应用益气药配合升提药治疗,疗效颇佳。常用黄芪益气提升为主药,配合党参、白术、甘草益气健脾,柴胡、升麻以提升脾气。他常用此法治疗气虚便秘、气虚胸闷等收效甚好。如许某,女性,58岁,因肝硬化并发消化道出血住院。经治疗后出血已止,但便秘5天,服润肠通便方仍未见效。症见神疲乏力,食欲不振,面色苍白,口淡腹胀,舌淡苔薄白,脉沉细,辨证为气虚便秘。此乃清气不升,浊阴不降而致腑气不通。服黄芪、党参、茯苓、白术、升麻、柴胡、陈皮、当归、枳实、甘草。1剂,大便即通。

四、益气通阳法

此法用于治疗心气虚,胸阳不振、瘀血内结所致的胸痹证。临床上冠状动脉粥样硬化性心脏病(冠心病)、心绞痛、心肌梗死患者常运用此治法。如许某,男性,52岁,因急性心肌梗死住院。症见胸闷胸痛,汗出,脉细弱结代。断为心气虚弱,心阳不振。服用黄芪、边条参、瓜蒌、薤白、桂枝、降香、川芎、炙甘草等,并配合西药抢救后,病情缓解出院。

五、益气温阳法

以黄芪、人参配合肉桂、附子等药以益气温阳。治疗心气虚,心阳不足所致气厥证。患者多见心悸气促,自汗肢厥,动则气喘,疲乏身倦,脉沉细等。常见于心力衰竭的患者。如曾某,因肺部感染,伴心力衰竭住院。症见有心悸气喘,动则加剧,不能平卧,胸闷咳嗽,痰呈泡沫,汗多肢厥,舌淡苔薄,脉沉细。此为心肾阳虚,脾气不足,痰饮凌心射肺。故以黄芪、党参、附子、桂枝、茯苓、白术、半夏、紫苏子、陈皮、甘草益气温阳,健脾逐饮,服后诸症明显好转。

六、益气利水法

此法是由益气药与健脾利水药配合，以治疗气虚水肿、脚气、湿痹等。常用黄芪为主药配合防己、茯苓、白术等药，临床上用于风湿性心脏病、肺源性心脏病、慢性肾炎引起的身重浮肿、汗出恶风、心悸气促、小便不利、舌淡苔白、脉细弱等症。如1974年治一姓许的女青年，住院诊断为风湿性心脏病心力衰竭。出现心悸，气喘，不能平卧，神疲乏力，汗多，头面及四肢浮肿，咳嗽痰多色白，舌淡苔白，脉沉细结代。辨证为脾肾气虚，水湿内停。服用黄芪、党参、防己、白术、桂枝、白芍药、赤小豆、薏苡仁等，治疗后浮肿消退，诸症解除。

七、益气祛瘀法

气为血之帅，气足统摄血运，使之循常道而行。若气虚无力推动血运，则致血行迟缓，滞涩沉积，瘀血阻络，致使半身不遂。蔡友敬在治疗脾胃虚弱，气虚血瘀，血不循经引起的胃出血，经常用生黄芪、党参，配合大黄、白及以治气虚血瘀证。如1980年治陈某，男性，42岁，因胃脘部闷痛及黑便住院。症见头晕神疲，懒怯喜卧，面色苍白，食欲减退，舌淡苔薄白，辨为脾胃虚寒，脾不统血，血不循经，出血成瘀证。服用党参、木香、茯苓、陈皮、白术、砂仁、炮姜、阿胶、大黄、白及、甘草等，益气健脾，化瘀止血，痊愈出院。

八、益气养血法

气血互根、正气虚衰，则血之生化无权而致血虚之证。益气养血法就是"血脱者，益其气"的治疗方法。首选黄芪以益气，当归以养血，二药配合能益气而生血。临床上多用于产后出血之贫血、再生障碍性贫血，以及营养性贫血等症。1982年治一男青年，面色苍白，食欲不振，疲乏无力。血常规检查：血红蛋白约70g/L。经服黄芪、党参、当归、白芍药、木香、白术、茯苓等方药后，症状均改善。血常规检查：血红蛋白升至110g/L。

九、益气摄血法

脾主统血，脾气虚弱，则统摄无权，引起出血症。益气摄血法就是针对此症而设。常用黄芪配合党参、白术、茯苓、阿胶等健脾摄血。临床用于妇女崩漏、血小板减少性紫癜等出血性疾病。如1973年治一女性患者，全身紫癜，疲乏食减，舌淡脉细，血小板计数在 50000/mm³ 以下，诊断为脾虚失统。服用黄芪、党参、白术、当归、白芍药、熟地黄、阿胶、紫珠草、甘草等药后，血小板回升，紫癜消失。

十、益气生津法

脾为后天之本，津液生化之源。脾气虚弱，则津液生化无源，出现气津两虚之证。临床上常用益气药配合生津滋阴药治疗。糖尿病患者，屡用此法。如张某，诊断为糖尿病，症见口干多饮，血糖升高，舌淡苔薄白，脉细弱。经服黄芪、太子参、麦冬、五味子、玄参、山药、苍术、沙参、生地黄后，病情基本控制。

十一、益气祛风法

用益气药配合祛风药，治疗气虚血亏血虚生风之症。常用于治疗顽固性荨麻疹及划痕性皮炎等病。用黄芪配合当归、熟地黄、何首乌、防风、荆芥、蒺藜、白芍药等。如1978年治疗一女性青年，患划痕性皮炎多年，经治不愈。由于体质虚弱，病程较长，服用黄芪、何首乌、蒺藜、防风、荆芥、当归、熟地黄、川芎、赤芍药、甘草后，症状消失。

十二、益气托脓法

正气虚弱，疮疡内陷，或者胀成不溃等，治疗时必须益气以托脓生肌。临床多用于疮疡、脓肿、肺痈、肠痈等。重用黄芪以益气生肌，托脓，配合川芎、皂角刺、桔梗、薏苡仁等。如1982年11月治疗黄某，男性，因左侧结核性脓胸已2~3个月，经手术清疮引流后，伤口经久不愈，脓水渗出不断，后请蔡友敬会诊。用大量黄芪、党参配合桔梗、桃仁、薏苡仁、百合、丹参、黄芩等药，服用近2个月伤口逐渐愈合。

总之，益气法即补气法，是针对气虚病证而立的主要治疗法则，适用于心肺气虚、脾胃气虚等病证。并根据其兼证的不同而有不同的治疗方法。

蔡友敬对益气法的运用，常以党参（人参或太子参）、黄芪为主药进行配伍运用，盖黄芪补气固表，党参补脾益肺。两者配合可用于治疗各种气虚病证。临床上黄芪必须重用，一般30~60g为宜，少则效力较差。若用于补气固表，则以蜜炙黄芪为主；若用于托疮生肌、利水消肿则以生黄芪为主。党参则掌握在10~45g，以肺脾气虚为适应证。若汗出肢冷，气息短促，脉微欲绝者，则以吉林参或朝鲜人参为主药，单独使用或配合附子、炙黄芪以益气固表。或用西洋参配合五味子、麦冬以益气生津。总之，必须根据临床症状灵活应用，方随证出，才能取得好的疗效。

第五节 辛开苦降法的临床运用

辛开苦降法是辛开法和苦降法的配合，是用苦寒药与辛温药配合使用治疗寒热错杂，胃逆不降所致痞满吐利症的一种方法。苦寒药能清热燥湿，泻火解毒，坚阴止利，并有健胃的作用；辛温之品多能发散行气，行水蠲饮，温中散寒，燥湿化痰，降逆止呕，且辛辣之味，也能刺激食欲。二者相伍，一阴一阳，一寒一热，一升一降，一开一泻，称之辛开苦降。苦寒药一般首选黄连，其次则黄芩、黄柏等；辛温药常取干姜、吴茱萸、厚朴等。两者相合，泄中有开，通而能降，善解郁聚之热，使气机通利，尤能恢复升降功能。其治疗机制，则又是赖辛味以为先导，宜展气机之郁滞，拨开湿邪而达热于外。故辛开苦降法广泛应用于外感热病、脏腑失调等病，对肝、胆、胃、肠因热郁气滞引起的功能紊乱或湿热结聚中焦的疾病，最为适合。

辛开苦降法，首创于汉代张仲景，《伤寒论》中之泻心汤、黄连汤诸方，就是最早代表方。历代医家在运用这种方法时不断加以发展和提高，至明清时期温病学派的崛起，把本法广泛应用于临床，使辛开苦降的实践运用和理论探讨达到一个新的水平。蔡友敬在学习和继承祖国医学的精髓时，用辛开苦降法治疗有关胃肠疾病，收效甚好，下面谈谈蔡友敬应用此法举隅。

一、在慢性胃炎的应用

慢性胃炎是一种以胃黏膜炎症为主要病理变化的慢性疾病，临床表现虽多种多样，但以胃脘不适或腹胀、嘈杂、胃痛为主要症状，当然还常伴有食欲不振、嗳气、恶心、呕吐泛酸等症，属祖国医学"胃脘痛"范畴。临床虽可分为各种证型，但主要病机是在于脾胃虚弱，病邪乘虚入内，寒热互结，升降失调。此与《伤寒论》中以胃脘胀满不适为主症之痞证相吻合。因此，在临床中常以半夏泻心汤为主治疗慢性胃炎。半夏泻心汤在《金匮要略》"呕吐哕下利病脉证治篇"说："呕而肠鸣，心下痞，半夏泻心汤主之。"盖胃居中焦，以通为用，以降为和，为体内气机升降之通道，脾胃素虚，湿热犯胃，湿性黏腻重浊，与热交结，导致中焦痞塞，使胃一反降逆之常而变为阻塞不通，气机紊乱，因此患者出现胃脘痞胀、呕恶嘈杂。同时脾胃虚弱，运化无权，故纳差消瘦。治疗时用苦寒之黄连、黄芩苦降泄热以和阳，配辛温之干姜、半夏辛开散痞以和阴，同时振奋胃阳，宣开湿郁而达热于外。可加配党参、陈皮、甘草以补脾和中。若湿热阻中，气滞难解，可在方中加厚朴，使黄连、厚朴相配，能通能泄，疏通壅滞，痞证自解。总之，全方辛苦合用，以奏降逆止呕、开结散痞之功，确是治疗慢性胃炎的良方。

二、在慢性结肠炎的应用

慢性结肠炎亦称慢性非特异性溃疡性结肠炎，是一种原因不明的慢性疾病，目前考虑和免疫系统有关。病变以溃疡为主，主要症状有腹泻、腹痛及粪便中有脓血和黏液，属祖国医学"泄泻""痢疾"范畴，西医的确诊有赖于肠镜的检查。纵观现代医家之述，临床上固然可分为多种证型，但蔡友敬认为主要病机在于脾胃虚寒，肠中湿热，湿热滞下，气机不利致虚实夹杂、寒热交错之证。此与《证因脉治》中之连理汤症相符，所以他在临床中常以连理汤为主方加减，治疗慢性结肠炎。盖脾胃属土，职司运化，脾胃虚寒，则运化无权，清浊升降之机受阻，腹痛腹泻随之而起。同时肠有湿热，湿浊下注，损伤血络，故大便黏液夹有脓血。湿热交炽，积滞内阻，气机不畅而致肠鸣腹胀。病机上属虚实夹杂，寒热交错，治疗时应苦降辛开、补泻结合。用黄连泄热燥湿，坚阴止利；炮姜性辛温，振奋阳气，宣开湿郁。党参、炮姜、白术温运中焦，补益脾胃，则中运有权，升降复常，腹泻自止。诸药合用，以达苦泄辛通的作用。若热甚者，可加黄芩；若大便中杂脓血，用白头翁配黄芩、黄连以加强清热解毒、健脾和中之效。

第三章 医话采英

第一节　从《伤寒论》第6条谈学习经典的方法

蔡友敬一生都在从事中医临床、教学工作，具有深厚的国学基础，对医经的研究造诣颇深，常以之为内容，辅导后学。1980年，泉州市中医学会举办研读《黄帝内经》《伤寒论》等经典讲座，蔡友敬有关于《伤寒论》第6条的讲座、扩展讲解记录如下。

一、《伤寒论》简介

《伤寒论》是医圣张仲景所著，他是东汉末年著名医学家，古代中国传统中医学的集大成者和代表人物。原书年代久远，存在错简等，原书已佚，经晋代医家王叔和加以整理，命名为《伤寒论》。《伤寒论》著论22篇，记述了397条治法，载方113首，总计5万余字。但没有收录《伤寒杂病论》中杂病部分。张仲景之学能被大部分保留下来，王叔和的功劳很大，用清代名医徐大椿的话说，就是"苟无叔和，焉有此书"。

南北朝名医陶弘景曾说："唯张仲景一部，最为众方之祖。"可以想象，这部奠基性、高峰性的著作让人认识了它的著作者，并把著作者推向医圣的崇高地位，它奠定了辨证论治的先河。《伤寒论》与《金匮要略》《黄帝内经》《神农本草经》并称为"中医四大经典"著作。《伤寒论》与《金匮要略》合称为《伤寒杂病论》。

《伤寒杂病论》是集秦汉以来医药理论之大成，并广泛应用于医疗实践的专书，是我国医学史上影响最大的古典医著之一，也是我国第一部临床治疗学方面的巨著，至今指导着我们的临床，所载的方奉为"经方"。

二、独释难字、补充不足

《伤寒论》第6条原文[1]："太阳病，发热而渴，不恶寒者，为温病。若发汗已，身灼热者，名风温。风温为病，脉阴阳俱浮，自汗出，身重，多眠睡，鼻息必鼾，语言难出。若被下者，小便不利，直视，失溲；若被火者，微发黄色，剧则如惊痫，时瘛疭；若火熏之，一逆尚引日，再逆促命期。"

蔡友敬常说："阅读经文之要，在于明义理。而辨义是明理的前提，字义辨之不确，则医理难明，甚至胡编乱造，也难自圆其说。"因此对这条文他便从辨析字义入手。在教材中大都对难字词已有准确释义，蔡友敬在给予肯定之余，独又挑出一"溲"字加以说明，补充注释的不足。他说，历代辞书释"溲"，一般均以"小便"解，对本条的"溲"字，古代《伤寒论》注家如方中行也是以"小便"作解："失溲，言小便甚失其常度也。"再到如《医宗金鉴》，因有所怀疑而未能确审，故避而不解，干脆不给予解释。《伤寒论选读》（1979，上海科学技术出版社）释义曰："溲，指大小便。这里失溲，指大便失禁。"这个解释是正确的，但由于没有进一步加以说明难免使人心生疑惑。其实"溲"既指小便，又指大便，古已有之，如《史记》"扁鹊仓公列传"云："风瘅客脬，难于大小溲。"又："令人不得前后溲。"司马迁注曰："前溲，谓小便；后溲，大便也。"同时，参上句文字，"失溲"也应该是指大便失禁，因古人行文简洁，加之纸张尚未发明，当时的《伤寒论》是刻在竹简上的，所以能明义就可以了，故原条文不至于在"小便不利"之后，又写一名"小便失禁"。

他一直强调："医经言简意赅，条分缕析，内容繁多，如不提纲挈领，会成为满脑子糊涂账。"太阳病纲领何在？第1条："太阳之为病，脉浮，头项强痛而恶寒。"这是太阳病总纲。外邪侵袭体表，太阳经脉运行受阻，这是其性，但又因邪气之不同，又有太阳中风、太阳伤寒和温病之别。第2条："太阳病，发热汗出，恶风脉缓者，名曰中风。"这是太阳中风之总纲。第3条：

---

[1] 本文中所提及的《伤寒论》条文序列号，参照1979年由湖北中医学院主编，上海科学技术出版社出版的《伤寒论选读》。

"太阳病，或已发热，或未发热、必恶寒、体痛呕逆，脉阴阳俱紧者，名曰伤寒。"则是太阳伤寒之总纲，而本条（即第6条）便是温病之总纲。三条合参，对太阳病的病因病机就容易理解了。正如柯琴所说："仲景作论大法，各立病机一条，提揭一经纲领，必择本经至当之脉证而表彰之。"太阳病三纲鼎立，各有择从，病因不同，则脉证治法迥异，心中明了，则下手不至南辕北辙。

● 三、因材施教、寒温统一

对于有多年临床经验和具有相当经典基础知识的中医人员，至此教材对本段条文的义理也释之明了。但是，蔡友敬并不止于此，他本着因材施教原则，撇开条文本身，拓展思路，着重围绕长期以来争论不休的温病与伤寒的关系予以进一步深入地阐述。

湖北中医学院主编《伤寒论选读》注云："温病，属广义的伤寒之一。"伤寒有广义、狭义之分，《伤寒论》所讨论的，是广义的伤寒，即一切外感疾病的总称，可参照《黄帝内经》《难经》二经。如《黄帝内经·素问》："今夫热病者，皆伤寒之类也。"又如《难经》："伤寒有五，有中风，有伤寒，有湿温，有热病，有温病。"由此可以明确《伤寒论》所讨论的是包括温病在内的广义的伤寒，这点很重要，也就解答了《伤寒论》既然提出温病的纲领，又为什么没有列出证治方药的疑问：是作者疏漏，还是脱简？蔡友敬认为两者都不是。在《伤寒论》的六经证治中，包含着大量的有温病脉证的描述和方剂，这些描述和方剂，便成为后来火热论者、温病学派立论和临床发展的重要依据，《伤寒论》是始作俑者、是其基础。温病学派是《伤寒论》的发展与延伸，并非另立门户，这是毋庸置疑的。如吴鞠通《温病条辨》在论述伤寒、温病的关系时所云："非如鉴之空，一尘不染，如衡之平，毫无倚着，不能暗含道妙，岂可各立门户，专主于寒热温凉一家之论而已哉！"然而之所以会产生疑问，在于现在通行的条序是后人根据明代赵开美篇序和病证转归而划分的，并非《伤寒论》本来面貌。因此，蔡友敬强调："读经典一定要通读全书，融会贯通，条文互参，断断不可挖头去尾，或各取所需，或断章取义。"

蔡友敬对这条经文的解释和对经典的学习方法的指导，不但使人们明了经文的义理，更重要的是让后学明白了读书和做学问的方法，大匠示人以规矩，使之不至于失之毫厘，而谬之千里，诚哉斯言。

第二节　从陈修园对《伤寒论》的研究说起

陈修园（1753—1823），福建长乐人，清代医学家。嘉庆三年（1798），在泉州清源书院（今晋光小学）讲学，他在泉州一带救治误服假冒神曲受害者甚多（《泉州市卫生志》）。

虽然他是作为一个医学普及家而著称于世，但他也是一位对《伤寒论》等经典研究有深厚造诣的医家。他所处的时代，一般医生为了应付门诊，多半只学习唐、宋以来各个医家的药书、方书，想从中找出几个治病的药方，而对医学经典著作、理论著作如《黄帝内经》《难经》《神农本草经》《伤寒论》及《金匮要略》等著作并不感兴趣。更不愿为研究这些著作而下苦功夫。

陈修园感到这股轻视中医基本理论的风气是不正常的。为了扭转这股学习风气，他在嘉庆二十四年（1819），告老还乡，在福建省嵩山井上草堂讲学，不但把他数十年来研究这几部中医经典的体会传授给学生，而且大力呼吁其他医学家也应对这方面的学习加以重视。听他讲课的人很多，来自全国许多地方。

没有规矩就不成方圆，陈修园宗于《黄帝内经》《伤寒论》等经典著作，他对古典医籍的钻研功力深厚，涉猎广泛。他还长期从事中医的普及工作，著有《医学三字经》，朗朗上口，将中医知识通俗化，为后学开启了登堂入室之门。

在医学理论上陈修园特别推崇张仲景，是维护伤寒派的中坚人物之一，也是继张志聪、张锡驹之后最有影响的尊经崇古派。在伤寒研究的争论中，他极力反对方有执、喻嘉言的"错简"说，认为王叔和重新编注的《伤寒论》已经把张仲景的学说完整地流传下来，不能随便改动和取舍。他在研究《伤寒论》《金匮要略》方面的代表著作有《伤寒论浅注》《金匮要略浅注》和《伤寒医诀串解》，前两书曾三易其稿，史书称其"多有发明，世称善本"。他还将《伤寒论》《金匮要略》两书中的方剂和治法编成《长沙方歌括》《伤寒真方歌括》

与《金匮方歌括》，易于记忆、习诵，对后学理解《伤寒论》《金匮要略》很有帮助。虽然有人说陈修园注疏古籍有独到之处，但他上述著作的广泛流传主要是因为他的研究具有深入浅出的特点，为后学者特别是初学者研究张仲景典籍提供了入门的阶梯。16种著作，从基础到临床，基本齐备，对普及祖国医学起了促进作用。"维护旧论，分经审证"，是任应秋教授对陈修园研究《伤寒论》的评价。鉴于此，蔡友敬除了对《伤寒杂病论》原著的研究外，还对陈修园在《伤寒论》方面的成就也作了深入的了解探讨，兹就把关于陈修园对《伤寒论》的研究分述如下。

一、维护旧论，反对错简

在伤寒学派中，陈修园是维护旧论，反对错简一派的代表人物。

他研究《伤寒论》是推崇张遂辰，尊重王叔和，称赞成无己。认为王叔和编次的《伤寒论》传本至为完整，不可随意改订。他说："叔和编次《伤寒论》有功千古，增入诸篇，不书其名，王安道惜之，然自"辨太阳病脉证篇"至"劳复"止，皆仲景原文，其章节起止照应，……兹刻不敢增减一字，移换一节。"王叔和所增，"增之欲补其未详，非有意变乱也"。因此，他维护王叔和编次，而不敢改移章节。

他对维护旧论的钱塘二张最为钦服。他说："唯张隐庵、张令韶二家，俱从原文注解，虽间有矫枉过正处，而阐发五运六气、阴阳交会之理，恰与仲景自序撰用《黄帝内经·素问》九卷及《阴阳大论》之旨吻合，余最为佩服"。所以他著《伤寒论浅注》，即"照二家分其章节，原文中衬以小注，俱以二家为主"。由于他笃守二张所分章节，故其著作中亦以二张所分为依据，仍为三百九十七节。但他更进一步指出每节即是一法。他说："余考仲师原论，始于'太阳篇'至'阴阳易差后劳复篇'止，共三百九十七节，何以不言节而言法？盖节中字字是法，言法可以谈节也。"

另一方面，他对方有执、柯韵伯等力持错简的观点，抱着反对态度。他说，"方中行……皆有学问、有识见之人，如敢擅改圣经，皆由前人谓《伤寒论》

非仲景原文,先入为主,遂于深奥不能解之处,不自咎其学问之浅,竟归咎于叔和编次之非,遂割章分句,挪前换后,以成一篇畅达文字……余愿学者从仲景原文细心体认,方知诸家之互相诋驳者,终无一当也"。

二、分经审证,纲举目张

分经审证,是陈修园研究《伤寒论》的主导思想。他对伤寒理论的阐明,采用六经辨证的方法,而六经之中又贯穿着八纲辨证,在临床运用上,具有一定现实意义。

他首将太阳病分为经证、腑证和变证。经证以头痛项强,发热恶寒为主要症状,再分为虚邪和实邪。自汗、恶风、脉缓为虚邪,宜桂枝汤,无汗、恶寒、脉浮紧为实邪,宜麻黄汤。腑证则有蓄水蓄血之辨,口渴、烦躁不得眠,小便不利、水入即吐为蓄水证,宜五苓散;其人如狂,小腹硬满,小便自利为蓄血症,宜桃核承气汤。变证:若汗太过而虚其阳者,下利清谷、厥冷,用四逆汤;或恶风小便难,四肢微急难以屈伸,用桂枝加附子汤;或心下悸,头眩,身瞤动,振振欲擗地用真武汤等,都是阳虚则从少阴阴化之证,以太阳少阴为表里也。若汗下失宜热炽而伤其阴,则有大汗出、大烦渴,脉洪大,用白虎汤,或热结在里,大便不通,用承气汤等,都是阴伤则从阳明阳化之证,多以太阳阳明相传也。

阳明病亦分经证和腑证。经证以目痛、鼻干、不得眠、反恶热为主要症状。再有太阳未罢,太阳已罢之辨。兼见头痛恶寒、是太阳证未罢,自汗脉缓宜桂枝汤,项背强几几宜桂枝加葛根汤;无汗脉浮宜麻黄汤,项背强几几宜葛根汤。若无恶寒,见壮热口渴,是太阳证已罢,为阳明经本证宜白虎汤。腑证以潮热谵语,手足溅然汗出,腹满、大便硬为主要症状。再有太阳阳明、少阳阳明、正阳阳明之辨。

少阳病亦分经证和腑证,经证以口苦、咽干、目眩为主要症状。再有虚火和实火之辨,虚火以寒热往来、胸胁苦满、心烦喜呕,宜小柴胡汤;实火以寒热往来,心中痞,郁郁微烦,呕不止,宜大柴胡汤。腑证虽无寒热往来于外,而有寒热相搏于中，故有痛、痞、利、呕之分；呕而痞不痛者，宜半夏泻心汤；胸中热而欲呕，腹中痛，宜黄连汤；自利，宜黄芩汤；呕，宜黄芩加半夏生姜汤。

太阴病有从阴化从阳化两方面。腹满而吐、自利不渴，腹时痛，宜理中、四逆之类，是太阴之邪从阴化。腹痛急下之，用大承气汤；腹满时痛，用桂枝加芍药汤；大实痛，用桂枝加大黄汤等，是太阴之邪从阳化。

少阴病分邪从水化而为寒和邪从火化而为热两方面。寒化以脉微细，但欲寐，背恶寒，腹痛，下利清谷，小便白为主要症状，宜用回阳法。而回阳中首重温剂，又有交阴阳、微发汗共成三法。热化以脉沉细数，内烦外躁，口中热，下利清水，小便赤为主要症状，宜用救阴法，却又有补正救阴法和攻邪救阴法。

厥阴为两阴交尽，宜无热证。然厥阴主于肝，而胆藏于内，则厥阴热证，皆少阳之火内发也。故从热化者反多，寒化者较少。凡泄利下重用四逆散，欲饮水数升用白虎汤，热利下重用白头翁汤，均热化之法也。其中又有乘脾乘肺之分，随其实而泻之。

这样分六经审证、纲举目张，是为临床辨证的楷模，值得学习运用。

三、阐发标本中气从化理论

标本中气从化的理论，出于《黄帝内经》，是运气学说的一部分，用以说明自然界气候变化与机体疾病的关系。

陈修园在阐明伤寒的病因、病机时，是运用这种理论的。他强调说："六气之本标中气不明，不可以读《伤寒论》。"因此，他在著作《伤寒论浅注》时，首先在"读法"中引用《黄帝内经·素问》中一段经文"少阳之上，火气治之，中见厥阴……本标不同，气应异象"，作为分析时的依据。

《黄帝内经·素问》"至真要大论篇"云"百病之起，有生于本者，有生于标者，有生于气者"，认为疾病的发生，不外乎标本中气，外邪侵入六经，有从本化病，有从标化病，有从中气化病的不同，如《黄帝内经·素问》"至真要大论篇"说："少阳太阴从本，少阴太阳从本从标，阳明厥阴，不从标本，从乎中也。"指出六经经气的化病规律，并为辨证论治提供有力论据。陈修园即利用这种理论来阐释《伤寒论》。

（一）少阳、太阴从本

陈修园云："少阳太阴从本者，以少阳本火而标阳，太阴本湿而标阴，标本同气，故当从。"指出少阳之本为相火属阳，少阳之标亦属阳，太阴之本为湿属阴，太阴之标亦属阴，因其标本之属性相同，故称标本同气。凡是标本同气者，当外邪侵入后，先从本气化病。如《伤寒论》"少阳篇"云"少阳之为病，口苦、咽干、目眩"，即是少阳本化而化阳的表现，陈修园说，"少阳之为病，口苦，苦从火化；咽干，火胜则干；目眩，风火相煽则眩也""主少阳之气化而言也"。盖少阳标阳本火，标本不异，故从本。即是邪正相争风热壅甚，少阳从本化病的机理。又如《伤寒论》"太阴篇"云"太阴之为病，腹满而吐，食不下，自利益甚，时取自痛"，即是太阴本湿而化阴的表现。陈修园说："腹之所以痛者，地气不升也，地气不升则天气不降，不降故上者不能下而吐，食不下，不升则下者又不能上，而利益甚。太阴湿土主气，为阴中之至阴，阴寒在下，而湿气不化，故时腹自痛。"即是由于寒湿滞阻，太阴从本化病的机制。

（二）少阴、太阳从本从标

陈修园说："少阴太阳，从本从标者，以少阴本热而标阴，太阳本寒而标阳，标本异气，故或从本或从标。"指出少阴之本为君火属阳，其标则属阴；太阳之本为寒水属阴，其标则属阳，标本之阴阳属性各殊，是为本标异气。由于本标各别，其化病也不一致。

少阴从热而化。如《伤寒论》"少阴篇"303条，黄连阿胶汤证，陈修园认为："自二日以及三日各随三阳主气之期，以助上焦君火之热化也。下焦水阴之气，不能上交于君火，故心中烦，上焦君火之气，不能下入于水阴，故不得卧。"即是少阴上焦君火热化的例证，由邪气从阳化热，心火亢盛所致。少阴从寒而化，如《伤寒论》"少阴篇"的"但欲寐、脉微细"，以及"四逆""下利"等，均是少阴从阴化寒的主证。陈修园认为这些症状均为少阴阳气衰微的表现，均宜用回阳救逆逐阴寒，如四逆汤之类，虽然少阴之本为君火，但君火以藏为用，故临床上仍以寒化从标为多见。

太阳从寒而化，如《伤寒论》"太阳篇"28、71条下半段，都是风寒之邪客于太阳之腑的症状，陈修园认为，"太阳为表而亦有里，膀胱即太阳之里也。风寒客于太阳之腑，致膀胱不得气化，三焦不得决渎，水饮停于下焦，宜健脾利水，表里双解，用五苓散之类，此即太阳从本而化的例证，若太阳从标化热"，而见"发热汗出脚挛急"及"汗出而喘"等症状，用芍药甘草汤或麻杏石甘汤。陈修园说："若太阳标热之证，自汗证不得径用桂枝汤，宜用芍药甘草汤，以各证与桂枝汤无异，唯脚挛急独异，是太阳之标热合少阴之本热之病也。无汗证不得用麻黄汤，宜用麻杏甘膏汤，以各症与麻黄汤相似，唯初起口渴发热，而无恶寒或发汗己身灼热，不似，论虽另别为温病风温之症，然节首冠以'太阳病'三字，盖指太阳之标热而言，明明为一隅之举，不读《内经》不能解也。"

（三）阳明、厥阴从乎中气

陈修园说："阳明厥阴，不从标本，从乎中者，以阳明之中，太阴湿土也，亦以燥从湿化矣。厥阴之中，少阳火也；少阳火也，亦以木从火化矣。故阳明厥阴，不从标本，而从中气也。"指出阳明厥阴之化病，既不从标，又不从本，因阳明之本为燥金，其中见为太阴湿土，厥阴之本为肝木，其中也是少阳相火。由于"同气相求"的原理，所以在病理变化上，阳明易从湿化，厥阴易从火化。

阳明从湿化病，即为太阴寒湿证。如《伤寒论》"阳明篇"中的"胃中虚冷，水谷不别""脉迟恶寒"，均是阳明盛中见阴湿之化也。陈修园认为"阳明中寒"，为阳邪入于里阴也。

厥阴从火化病，变证较多。试观《伤寒论》"厥阴篇"对于厥寒出现之"手足厥寒，脉细欲绝者"，仲景只用当归四逆汤，而不用姜附，即是例证。

由此可见，本标中气从化理论，提示伤寒病因病理的演变，对临床具有实践意义。

四、以开阖枢学说揭示伤寒传变规律

开阖枢学说，是《黄帝内经》中用来说明经络中六经传变的，明清医家有的用这种学说来解释《伤寒论》六经传变，陈修园即其中的一家。

陈修园说："按《内经》云'太阳为开，阳明为阖，少阳为枢，太阴为开，厥阴为阖，少阴为枢'，此数语为审证施治之大关键。"指出开阖枢学说在《伤寒论》辨证施治中的重要地位。

开阖枢的意义。王冰说："夫开者，所以司动静之基；阖者，所以执禁固之权；枢者，所以主动转之微！由斯殊气之用，故此三变之也。"他指出《黄帝内经》用开阖枢的作用，来概括各经经络的功能。同时以各经经气之盛衰动静，来解释疾病的传变机制。陈修园在伤寒六经的传变问题上，即以这种理论来说明。

在三阳经开阖枢之间，陈修园认为太阳"开"可转属阳明"阖"，如105条，"即是太阳病气随经气而过于阳明也"，成为调胃承气汤证，亦可转属少阳"枢"。少阳作为阳"枢"的作用，在于阳邪多来自太阳"开"。因此，陈修园非常强调少阳"枢"的作用与太阳的关系。他说："太阳主一身最外一层，邪从外来，须要驱之使出，服上二汤（指麻黄、桂枝汤）尚不能出，或留本经，或侵他经，必借少阳之枢转以达太阳之气而外出也，故小柴胡汤为"太阳篇"之要剂，今人不知擅改为少阳主方，失之远矣。"他对柯韵伯、张隐庵二氏之主张，表示不同意见，指出"二家不知小柴胡是太阳病之转枢方，阳明及阴经当借枢转而出者亦用之，少阳主枢，谓为少阳之方，无有不可；若认为少阳之专方，则断断乎其不可也"。

在三阴经开阖枢之间，太阴为"开"，主湿土，如276条，太阴病脉浮，是"太阴病之在外者"，277条，自利不渴者，是"太阴病之在内者"。但寒湿为病，其传变有太阳转属太阴，而见腹满痛，用桂枝汤加芍药汤以启下陷之阴（279条），或脾胃相传，不为太阳之开，而为阳明之阖，以桂枝加大黄汤（279条）。有太阴转属少阴，而见少阴病候。少阴作为"阴枢"的作用，主要由于"少阴枢转出入于内外"。如果"入而不出，内而不外"，则见"脉微细，但欲寐"之少阴本病；如果少阴上下水火不交，则神机枢转不出，则上逆而为病。若"少阴之气循经而上逆于咽则咽痛，不能上涉君火则不能语言，咽中生疮"。有"君火炽盛，水阴枯竭"，而见口燥咽干者，有"少阴之水阴为木火交煽而烁竭"，而见自利清水色纯青，有"少阴生气衰微不能上达"，而见四逆吐利烦燥等。总之，"少阴上火下水，而主神机出入，故'少阴篇'中，俱论阴阳水火，神机枢转，上下出入之至理。知正气之出入如是，即知邪气之出入亦如是，因邪以识正，由正以识邪，邪去则正自复，正复则邪自去。攻也补也，一而二、二而一也。悟此可以入道矣"。厥阴主阖，病自厥阴，多属死证。一般不传向太阴"开"或少阴"枢"，或出路或阳复而解，或转出阳经而愈。陈修园认为"厥阴不特借少阴之热化，而尤借少阴之枢转""热邪枢转不出逆于阴络而便脓血，寒邪枢转不出逆于膀胱关元而为冷结"，因此厥阴病多属死候。

五、提出"治法万变一以贯之"的见解

陈修园对《伤寒论》的治法，认为"温清补泻，无不悉备。且疾病千端，治法万变，统于六经之中，即吾道一以贯之之义"。指出伤寒病的治法，虽有汗、吐、下、和、温、清、补、消等法，但都贯穿在六经之中，从六经中求治法。

治太阳病，陈修园提出发汗、利水两大门。他说，"邪伤太阳病，在寒水之经，驱其水气以外出，则为汗；逐其水气以下出，后为蓄涎蓄水，前为小便长"。在发汗法中，再依发病部位而分为发皮肤之汗用麻黄汤、发经络之汗用桂枝汤、发肌肉之汗用葛根汤、发心下之汗用小青龙汤，发内扰胸中阳气而为汗用大青龙汤等五法。利水法则以水积部位不同，而分为水在上焦宜小青龙汤、五苓散、生姜泻心汤；水在中焦宜大陷胸汤、大陷胸丸、小陷胸汤、三物白散、十枣汤，所谓"水气在中焦，中满泻之于内也"。水在下焦，宜桂枝去桂加茯苓白术汤，所谓"在下焦者，引而竭之是也"。

治阳明病，陈修园认为"阳明在经，未离太阳宜汗之，既离太阳宜清之。在腑审其轻重，宜下之。若在经络之界，汗之不可，消之不可，下之不可，宜

用吐法"。

治少阳病,陈修园认为少阳经证,虚火宜小柴胡汤,实火宜大柴胡汤。少阳腑症,在少阳腑"而有寒热相搏于中,有痛、痞、利、呕四证,所以用半夏泻心汤、黄连汤、黄芩汤,黄芩加半夏生姜汤寒热攻补并用,但不离少阳和解法"。

治太阴病,从阴化而腹满、自利,宜理中、四逆之类。从阳化而腹痛,根据疼痛的性质和程度,而有大承气汤,桂枝加大黄汤。

治少阴病,从水化而为寒,则首重温剂,又有交阴阳,微发汗共三法。从火化而为热,则有救阴法,又有补正救阴法和攻邪救阴法。

治厥阴病,陈修园认为"乌梅丸为厥阴之总方",再分为白虎汤、承气汤、白头翁汤为治热化之法。

在六经治法中,陈修园对柴胡汤剂有特殊见解。认为小柴胡详于《伤寒论》"太阳篇"中,而各篇亦有之,未可谓为少阳之专方。至于少阳病用小柴胡汤,是因为"少阳主风火之气而所重在枢,柴胡为转枢之药,故后人取之以为和解之方"。

第三节 谈石菖蒲

石菖蒲是常用的开窍类中药之一,味辛,性温,归心、肝、脾、胃经,能开窍宁神,化湿和胃,散风除湿,和中辟浊,临床应用甚广。《神农本草经》说:"主风寒湿痹,咳逆上气,开心孔,补五脏,通九窍,明耳目,出声音,……聪耳明目,不忘,不迷惑,延年。"《本草从新》云其:"辛苦而温,芳香而散,开心孔,利九窍,明耳目,发声音,去湿除风,逐痰消积,开胃宽中,疗噤口毒痢。"《重庆堂随笔》云:"石菖蒲舒心气,畅心神,怡心情,益心志,妙药也。清解药用之,赖以祛痰秽之浊而卫宫城;滋养药用之,借以宣心思之结而通神明。"《本草备要》说:"辛苦而温,芳香而散。补肝益心,开心孔,利九窍,明耳目,发音声。去湿逐风,除痰消积,开胃宽中。"蔡友敬经临床多年摸索与探讨,总结归纳其常用功效有开窍醒脑,镇静止惊,宁心安神,止遗尿,通尿闭,开胃宽中。

一、开窍醒脑

石菖蒲疏散开达,气味芳香,其性走窜,入心经,开心窍。对痰湿蒙闭,清阳不升所致的神昏谵语之证,常配合郁金、半夏等药,如菖蒲郁金汤。在治疗脑血管意外,各种脑部疾患引起的神志昏迷,二便失禁时,常常根据各自兼症进行辨证施治而加入石菖蒲、郁金、远志等药以达开窍醒脑目的。如徐某,女性,20岁。4天前感冒服药后,突发双侧下肢软弱无力,不能行走,而且嗜睡懒言,表情淡漠,反应迟钝,时有谵语,小便失禁,无头痛发热,入院治疗。经检查,诊断为散发性脑炎。治疗后症状改善不明显而请蔡友敬会诊。症见神志昏迷,牙关紧闭,喉中痰鸣,大便秘结,小便失禁,舌红苔黄,脉象滑数。此乃痰热蒙闭心窍,肝风内动之象。宜清热涤痰,开窍息风,用石菖蒲、郁金、远志、僵蚕、钩藤、白芍药、黄芩、板蓝根、半夏、茯苓、枳实等药后神志清楚。后改用地黄饮子滋养肝肾以收功。

二、镇静止惊

现代药理研究表明石菖蒲对中枢神经系统有明显的镇静止惊作用。在实践中对癫痫患者，在辨证处方中加上石菖蒲以镇静止惊。如一患儿李某，2年来经常癫痫发作。症见两眼上吊，口吐白沫、四肢抽搐，人事不省，喉中痰鸣，经服西药苯妥英钠片，癫痫虽能控制，但发作不停。经服蔡友敬开的中药后，症状完全控制。停用西药后，癫痫未再发，至今已3~4年。其处方为涤痰汤加钩藤、白芍药、龙齿，并加石菖蒲以涤痰息风，镇静止惊。

三、宁心安神

石菖蒲入心、肝经，补肝益心，对心神不安、健忘失眠等有良好治疗作用，特别是痰火扰心，心神不定者更佳。临床常与远志、龙齿同用，如安神定志丸。如一女性患者，平素体胖，痰湿较重，后因与家人吵嘴，致使彻夜不寐，口干心烦，小便短赤，大便干结，舌质红苔黄腻，脉弦数。蔡友敬辨证为痰火扰心，心神不安，投以黄连温胆汤加石菖蒲、远志、龙齿、白芍药、百合等药，服3剂后，症状消失。

四、止遗尿，通尿禁

遗尿与尿癃闭排除器质性病变外，大都是由于大脑皮质及皮质下中枢神经的功能失调引起的。按照现代医学的观点，必须调节中枢神经功能，促使膀胱恢复功能。祖国医学认为与肾至关重要。在临床中重视辨证与辨病相结合。在调理肾气时，多加用石菖蒲、远志等调节中枢功能。如一男孩，7岁，遗尿已2~3年，使家长苦不堪言。带来就诊时，症见发育较差，精神不振，纳食欠佳，舌质红苔薄白，脉细数。此乃肾气不固，膀胱失约所致。治以补益肾气，佐以固涩开窍之剂。方投《本草衍义》桑螵蛸散加益智仁、菟丝子，服6剂后遗尿除。另一青年女子，产后2天，尿闭不出，少腹膨隆，痛不欲言，请蔡友敬会诊时，他认为是膀胱气化功能失调所致，投以五苓散加车前、木通、石菖蒲、远志、郁金，服2剂后，小便通利。

五、开胃宽中

现代药理实验表明，石菖蒲煎剂内服能促进消化液的分泌及制止胃肠异常发酵，并有缓解平滑肌痉挛的作用。其气芳香，化湿辟浊，对于湿滞气塞，胸腹胀闷，食欲减退之症有特殊疗效。有一少年，食欲不振，胸脘痞闷，口腻便溏，舌苔厚腻，脉濡。此为湿浊内蕴，气塞中阻。方宗三仁汤开胃化湿，宣化畅中，药用杏仁、薏苡仁、白豆蔻、厚朴、半夏、茯苓、陈皮、石菖蒲。服药后症减纳增。现代药理研究表明，石菖蒲含挥发油，有镇静作用，内服能促进消化液的分泌及制止胃肠异常发酵，缓解肠管平滑肌的痉挛。对某些真菌在试管内有抑制作用，并能杀死腹水癌细胞。石菖蒲、艾叶、雄黄烧烟熏室内可以消毒，净化室内空气。

第四节 治疗命门病证的主要药物

治疗命门疾病的主要药物，即调理命门水火的药物，各种本草书中均有记载，蔡友敬将他常用的治疗命门的药物整理如下，以备肘后，供随时查阅，方便学习。

一、补火药

（一）附子

《本草求真》："入命门，味辛大热，纯阳有毒，其性走而不守，通行十二经，无所不至，为补先天命门真火第一要剂。凡一切沉寒痼冷之症，用此无不奏效。"

《本草纲目》："下达命门，治三阴伤寒，阴毒寒疝，中寒中风，痉厥气厥，柔痉癫痫，小儿慢惊，风寒麻痹，肿满脚气，头风，肾厥头痛，暴泻脱阳，久痢脾泄，寒疟瘴气，久病呕哕，反胃噎膈，痈疽不敛，久漏冷疮。"

（二）仙茅

《本草求真》："专入命门，辛热微毒。据书皆载，功专补火助阳暖精。凡下元虚弱，阳衰精冷，失溺无子，并腹冷不食，冷痹不行，靡不服之有效。以其精为宅，火衰则精与血皆衰，而精自尔厥逆不温，溺亦自尔失候不禁矣。"

《本草纲目》："仙茅，性热。补三焦、命门之药。""按许真君书云，仙茅久服长生，其味甘能养肉，辛能养节，苦能养气，咸能养骨，滑能养肤，酸能养筋，宜和苦酒服之，必效也。"

（三）胡芦巴

《本草求真》："入命门，苦温纯阳，亦能入肾补命。故书载暖丹田，壮元阳，治肾脏虚冷，兼疝瘕冷气，小肠偏坠，寒湿脚气。"

《本草纲目》："右肾命门之药也，元阳不足，冷气潜伏，不能归元者，宜之。""冷气疝瘕，寒湿脚气，益右肾，暖丹田。"

（四）淫羊藿（仙灵脾）

《本草求真》："专入命门，兼入肝肾。辛香甘温，诸书皆载男子绝阳不兴，女子绝阴不产，且能治冷风劳气，四肢麻木不仁，腰膝无力。"

《本草纲目》："淫羊藿味甘气香，性温不寒，能益精气，乃手足阳明、三焦、命门药也，真阳不足者宜之。"

附：淫羊藿的现代研究

辛温无毒，《本草纲目》谓其"坚筋骨、益精气、补腰膝、强心力"。近年研究表明此药作用广泛，活性较强，能调节神经内分泌免疫系统。温补肾阳即温煦肾之元阳，能直接振奋命门之火。为温补肾阳要药，能有效改善上述各项指标。提示其具有保护外源性糖皮质激素，抑制神经内分泌免疫的作用。值得临床推广应用。（《中西医结合杂志》1998年1月第18卷第1期）

本草称其能补肾壮阳，强筋骨。药理研究表明，能增强机体非特异性免疫防卫功能，表现为能提高吞噬细胞的吞噬能力，治疗慢性支气管炎的肾虚型患者，其T淋巴细胞值较低，用药后可见淋巴细胞值显著上升，提示其疗效与免疫增强作用有关。实验也证明尚有雄性化激素样作用，治疗阳痿、早泄有显著疗效。（陈新谦《新编药物学》第11版，人民卫生出版社，1982年）

（五）蛇床子

《本草求真》："入命门，辛苦性温，功能入肾补命，祛风燥湿，故凡命门火衰而致风湿内淫，病见阳痿囊湿及女子阴户虫蚀，子脏虚寒，产门不开，暨腰酸体痹，带下脱肛，与夫一切风湿疮疥等。"

《本草纲目》："右肾命门，少阳三焦气分之药，《神农》列之上品。不独辅助男子，而又有益妇人。引《神农本草经》治妇人阴中肿痛，男子阴痿湿痒，除痹气，利关节，癫痫，恶疮，久服轻身。"

（六）肉桂

《本草求真》："入命门、肝，气味纯阳，辛甘大热，直透肝肾血分，大补命门相火，益阳治阴，凡沉寒痼冷，营卫风寒，阳虚自汗，腹中冷痛，咳逆结气，脾虚恶食，湿盛泄泻，血脉不通，死胎不下，目赤肿痛，皆可治。"

《本草纲目》："肉桂厚而辛烈，去粗皮用，其去内外皮者，即为桂心。治寒痹风喑，阴盛失血，泻痢惊痫。"

（七）沉香

《本草求真》："入命门，兼入脾。辛苦性温，体重色黑，落水不浮，故书载能下气坠痰，气香能散……能入脾调中，能补火暖精壮阳。可治心腹疼痛，噤口毒痢，癥癖邪恶，冷风麻痹，气痢气淋。"

《本草纲目》："辛辣性热，治上热下寒，气逆喘急，大肠虚闭，小便气淋，男子精冷。"

（八）硫黄

《本草求真》："入命门，味酸有毒，大热纯阳，号为火精。盖人一身全赖命门真火周布，始能上贯心肝，以主云雨，中及脾胃以蒸水谷，下司开阖以送二便，旁达四肢以应动作。"

《本草纲目》："硫黄秉纯阳之精，赋大热之性，能补命门真火不足，且其性虽热而疏利大肠，又与燥涩者不同，盖亦救危妙药也。"

（九）阳起石

《本草求真》："入命门，即云母根也……味咸气温，无毒，能补命门相火，凡因火衰寒气内停，宿血留滞，而见阴痿精滑，子宫虚冷，腰膝冷痹，水肿癥瘕，服此即能有效。以其性禀纯阳故耳。"

《本草纲目》："右肾命门气分药也，下焦虚寒者宜之，然亦非久服之物。"治"散诸热肿"。并引王好古云：补命门不足。

（十）鹿茸

《本草求真》："入命门、督，兼入肝，甘咸气温，禀纯阳之质，含发生之气……鹿气味纯阳，其茸能于右肾补其精气不足……诸茸皆发督脉之背。督为肾脏外垣，外垣既固，肾气内充，命门相火不致妄动，血气精津得以凝聚。故鹿茸又云能补督脉之真阳……总不外填补精髓，坚强筋骨，长养气血，而为补肝滋肾之要药也。"

《本草纲目》："能生精补髓，养血益阳，强筋健骨，治一切虚损，耳聋目暗，眩晕虚痢。"

（十一）蛤蚧

《本草求真》："入命门，兼入肺……大助命门相火。故书载为房术要药，且色白入肺，功兼人参羊肉之用，故能治虚损痿弱，消渴喘嗽，肺痿吐泻等症……虽疾走而气不喘，则治益气之功莫大焉。"

《本草纲目》："补肺气，益精血，定喘止嗽，疗肺痈消渴，助阳道。又曰：昔人言补可去弱，人参羊肉之属。蛤蚧补肺气，定喘止渴，功同人参。益阴血，助精扶羸，功同羊肉。近世治劳损痿弱，许叔微治消渴，皆用之，俱取其滋补也。"

（十二）雄蚕蛾

《本草求真》："入命门，味咸性湿……诸书皆载能起阴萎，益精强志，敏于生育，交接不倦，并敷诸疮灭瘢，止尿血，暖肾，盖取其性淫助阳，咸温入肾之功耳。"

《本草纲目》："按徐之才《药对》云，热，无毒。入药炒，去翅、足用，壮阳事，止泄精，尿血，暖水脏。治暴风，金疮，冻疮，汤火疮，灭瘢痕。又云：蚕蛾性淫，出茧即媾，至于枯槁而已，故强阴益精用之。"

二、滋水药

（一）干地黄（生地黄）

《本草求真》："入肾，并入心脾。味苦而甘，性阴而寒。味厚气薄，内专凉血滋阴，外润皮肤索泽，病人虚而有热者，咸宜用之。"

《本草纲目》："引用《本经》云，所谓干地黄者，即生地黄之干者也。

气味甘、寒无毒。引《本经》治疗折跌绝筋，伤中，逐血痹，填骨髓，长肌肉。作汤除寒热积聚，除痹。久服，轻身不老，生者尤良。"

（二）枸杞子

《本草求真》："滋补药也，味甘气平。滋肾润肺……明目。"

《本草纲目》："入肾，兼入肝，甘寒性润。据书皆载祛风明目，强筋健骨，补精壮阳。"

（三）楮实

《本草求真》："专入肾，书言味甘气寒。虽于诸脏阴血有补，得此颜色润，筋骨壮，腰膝健，肌肉充，水肿消，以致阴痿起，阳气助，是明指其阳旺阴弱，得此阴血有补，故能使阳不胜而助。"

（四）黑铅

《本草求真》："入肾，甘寒……专主下降，力能入肾补水，功有过于地黄。凡一切水亏火炽，而见噎膈反胃、呕吐眩晕、痰气上逆等症，服此立能见效。"

《本草纲目》："入肾。铅易沿流，故谓之铅。甘寒无毒，消瘰疬痈肿，明目，固齿，乌须发，治实女，杀虫坠痰，治噎膈消渴风痫，解金石药毒。"

（五）龟甲

《本草求真》："入肾，兼入心。甘咸微寒……凡心虚血弱，而见劳热骨蒸，腰脚酸疼，老疟痞块，癥瘕崩漏泻痢，五漏难产，小儿囟门不合等症，服此皆能见效。"

《本草纲目》："甘、平，治腰脚酸痛，补心肾，益大肠，止久痢久泄，主难产，消痈肿。烧灰敷臁疮。"

（六）龟甲胶

《本草求真》："入肾……经版煎就，气味益阴，故《本草》载版不如胶之说……以劳热骨蒸为用。"

（七）桑螵蛸

《本草求真》："入肝、肾、膀胱。……味咸甘，气平无毒……盖人以肾为根本，男子肾经虚损，则五脏气微，或阴痿梦寐失精遗溺，螵蛸咸味属水，内舍于肾，肾得之而阴气生长，故能愈诸疾及益精生子……女子疝瘕血闭腰痛，皆肝肾二经为病，咸能入血软坚，是以主之。甘能补中，故主伤中益气，肾足则水自上升，克与心交，故能养神也，至书既言功专收涩，又言利便，义由是矣。"

《本草纲目》："桑螵蛸，肝、肾、命门药也。""气味咸、甘平无毒，治伤中，疝瘕，阴痿，益精生子，女子血闭腰痛，通五淋，利小便水道。"

三、温肾药

（一）熟地黄

《本草求真》："入肾兼入肝。甘而微温，味浓气薄，专补肾脏真水，兼培黄庭后土，土厚载物，诸脏皆受其荫，故又曰能补五脏之真阴。熟地功力甚钜，在景岳谓其真阴亏损，有为发热、为头痛、为焦渴、为喉痹、为嗽痰、为喘气。"

《本草纲目》："甘、微苦，微温，无毒。填骨髓，长肌肉，生精血，补五脏内伤不足，通血脉利耳目，黑须发，男子五劳七伤，女子伤中胞漏，经候不调，胎产百病。"

（二）何首乌

《本草求真》："入肝，兼入肾……诸书皆言滋水补肾，黑发轻身，倍极赞赏，与地黄功力相似。独冯兆张辩论甚晰，其言首乌苦涩微温，阴不甚滞，阳不甚燥，得天地中和之气。熟地、首乌虽俱补阴，然地黄蒸虽至黑，则专入肾，而滋天一之真水矣。其兼补肝者，因滋肾而旁及也。"

《本草纲目》："苦、涩微温、无毒。""何首乌，足厥阴、少阴药也。白者入气分，赤者入血分。肾主闭藏，肝主疏泄。此物气温，味苦涩，苦补肾，温补肝，涩能收敛精气。所以能养血益肝，固精益肾，健筋骨，乌髭发，为滋补良药。不寒不燥，功在地黄、天冬诸药之上。气血不和，则风虚痛肿瘰疬诸疾可知矣。"

（三）肉苁蓉

《本草求真》："入肾，兼入大肠。""甘酸咸温，体润色黑，诸书既言峻补精血，又言力能兴阳助火。是明因其气温，力专滋阴，得此阳随阴附而阳自见兴耳。惟其力能滋补，故凡癥瘕积块，得此而坚即消。惟其滋补而阳得助，故凡遗精茎痛，寒热时作，亦得因是而除。"

《本草纲目》："甘，微温，无毒。五劳七伤，补中，除茎中寒热痛，养五脏，强阴，益精气，多子，妇人癥瘕。久服轻身。"

（四）锁阳

《本草求真》："入肾，兼入大肠……甘咸性温，润燥养筋。凡阴气虚损，精血衰败，大便燥结，治可用此以啖。并代苁蓉煮粥弥佳。则知其性虽温，其体仍润，未可云为命门火衰必用之药也。故书有载大便不燥结者勿用。益知性属阴类，即有云可补阳，亦不过云其阴补而阳自兴之意。"

《本草纲目》："甘温，无毒，润燥养筋，治痿弱。"

（五）菟丝子

《本草求真》："入肝、肾，兼入脾。辛甘温平，质黏，温而不燥，补而不滞，得天地中和之气，故书称为补髓添精，强筋健骨，止遗固泄，暖腰温膝，明目祛风，为补肝肾脾气要剂，合补骨脂、杜仲用之，最为得宜。"

《证治准绳》："脾土虚寒，由命门火衰，不能温蒸水谷，古人有服菟丝子，旬日间饮食如汤沃雪，亦此义也。"

《本草纲目》："辛、甘、平、无毒。续绝伤，补不足，益气力，肥健人。"

（六）巴戟天

《本草求真》："入肾。""辛甘微温。据书称为补肾要剂，能治五痨七伤，强阴益精，以其体润故耳。然气味辛温，又能祛风除湿，故凡腰膝疼痛，风气脚气水肿等症，服之更为有益。"

《本草纲目》："辛、甘、微温、无毒。大风邪气、阴痿不起、强筋骨、安五脏、补中增志益气。……治脚气、去风疾、补血海。"

（七）续断

《本草求真》："入肝肾。因何以续为名，盖缘其味苦，其性温，能入肾经以补骨。又缘其味苦，能入肝经以补筋，味兼甘，又入中州以补虚。凡跌扑折伤痈肿，暨筋骨曲节血气滞之处，服此即能消散，止痛生肌。且审其味涩，故能止血治漏，并缩小便，固精安胎，久服能气力倍增，筋断复续，故曰续断。实疏通气血筋骨第一药也。"

《本草纲目》："苦、微温、无毒。伤寒补不足，金疮痈疡折跌，续筋骨，妇人乳难，久服益气力。"

（八）杜仲

《本草求真》："入肝，辛甘微温。诸书皆言能补腰脊，为筋骨气血之需。以其色紫入肝，为肝经气药。盖肝主筋，肾主骨，肾充则骨强，肝充则筋健，屈伸利，用皆属于筋，故入肝而补肾，子能令母实也。且性辛温，能除阴痒、去囊湿、痿痹痛软必需，脚气疼痛必用。"

《神农本草经》："辛、平、无毒。治腰脊痛，补中，益精气，坚筋骨，强志，除阴下痒湿，小便余沥。久服轻身耐老。""时珍曰：杜仲古方只知滋肾，惟王好古言是肝经气分药，润肝燥，补肝虚，发昔人所未发也。"

（九）覆盆子

《本草求真》："入肾。""甘酸微温，性禀中和，功能温肾而不燥，固精而不凝，故服阴痿能强，肌肤能泽，脏腑能和，须发不白，女子服之多孕，既有补益之功，复多收敛之义。名为覆盆子者，服之能使溺盆皆覆也。"

《本草纲目》："甘、平、无毒。益气轻身，令发不白。补虚，续绝，强阴健阳，悦泽肌肤，安和五脏，温中益力，疗痨损风虚，补肝明目，男子肾精虚竭，阴痿能令坚长。女子食之有子，益肾脏，缩小便。"

（十）狗脊

《本草求真》："入肝肾。""味苦甘平微温。何书既言补血滋水，又曰去湿除风，能使脚弱、腰痛、失溺、周痹俱治，是明因其味苦，苦则能以燥湿；又因其味甘，甘则能以益血；又因其气温，温则能补肾养气。"

《本草纲目》："苦、平、无毒。主腰背强、关机缓急，周痹寒湿膝痛，颇利老人，强肝肾，健骨，治风虚。"

（十一）胡桃肉

《本草求真》："入肝肾。味苦甘平微温。何书既言补血滋水，又曰祛湿除风，能使脚弱、腰痛、失溺、周痹俱治，是明因其味苦，苦则能以燥湿；又因其味甘，甘则能以益血；又因其气温，温则能补肾养气。入命门，兼入肺大肠，味甘气热，皮涩肉润汁黑。诸书皆言能通命火、助相火、利湿，温肺润肠，补气养血，敛气定喘，涩精固肾，与补骨脂一火一水，大补下焦，有同气相生之妙。"

《本草纲目》："甘、平、温、无毒。补气养血，润燥化痰，益命门，利三焦，温肺润肠，治虚寒喘嗽，腰脚重痛，心腹疝痛，血痢肠风，散肿毒，发痘疮，制铜毒。"

（十二）鹿角胶

《本草求真》："入肾，由角煎熬。书载补阳益阴，强精活血，总不出通督脉补命门之用。但胶性力缓味甘，不能如茸之力峻，盖茸有通交阳维之功，胶有缘合冲脉之任……胶非假龟胶同用，不能达任而治羸瘦腰痛。胶非假地黄当归同投，不得引入冲脉而治妇人经闭胎漏。"

《本草纲目》："甘、平、无毒。""补虚劳，长肌益髓，令人肥健，悦颜色，又治劳嗽，尿精尿血，疮疡肿毒。"

（十三）紫河车

《本草求真》："入肝肾。""甘寒性温……凡一切虚劳损极，恍惚失志，癫痫肌肉羸等症，用之极为得宜。"

《本草纲目》："甘、咸、温、无毒。""虚损劳极，癫痫失志，恍惚，安心养血，益气补精。"

四、温散药

（一）益智仁

《本草求真》："专入脾胃，兼入肾。气味辛热，功专燥脾温胃，及敛脾肾气逆，藏纳归源……故又号为补心补命之剂。是以，胃冷而见涎唾，则用此以收摄……脾虚而见不食……则用此温理。"

冯楚瞻《冯氏锦囊秘录》："味辛气温无毒……以为敛摄滑精，浮涎逆气遗溺……禁遗精缩小便……三焦命门气弱者，及心虚脾弱者宜之。"

《本草纲目》："辛、温、无毒。""治冷气腹痛，及心气不足，梦泄赤浊，热伤心系，吐血血崩。"

（二）川椒

《本草求真》："入肺、脾、肾。""辛热纯阳。无处不达……下入命门，补火治气上逆，凡因火衰寒痼，而见阴衰溲数，阴汗精泄……服此辛热纯阳，无不奏效。"

李士材的《士材三书》："川椒辛热通三焦，补命门散寒除湿。按：椒性，下达命门，益下不上冲，盖导火归之也。"

《本草纲目》："辛、温、有毒。散寒除湿，解郁结，消宿食，通三焦，温脾胃，补右肾命门，杀蛔虫，止泄泻。"

五、收敛药

五味子

《本草求真》:"入肺、肾。""味虽有五,而酸咸俱多,其性亦温,故书载能敛气、益气生津、补虚明目、强阴涩精……为保肺滋肾要药……能暖水脏者,是即肾因得温而气得暖而藏之也。"

《张氏医通》:"酸温无毒……《本经》主益气,咳逆上气,劳伤羸瘦,补不足,强阴,益男子精。发明:五味子右肾命门本药……壮水镇阳,收瞳子散大,定喘敛汗。"

《本草纲目》:"酸、温,无毒。"李时珍引《本经》曰:"益气咳逆上气,劳伤羸瘦、补不足、强阴,益男子精。"

六、食物

雀卵

《冯氏锦囊秘录》:"雀属阳,味酸,气温,其性多淫,故能入下焦阴分,补暖两肾……盖雀卵性温,补暖命门之阳气,则阴自热,精强自足而有子也……皆温暖命门之功也。"

《本草纲目》:"酸、温、无毒。"李时珍引《别录》载:"下气,男子阴痿不起,强之令热,多精有子。"

第五节 治疗命门病证的主要方剂

命门之治,以补为主,根据阴阳之不同,或补阴,或补阳,或阴阳双补,或阴中求阳,或阳中求阴,明代张景岳之述最为详尽,兹录其几首典型之方,作为治疗命门病证之剂以供临证参考。

一、左归丸

(一)成方来源

张介宾《类经图翼》。

(二)方剂组成

熟地黄240g,山药120g,山茱萸120g,龟胶(炒珠)120g,川牛膝90g,鹿角胶(炒珠)60g,菟丝子90g,枸杞子90g。

(三)制服方法

上先将熟地黄杵膏,加炼蜜和丸桐子大,每服前用滚白汤送下百余丸。

(四)主治功用

治真阴肾水不足,不能滋养营卫,渐至衰羸,或虚热往来,自汗盗汗,或神不守舍,血不归元,或劳损伤阴,或遗淋不禁,或气虚昏运,或眼花耳聋,或口燥舌干,或腰酸腿软,凡精髓内竭,津液枯涸等,俱速宜壮水之主,以培肾之元阴,此方主之。

(五)临证化裁

真阴失守、虚火炎上者,宜用纯阴至静之剂,于本方去枸杞子、鹿胶,加女贞子90g,麦冬90g。火烁肺金者,干枯多嗽者,加百合90g。夜热骨蒸者,加地骨皮90g。小水不利者,加茯苓90g。大便燥涩者,去菟丝子,加肉苁蓉90g。血虚有滞者,于本方加当归120g。

凡五液皆主于肾，故凡属阴分之药，亦无不皆能走肾，有谓必须引导者，皆见之不明耳。

二、右归丸

（一）成方来源

张介宾《类经附翼》。

（二）方剂组成

熟地黄 240g，炒山药 120g，炒山茱萸 90g，炒枸杞子 120g，炒鹿角胶 120g，菟丝子 120g，炒杜仲 120g，当归 90g，大附子 60~120g，肉桂 60~120g。

（三）制服方法

丸法如前，或丸如弹子大，每服二三丸，以开水送下。

（四）主治功用

治元阳不足，或先天禀衰，或劳伤过度，以致命门火衰，不能生土，而为脾胃虚寒，饮食少进，或恶呕膨胀。俱速宜益火之源，以培右肾之元阳。此方主之。

（五）临证化裁

阳衰气虚者，加人参以为之主，或 60~90g，或 120~150g，随人虚实以为增减。盖人参之功，随阳药则入阳分，随阴药则入阴分，故欲补命门之阳，非此不能速效。阳虚精滑，或滞浊便溏者，加补骨脂（炒）90g。飧泄、肾泄不止者，加肉豆蔻用麸炒去油 90g。呕恶吞酸者，加干姜 90g。如腹痛不止者，可加吴茱萸 60g，泡半日炒用。

三、左归饮

（一）成方来源

张介宾《类经图翼》。

（二）方剂组成

熟地黄 6~9g 可加至 30~60g，山药 6g，山茱萸 3~6g，炙甘草 3g，枸杞子 6g，茯苓 4.5g。

（三）煎服方法

以水二盅煎七八分，餐后 30~40min 温服。

（四）主治功用

此壮水之剂也，凡命门之阴衰阳胜者，宜用此饮加减主之。

（五）临证化裁

肺热而烦者，加麦冬 6g。肺热多嗽者，加百合 6g。血少者，加当归 60g。血滞而热者，加牡丹皮 6g。阴虚不宁者，加女贞子 6g。血热妄动者，可加生地黄 6~9g。脾热易饥者及多汗伤阴者，加芍药 6g。心热多躁者，加玄参 6g。肾热骨蒸者，加地骨皮 6g。如津枯热渴者，加天花粉 6g。上实下虚者，加牛膝 6g 以导之。

四、右归饮

（一）成方来源

张介宾《类经附翼》。

（二）方剂组成

熟地黄 6~9g 可加至 30~60g，炒山药 6g，山茱萸 4.5g，炙甘草 3g，枸杞子 6g，炒杜仲 6g，肉桂 3g，制附子 6g。

（三）煎服方法

以水二盅煎至七八分，食远温服。

（四）主治功用

此益火之剂也，凡命门之阳衰阴胜者，宜此饮加减主之。

（五）临证化裁

气虚血脱，或昏或厥，或汗或晕，或虚狂或短气者，加人参自 3~6g 至 30~60g。火衰不能生土，而或为呕恶或为吞酸者，可加炮姜 3~9g。阳衰中寒而泄泻不止，腹痛无休者，所用制附子自 3g 至 6~9g，亦须人参兼用，或再加肉豆蔻 6g。小腹疼痛者，加至桂、附仍不止者，再加吴茱萸 3g 以佐之。淋遗白带，脐腹疼痛者，加补骨脂 3~6g 炒裂捣碎用。血凝血少者，可加当归 6~9g。

五、固阴煎

（一）成方来源

张介宾《景岳全书》。

（二）方剂组成

人参随宜用，熟地黄 15g，炒山药 6g，山茱萸 4.5g，炒远志 2.1g，炙甘草 3g，五味子 3g，炒菟丝子 9g。

（三）煎服方法

以水二盅煎七分，食远温服。

（四）主治功用

治阴虚滑泄、带浊、淋遗及经水因虚不调等。

六、六味丸

（一）成方来源

《小儿药证直诀》。

（二）方剂组成

熟地黄 24g，山茱萸 12g，山药 12g，泽泻 9g，牡丹皮 9g，白茯苓（去皮）9g。

（三）制服方法

上为末，炼蜜丸，如梧子大，空心温水化3丸。

（四）主治功用

原方用于治肾怯失音，囟开不合，神不足，目中白睛多，面色㿠白等。现代用于治疗腰膝酸软，头目眩晕，耳鸣耳聋，盗汗遗精，或虚火上炎，而致骨蒸潮热，手足心热，或消渴，或虚火牙痛，口燥咽干。

附：赵献可释义，肾虚不能制火者，肾中非独水也，命门之火并焉，肾不虚，则水足以制火，虚则火无所制，而热证生矣。名之曰阴虚火动……熟地黄、山茱萸，味厚者也。经曰味厚为阳中之阴，故能滋少阴补肾水。泽泻味咸，咸先入肾。地黄、山药、泽泻，皆润物也，肾恶燥，须此润之。此方所补之水，无形之水，物之润者亦无形，故用之。茯苓味甘而淡者，甘从土化，土能防水，淡能渗泄，故用之以制水脏之邪，且益脾肾而培万物之母。壮水之主，以镇阳光，即上药也

益火之源，以消阴翳，即此方也。盖益脾肾而培万物之母，其利薄矣。

七、八味肾气丸

（一）成方来源

《金匮要略》。

（二）方剂组成

干地黄240g，薯蓣120g，山茱萸120g，泽泻90g，茯苓90g，牡丹皮90g，桂枝30g，附子（炮）30g。

（三）制服方法

上八味，末之，炼蜜和丸，梧子大，酒下15丸，加至25丸，日再服。

（四）主治功用

虚劳腰痛，少腹拘急，小便不利。

附：原文为"虚劳腰痛，少腹拘急，小便不利者，八味肾气丸主之""转胞，不得溺也。以胞系了戾，故致此病，但利小便则愈，宜肾气丸主之"。

释义：腰者，肾之外候，肾虚则腰痛。肾与膀胱主表里，不得三焦之阳气以决渎，则小便不利，而少腹拘急，州都之官亦失其气化之职。此水中真阳已亏，肾间动气已损，与是方以益肾间之气，气强则溺行，而少腹拘急亦愈矣。

赵养葵：君子观象于坎，而知肾中具水火之道焉……今人入房盛而阳事易举者，阴虚火动也，阳事先痿者，命门火衰也……是方也，熟地、山茱、丹皮、泽泻、山药、苁蓉，皆濡润之品，所以能壮水之主。肉桂附子辛润之物，能于水中补火，所以益火之源。水火得其养，则肾气支其天矣。益火之源，以消阴翳，即此方也。

第六节　漫谈中西医结合

蔡友敬思想开拓，坚持辩证唯物主义发展观，没有丝毫门户之见。他认为中医要发展，就必须吸收现代医学的成果为我所用，不断拓宽中医辨证论治领域。他立足临床，倡导西医辨病与中医辨证相结合是中西结合的主要方式，别开治疗方法创新的蹊径。这和丁甘仁先生的办学教学理念是一脉相承的，是有乃师的大家风范。

疗效是中医赖以生存和发展的生命线。医疗研究的目的，就是要不断提高疗效，保障人民身体健康，这是中西医的共性，也是中西医两种诊疗方法在临床上的结合点。充分应用祖国医学的宏观认识和现代化科学的微观手段，并把它们有机地结合起来，用以阐明生命活动的机制，是中西医学在理论上的结合点，也是新医学派新理论的基础。因此，他在临床上非常重视宏观辨证与微观辨证相结合，不但善于运用经方、时方、验方。也根据现代医疗仪器的检查结果创造新法，善治其常，亦善治其变，从而提高临床疗效。

如对急性泌尿系统感染，中医辨证归属于下焦湿热的淋证，如《金匮要略》认为是热在下焦，《诸病源候论》认为是肾虚而膀胱热所致，治疗上多采用清利湿热的八正散，但相当一部分患者症状消失很慢，效果不够理想。蔡友敬结合西医细菌感染这个观点，根据尿常规检查，常有白细胞，故自拟银翘消毒饮方治疗，药用金银花、连翘、紫花地丁、蒲公英、知母、柴胡、车前、滑石、淡竹叶等，在中医清热利水通淋法指导下，选用了经药理试验证实具有广谱抗菌作用的金银花、连翘、蒲公英、紫花地丁等药物，取得理想疗效，一般用药三四剂，症状即基本消失，尿常规正常。这种方法，完全不是简单的中西药凑合，而是建立在中医理论基础上的客观辨证结合，从而形成一首协定方，此方对于湿热下注型的淋证效果显著。如果不是湿热下注型的淋证，则另外辨证论治。

中西医没有共性，就没有结合的基础，没有各自的优缺点，就没有结合的必要。传统中医学是客观的整体医学,而现代医学则趋向于偏重局部分析的微观医学,如何取长补短,实现互补性结合,是中西医结合的重要课题。虽然西医微观化的指标对中医证型有一定的客观性,但由于机体复杂多变因素,使它也存在相对特异性。而且,西医微观化指标常常来自末梢血、尿等体液,或来自局部细胞形态、功能代谢变化,如不联系机体的神经体液、递质、激素、免疫调节等因素,很难探究整体活动规律。这就很需要把宏观医学微观化与微观医学的整体化统一起来、结合起来,而不应让它们互相孤立。蔡友敬在临床上就极其重视中西医的互补性。如对一例53岁患者的治疗,患者因发热、胸闷、吐脓痰,10多天前曾在外院被诊为肺结核,疗效不佳。后来院诊治,确诊为肺脓肿,经使用多种抗生素而症状未减,遂请蔡友敬会诊。他根据患者舌质淡红,苔黄,脉数有力,辨为外感风热邪毒,熏蒸于肺,蓄热内蕴,肺受热灼,气失肃降,热重于瘀,血败成脓,郁结成痈,用清热解毒、化瘀排脓法,药用桔梗12g,并加白花蛇舌草30g,鱼腥草20g,黄芩10g,连翘10g等治疗。2剂后症有好转,上方基础上加桃仁10g,苇茎15g,薏苡仁30g,3剂后明显好转,随症加减再服数剂痊愈。中医认为肺痈的主要病机是蓄热郁肺血瘀为痈,并用清热解毒、化瘀排脓法治疗,与现代医学认为肺部炎症,继而形成脓肿,选用抗生素治疗,有共同之处。此外,该例原用抗菌治疗效果欠佳,加用中草药后速获疗效,可谓结合得当。实际上据现代药理研究,桔梗是强有力的皂素祛痰药,脓肿已成,用之可加速排脓,祛邪于外;实验还报道,白花蛇舌草和鱼腥草具有广谱抗菌作用,与抗生素相加,可起协同作用,治疗效果较好。这种互补性的辨病与辨证相结合,宏观与微观相结合,取得了一加一大于二的作用。

他一贯倡导辨证微观化与辨病整体化,把辨证与辨病互补性结合起来,是完全符合科学发展总趋势和必然规律的。

我们所处的时代,是知识高度综合的时代,是科学研究走向系统化、群体化、综合化的时代,是交叉学科的时代。自然科学各学科之间互相交叉,互相渗透,已成为科学发展的规律。中西医结合的研究恰恰就是将中医学与现代医学放在新的更高层次上取两者之长的综合过程,是促进两种医学互相交叉融合的过程。

他认为宏观的传统医学，要从微观化、客观化入手、打开宏观整体，进行微观研究，实现定性与定量分析；微观的现代医学，因其偏重于局部分析研究，而对人类生命活动的整体考察不足，常易产生某种片面性，也需要进行整体化研究，实现更全面的、有机联系的动态分析。这种多学科、多层次、多指标合作，便是中西医结合的实质。

第四章 效方汇集

第一节 眩晕片

一、组成

天麻 10g，钩藤 30g，泽泻 30g，生石决明 30g，法半夏 10g，白茯苓 15g，生白术 10g，生甘草 4g，制陈皮 10g。

二、功能

平肝潜阳，健脾化痰。

三、主治

内耳性或高血压性眩晕。

四、用法

上药 9 味，用水 3 碗，先煎生石决明，俟煎至 2 碗时，再纳诸药（除钩藤外），煎至 1 碗时，再下钩藤，约 1min 后取汁，分 2 次服用。

五、制片

本方亦可制成片剂。用 10 倍或 20 倍剂量，先将泽泻研成细粉过筛，其余药煎汤浓缩，然后拌入泽泻粉，压成片剂，糖衣包裹，每片含生药 1.23g，每次服 6~8 片，每日 3 次，开水送下。

六、方解

本方系由半夏白术天麻汤合泽泻汤再加钩藤、石决明而成，乃蔡友敬本人自制方。经 20 多年临床应用，疗效显著。

内耳性眩晕是以发作性旋转性眩晕、耳鸣、听力下降为主要症状的内耳疾患，是内耳膜迷路积水，产生前庭功能紊乱所引起。高血压性眩晕乃高血压所引起的脑血管间歇性痉挛所致，是高血压的主要症状之一。

祖国医学认为此两种眩晕都属于"眩晕"的范围，多属肝的病变，可由风、火、痰、瘀等多种因素引起。但在发作时，均有眩晕，耳鸣、泛泛欲吐或恶心呕吐之状，故用《医学心悟》半夏白术天麻汤以息风镇痉，健脾化痰。

李东垣《脾胃论》云："痰厥头痛，非半夏不能疗，眼黑头旋，风虚内作，非天麻不能除。"故以半夏、天麻为主药，配以茯苓、白术健脾祛痰，治其生痰之源，陈皮理气化痰，甘草调和脾胃。

但临床单用此方疗效不够理想。因思《金匮要略》有一泽泻汤，原方治疗"心下有支饮。其人苦冒眩，泽泻汤主之"，以治水饮引起的"冒眩"。尤在泾在《金匮心典》中云："水饮之邪，上乘清阳之位，则为冒眩。冒者，昏冒而神不清，如有物冒蔽之也。眩者，目眩转而乍见玄黑也。泽泻泻水气，白术补土气以胜水也。"方中泽泻用5两（150g），白术2两（60g）。泽泻量重，增强泻水气功能，故本方加用泽泻30g，再加较大量钩藤、生石决明以增强息风镇痉之力。

● 七、现代药理实验

现代药理实验证明，钩藤能抑制血管运动中枢，扩张外周血管，具有降压作用，同时有明显的镇静作用，对高血压引起的脑血管痉挛和内耳迷路积水，均有解除作用。加大泽泻用量能增加尿量，可排除迷路积水，调节其内部平衡，治高血压病。目前多配合利尿药，促使血压下降，可起协同作用。

● 八、加减运用

偏热者加黄芩10g；偏湿者加薏苡仁30g；偏风者加僵蚕10g。

九、按语

本方为蔡友敬多年来治疗眩晕之效方。在泉州市第一医院及泉州市中医院临床广泛使用,并已编入两所医院的制剂手册,成为协定处方。功效显著,值得推广。

十、病案举偶

陈某,女性,35岁,1991年5月10日门诊。

自诉突然发作头部眩晕,自觉天旋地转,特别是头部转动时更剧,伴有恶心呕吐、耳鸣、自汗、面色苍白。已发作多次,每次发作,经三四天方能缓解,经西医诊断为梅尼埃病。曾用山莨菪碱(654-2)肌内注射及口服氯丙嗪等,不能根本解除。此次发作已4天,头眩晕,不敢转动,恶心欲呕,需人扶持。舌苔白腻中黄,脉象弦滑,综合四诊,断为风痰内阻型眩晕。由于肝气郁结,气郁湿滞,风痰阻络,清阳不升,上蒙清窍所致。先服汤剂,用天麻10g,钩藤15g,白术10g,半夏10g,陈皮10g,茯苓15g,泽泻45g,生石决30g,生甘草3g,僵蚕10g。2剂后,眩晕已定,呕恶亦止,3剂后已能走动,自来门诊。改用眩晕片,每日3次,每次8片,连服1周,诸症已平。唯胃肠不适,胀满。再用眩晕片、香砂六君子丸交替服用,1个月后,诸症悉除,随访1年,未再复发。

第二节 芎芍镇痛汤

● 一、组成

川芎 30g，白芍药 15g，白芷 10g，羌活 10g，柴胡 10g，香附 10g，钩藤 15g，甘草 3g，珍珠母 30g。

● 二、功能

祛风镇痛，平肝潜阳。

● 三、主治

血管性头痛。

● 四、用法

上药 9 味，用水 3 碗，先煎珍珠母，煎至 2 碗时，再纳诸药（除钩藤外），煎至 1 碗时再下钩藤，约 1min 后取汁。药渣再用水 2 碗煎成 1 碗，2 次药液混合后，分 2 次服下，1 疗程为 3~5 剂。

● 五、方解

本方由散偏汤和川芎茶调散加减而成，系蔡友敬治疗血管性头痛的经验方。血管性头痛分为偏头痛性和非偏头痛性。前者一般认为与调节血管运动有关的中枢神经部分功能失调有关，后者多数由于脑动脉扩张引起，属于祖国医学"头痛"的范围。盖头为诸阳之会，五脏精华之血，六腑清阳之气，皆上注于头。手足三阳经循头面，厥阴经亦上会于巅顶。六淫外感，七情内伤，均可引起头痛。血管性头痛属于慢性头痛，主要因风邪内侵，上扰清空，经脉阻滞，血行受阻，或情志抑郁，肝阳偏亢，气机失调，开降不利所致。方中川芎入肝，为治疗头痛之要药，具有祛风止痛、活血行气之功效，对于气血阻滞之头痛有独特的疗效，但其量要大，一般以30g为宜，少则效差。白芍药具有养血敛阴、平肝止痛的作用，对头痛既可以平抑肝阳，用于肝阳上亢的头痛；又可抑制川芎之辛燥，使其阴阳调和，以纠其偏，共奏镇痛的作用。白芷祛风胜湿，活血止痛，可作为引经药而用，具有一箭双雕的作用，痛在阳明经者必用；同理，羌活祛风镇痛，痛在太阳经者必用；柴胡疏肝解郁，升举阳气，痛在少阳经者宜之。正如李东垣在《用药法象》所说的"头痛必用川芎。如不愈，加各引经药，太阳羌活，阳明白芷，少阳柴胡"之意也。钩藤、珍珠母平肝息风，香附开郁散滞、理气疏肝，以加强上药之效应。

现代药理实验证明，川芎对大脑有抑制作用，并有明显镇静作用，对肾上腺素引起的痉挛有解痉作用。白芍药对中枢神经系统有抑制作用，并有降低肌张力和抑制运动的作用，因此对血管性头痛具有良好的镇静镇痛作用。

六、加减运用

疼痛剧者，加全蝎4只，蜈蚣2条；偏热者，加黄芩10g，菊花10g；偏湿者，加薏苡仁30g，白扁豆30g；偏寒者，加细辛3g，白芥子10g；偏风者，加僵蚕10g，防风10g；夹瘀者，加丹参15g，赤芍药10g；便秘者，加郁李仁10g。

七、按语

芎芍镇痛汤为蔡友敬治疗血管性头痛之经验方。本方既吸取了前贤之长，又注意辨证论治，在基本方与加减运用之间，根据临床实际，察证用药，故收效甚显。诚一张不可多得之良方。

八、病案举隅

王某，男性，28岁，1990年3月2日初诊。

左侧头痛，阵发性加剧3天。患者自诉偏头痛已3年，每年3~4月间左偏头痛即发作，痛时剧烈，不能起床。3天前因情绪激动后，头痛又作，左侧尤甚，病处固定，呈锥样刺痛，伴有眩晕，手指抖动，夜寝不安，大便秘结，舌质稍红，苔薄黄，脉象弦数有力。此乃风邪郁于少阳之经，气血运行受阻。拟祛风行血，和解少阳，用芎芍镇痛汤加减：川芎30g，白芍药15g，羌活10g，僵蚕10g，郁李仁10g，黄芩10g，柴胡10g，香附10g，钩藤15g（后下），珍珠母30g（先煎）。

二诊：偏头痛顿减，睡眠亦佳，大便通利，舌质红，苔薄黄，脉弦。拟原方去郁李仁、珍珠母，加蔓荆子10g，再3剂。

三诊：偏头痛已除，但时有头晕眼花，手指抖动，舌质红苔黄，脉弦细数。乃少阳邪郁已达，肝阳上亢之象渐露，宜滋阴平肝，祛风潜阳，以善其后。拟杞菊地黄汤加味：枸杞子15g，菊花10g，熟地黄15g，牡丹皮10g，山药15g，茯苓10g，泽泻10g，白芍药15g，山茱萸10g，钩藤15g，川芎15g。服3剂。

服后诸症均除，后服杞菊地黄丸1个月，随访2年，未见复发。

第三节 咳喘丸

一、组成

人参 120g，胡桃肉 120g，蛤蚧 1 对，紫河车 120g，紫石英 120g，补骨脂 120g，五味子 120g，巴戟天 120g，茯苓 100g，炒白术 90g，法半夏 90g，陈皮 90g，甘草 30g，黄芪 120g，杏仁 90g，紫菀 90g，款冬 90g。

二、功能

补肺健脾，纳肾定喘。

三、主治

支气管哮喘、喘息型支气管炎等缓解期。

四、用法

以上各药合研细末，以炼蜜为丸，如绿豆大。每次 10g，每日 3 次，饭后开水送下，3 个月为 1 疗程。

五、方解

支气管哮喘是一种常见发作性的肺部过敏性疾病，发作有季节性，一般好发于秋冬季。发作之后，缓解期或长或短视患者体质而定。喘息型支气管炎是慢性支气管炎的一种。发作有哮鸣样声音，气急不能平卧，缓解期亦长短不一。此两者都属于祖国医学"哮病""咳喘"范围。

祖国医学认为本病乃本虚标实之证。发作期属标实，当以祛邪为主；缓解期属本虚，当以扶正为主。正者，正气也。气为人身之至宝，气存则生，气失则死。哮喘反复发作，缠绵难愈，关键在于正气的盛衰。根据"肺为气之主，脾为气之源，肾为气之根"的理论，在哮喘缓解期，必须留意肺、脾、肾三脏的气虚，故应以补肺气、健脾气、纳肾气为治疗原则。但蔡友敬强调命门原气（即肾间动气）的重要。因原气为肺、脾、肾三气之总司，原气充足，诸气皆足，故自制人参蛤蚧胡桃汤（即咳喘丸）一方，以温养命门原气为主，佐以健脾、补肺之品。

方中用蛤蚧、补骨脂、巴戟天以温命门真阳；胡桃肉、五味子以滋命门真阴，一火一水，相互为用，使命门原气得以温养。人参、黄芪为补气诸药之最，六君子汤用之以健运脾气，补肺汤用之以补益肺气。再加紫河车峻补气血，紫石英重镇摄纳，协助温养命门之力。肺得命门而能治节，脾得命门而能转输，肾得命门而能作强。故此方哮喘缓解期扶助正气，功效显著，久服之后，病根可望除矣。

● 六、加减运用

阳虚甚者，加肉桂 30g，熟附子 60g；阴虚甚者，加山茱萸 90g、熟地黄 90g；气虚甚者，加重黄芪 240g；血虚甚者，加当归 90g；咳喘甚者，加紫苏子 90g、杜仲 90g。

● 七、按语

咳喘丸为蔡友敬长期治疗哮喘病缓解期的经验方。他运用命门学说中的命门原气产生及分布的机制，制定本方。多年来的临床实践证明，长期服用，既无副作用，又能增加机体抵抗力，对根治哮喘有很大效益。此方是他学术思想的又一体现。

● 八、病案举隅

李某，女，21 岁，1987 年 12 月 4 日就诊。

以"反复哮喘，遇寒发作频繁 15 年，近 3 天加剧"为主诉。3 天前因食鳖后，当夜即觉胸憋闷胀，继而呼吸急促，喉间哮鸣，致喘息不已，张口抬肩，不得平卧，大汗淋漓，双肺布满哮鸣音，小便短赤，大便干结，苔黄腻，脉数。此乃痰浊壅肺，宣降失司，宜宣肺降逆，化痰祛风之剂：蜜麻黄10g，北杏仁10g，法半夏10g，炙苏子10g，淡黄芩10g，蜜款冬10g，桑白皮10g，蝉蜕6g，乌梅肉12g，防风10g，枇杷叶10g，葶苈子15g。

服6剂后，咳喘已平。后改服咳喘丸，每日3次，每次10g，1个疗程（3个月）后，至今已5年余，哮喘未见复发。

第四节 抗骨质增生丸

一、组成

威灵仙 240g，熟地黄 120g，酒当归 120g，巴戟天 120g，肉苁蓉 120g，补骨脂 120g，鹿衔草 120g，制陈皮 100g，甘草 60g。

二、功能

补肾养血，祛风除湿，消骨刺。

三、主治

骨质增生。

四、用法

经精细筛选，用量根据制作的多少增损。上药去杂质，洗净、烘干，共研成细末，以炼蜜为丸。装入瓶中，每瓶 60g，每次服 10g，每日 2~3 次，饭后开水送下，3 个月为 1 个疗程，长期服用无副作用。

五、方解

骨质增生是临床上中、老年人的常见病症，病症程较长，顽固不愈，患者十分痛苦，影响学习、工作和生活。蔡友敬认真研究《黄帝内经·素问》"痹论篇"，认为该病属于中医痹证的范围，中老年人肝肾渐亏，肾不主骨，正气渐虚，脾主运化功能减弱，湿浊内生，风、寒、湿等外邪易于侵袭，与湿浊搏结，导致气血运行不畅，湿瘀互结而成。他结合临床积累的丰富经验，根据病机而拟"抗骨质增生丸"，精细研制成中成药丸，用于临床，疗效甚佳。

抗骨质增生丸中以威灵仙的用量最重。根据《药品化义》方："灵仙，性猛急，善走而不守，宣通十二经络……因其力猛，亦能软骨……"运用威灵仙治风湿性关节炎，治疗骨刺，仍是中医临床医师所肯定的。所以重用威灵仙，并为该药丸的主要药物。骨质增生是骨的病变，按《黄帝内经·素问》云，"肾主骨""肾主骨髓"。根据这些经典理论，用熟地黄、巴戟天、肉苁蓉、补骨脂大补肾之阴阳，以达到壮肾健骨之功。蔡友敬认为："鹿衔草一味，既能补益肾虚，又能祛风除湿，活血调经，是治疗风湿与类风湿关节炎的要药，肾虚之人，用之更确切。"《滇南本草》云，"治筋骨疼痛、痰火之症"，《植物名实图考》云，"治吐血，通经，强筋，健骨，补腰肾，生津液"。所以临床上蔡友敬常以鹿衔草治疗关节疼痛的患者，以当归、熟地黄养血补血，应用制陈皮以健脾和胃，这是蔡友敬治病时注重顾护胃气的体现，符合他的学术思想。另用甘草调和诸药。诸药合用，抗骨质增生丸是有补肾养血、祛风除湿、消骨刺的功用。

● 六、按语

抗骨质增生丸临床用于治疗关节骨质增生，特别是颈椎骨质增生，腰椎骨质增生，足跟骨质骨刺，疗效显著，同时也可用于类风湿关节炎，顽痹患者骨组织破坏、骨质增生的治疗。临床实践证明，抗骨质增生丸对骨质增生有控制、缓解、消除的作用。多年来，在泉州市第一医院和泉州市中医院已广泛使用，确实是治疗骨质增生的良药，值得大力推广。目前由于生活的改善，电子产品的使用，低头族的增多，骨质增生有年轻化的倾向，而且患者日渐增多，故这一方能够给患者带来更多的帮助。

第五节 奇效药茶

奇效药茶是蔡友敬的家传秘方。蔡友敬支持泉州市中医院的中药剂型改革，无私地将其献出，并亲自定名为"奇效药茶"。泉州市中医院中药制剂室经过科学精细加工研制，成为"袋泡剂"，应用于临床，受到普遍欢迎。

一、预防中暑、感冒药茶

（一）组成

麻黄、细辛、白芷、紫苏、防风、荆芥、菊花、柴胡、茯苓、猪苓、泽泻、木通、砂仁、藿香、苍术、枳实、枳壳、厚朴、香附、木香、川芎、赤芍药、刘寄奴、独活、羌活、秦艽、续断、麦芽、谷芽、山楂、白术、山药、甘草、芡实、半夏、前胡、丁香、栀子、牡丹皮、槟榔、细茶。

（二）功效

清暑益气，祛风解表，芳香化浊，燥湿健脾，分清利水，消食和胃。

（三）主治

用于中暑、感冒、积食的预防。

（四）用法

原方41味中药，各取适量，根据药物的性味，归经，升降，浮沉不同作用，分别通过冲水、烘干、打碎等处理，再经过搅拌机与细茶搅拌均匀，最后用FA-30型颗粒包装机做成袋泡剂。经过这样研制，可使方药稳定可靠，热水冲泡，药味芳香，药色纯净，清洁感，饮服适口，是比较理想的给药形式。它可以克服其煎药费时、服用不便、剂量大、浪费药材、不卫生、携带保存不便及临床药效不稳定的缺点。

（五）方解

按传统中药学分类，将该方主要药物分为16类。其中，辛温解表药6味：麻黄、细辛、白芷、紫苏、防风、荆芥。辛凉解表药2味：菊花、柴胡。利水渗湿药4味：茯苓、猪苓、泽泻、木通。芳香化湿药3味：砂仁、藿香、苍术。行气药5味：枳实、枳壳、厚朴、香附、木香。活血化瘀药3味：川芎、赤芍药、刘寄奴。祛风湿药4味：独活、羌活、秦艽、续断。消食药4味：麦芽、谷芽、山楂、槟榔。补气药3味：白术、山药、甘草。收涩药1味：芡实。温化寒痰药1味：半夏。清化热痰药1味：前胡。温里药1味：丁香。清热药1味：栀子。清热凉血药1味：牡丹皮。从以上药味功效总体分析，偏温性药物占23味，以解表、温里、行气、芳香化温、祛风胜湿等药占一半，组成有力的祛风解表，芳香化湿药方。与利水、渗湿、补气、消食、辛凉解表相配合，又有清暑益气，分清利水，健脾消食和胃之功用。配方组成注意到温与凉，理气与活血，消食与健脾，芳香化湿与利水渗湿，表里相并，寒热并用，攻补并施，全方结构较严密。更值得一提的是，以刘寄奴协助逐水化浊的作用，运用槟榔有"宣利五脏六腑壅滞，破坚满气，下水肿"的作用。又加丁香一味，温中降逆，温肾助阳，有促进胃液分泌，增加胃肠蠕动等作用。再加细茶1味，服饮时既有丁香辛香凉感，又有茶叶清润感，使整方口感良好，饮之舒服，胃脘胀滞即可消导。

（六）按语

奇效药茶一共有41味，看似杂乱，实际上组方严谨，全方集辛温解表、辛凉解表，芳香化湿，健脾理气，消食导滞，活血凉血于一体，具有清暑益气、祛风解表、芳香化浊、燥湿健脾、分清利水、消食和胃等功效，四季常服可开胃健脾，预防中暑、感冒，实有奇效。

二、治疗原发性低血压、白细胞减少的药茶

（一）组成

黄精、鸡血藤、黄芪、党参。

（二）功效

益气养血，滋补肝肾。

（三）主治

低血压、白细胞减少等。

（四）用法

水煎口服或代茶饮。

（五）方解

黄精，甘、平。归脾、肺、肾经。首载《名医别录》，言其具有"补中益气""安五脏"之功。还能润肺滋阴、补脾益气，用于肺虚燥咳及肾虚精亏所致的腰酸、头晕、足软等，以及脾胃虚弱证和消渴证。《本草正义》载"黄精……蒸之极熟，随时可食，味甘而厚腻……补血补阴"。《本草纲目》云其有"补诸虚，填精髓"的作用。泉州已故省级名中医傅若谦先生认为，本品具有抗衰老的作用，平时常用黄精蒸至色黑，切为极小块，每日早餐时加若干煮粥食用，长年坚持不懈，可使耳聪目明，其年及九十九无疾而终。现代医学研究证明，黄精具有防止动脉粥样硬化和肝脏脂肪浸润的作用，平时常食用，可增强身体的抗病能力及延年益寿。本品作用缓慢，故可以作为久服滋补之品。

鸡血藤苦、微甘、温。归肝经。具有行血补血、舒筋活络的功效。常用于月经不调、经行不畅、痛经、血虚经闭，以及关节酸痛、手足麻木、肢体瘫痪、风湿痹痛等。在这个方中主要取其补血行血的作用。

黄芪味甘，性微温。归脾、肺经。具有补气升阳，益卫固表，托毒生肌，利水退肿的功效。用于脾肺气虚或中气下陷之证，卫气虚所致的表虚自汗，气

血不足所致的痈疽不溃或溃久不敛，浮肿尿少。还可以用于气虚血滞导致的肢体麻木、关节痹痛或半身不遂，以及气虚津亏的消渴。补气升阳宜炙用，其他方面多生用。

党参甘、平。归脾、肺经。具有补中益气，生津养血的功效。用于中气不足、肺气亏虚，热病伤津，气短口渴，血虚萎黄、头晕心慌等。在本方中和黄芪相须为用，增强其补气升阳的功能。

上述4味合用具有补气益肾、养血活血、升提阳气的作用。

原发性低血压多见于体质较弱的人，以女性居多，临床上可见精神疲倦、健忘、头晕、心悸，甚至晕厥。究其病因病机，多责之于禀赋不足，气血亏虚、中气下陷、清阳不升、心脉失养。治疗常以补益气血、升提中气、滋养心脉为法，方宗补中益气汤化载，取效者有之，不应者亦常见，蔡友敬常用此4味中药，且以黄精为主药，以补气益肾、养血活血、升提阳气。水煎常饮，慢病缓图，持之以恒，自能奏效。白细胞减少症，分为原发和继发，继发者当祛除其病因，配合此方饮用，亦常有佳效。

医案篇

第一章

肺系病证医案

第一节 喘 证

● **病案一**

李某，男，18岁。1974年4月23日初诊。

现病史 患者因4天来咳嗽，心悸气喘加剧，伴有口唇紫绀，于10余年前患麻疹之后，即经常出现咳嗽脓痰，四季皆有，尤以寒冷季节加剧，以早晨起床时尤甚，睡时喜侧卧。每当咳痰加剧后，即在当地保健院用四环素、链霉素治疗，即好转，但反复发作后，病情逐渐加重，近10天来，再次出现心悸、气促、口唇紫绀，而来院住院，经西医检查，体温38.5℃，脉搏128次/分钟，慢性病容，不能平卧，轻度鼻翼扇动，呈桶状胸，听诊示，两肺布满湿性啰音，语颤减弱。心脏Ⅱ级舒张期杂音，X线检查示，肺纹理明显增粗，左心明显增大，认为是支气管扩张、肺源性心脏病、心力衰竭。入院后即拟心力衰竭，合并感染，用西药毒毛旋花子苷K、地高辛、链霉素、氯霉素、多西环素、泼尼松等进行处理，虽发热有退，但其他症状改善不大。4月29日请蔡友敬会诊，见咳嗽痰多，色白而黏，不易咳出，气喘不得平卧，自汗，口舌干燥，胸闷不舒，口唇紫暗，舌苔白，舌质紫，脉偶见结代。此为气阴两虚，痰浊上壅之象。治宜扶气益阴，化痰止喘。

中医诊断 喘证（气阴两虚）。

西医诊断 肺源性心脏病、心力衰竭。

处方 太子参15g，麦冬10g，五味子10g，茯苓10g，陈皮10g，法半夏10g，炒白术10g，紫苏子10g。服2剂。

二诊 服药后，咳嗽痰多已减，较易咳出，气喘略平，已能平卧，自汗口干，舌质红，舌苔白，脉细数，乃气阴有回复之象，但阴亏较为明显，再拟原法加减。

处方 太子参15g，麦冬10g，茯苓10g，陈皮10g，炒白术10g，紫苏子10g，五味子10g，沙参15g。服4剂。

三诊 气喘已平，咳嗽亦减，但心悸自汗未止，舌质红，舌苔黄，脉细数，气阴虽复，但未正常，再拟原法加减。

处方 太子参15g，麦冬10g，五味子10g，浮小麦30g，沙参15g，炒白术10g，陈皮10g，茯苓10g，甘草3g。服3剂。

四诊 咳嗽已轻，心悸、自汗亦减，舌苔薄黄，舌质红，脉细数，再拟原法。

处方 太子参15g，麦冬10g，五味子10g，柏子仁10g，玄参15g，浮小麦30g，沙参10g，甘草5g。

五诊 咳嗽已除，自汗亦止，但稍有心悸，行走时亦已不喘息，气阴已复，舌质较红，脉象细数，再拟原法图治。

处方 太子参15g，麦冬10g，五味子10g，柏子仁10g，玄参15g，浮小麦30g，沙参10g，甘草3g，龙骨15g，牡蛎15g。

1974年5月12日好转出院。

按 本例为肺源性心脏病、心力衰竭患者，经西医使用强心抗感染治疗后，虽有进步，但气喘咳嗽未见减轻，改用中药生脉散为主，进行处理后，收效甚大，生脉散能益气敛汗，养阴生津，对心力衰竭，属于气阴两虚者用之甚效。据药理研究，麦冬有强心作用；太子参能益气生津；五味子敛汗固脱，对于久病汗多，舌红口干，脉沉细微，甚至休克者宜之。近年来，将生脉散用于治疗冠心病心肌梗死引起心源性休克，疗效很高，天津南开医院曾证实生脉散对失血休克动物试验，有升压及强心作用。蔡友敬曾用此方治疗多种疾病，均获良效。

● **病案二**

黄某，男，4岁。1974年3月10日初诊。

现病史 患者因发热，咳嗽10余天，纳差，呕吐2天，发育一般，嗜睡，鼻扇，呼吸稍促，心率145次/分钟，肺呼吸音粗，肝肿大1cm。胸透提示肺纹理增粗，诊断为肺炎。于1974年2月29日突然发热，咳嗽，体温不规则，有时气喘，近 6 天来较烦躁，纳呆伴呕吐 2 次，大便每日 2 次，曾在当地保健院诊治未见好转而来住院。初诊为肺炎，予青霉素、链霉素、泼尼松、氯丙嗪等治疗。虽发热减退，但于 4 月 2 日，气喘烦躁，心律 150 次 / 分钟，双肺部闻及喘鸣音及干湿性啰音，肝肿大 3cm，当时诊断为喘息型肺炎并发心衰，予西地兰抗心衰，氯丙嗪、异丙嗪等措施未见好转，并告知患儿病危。于 4 月 2 日下午请蔡友敬会诊。见患儿嗜睡，烦躁，喘息，气短，口唇发绀，有汗出，体温 37.2℃，舌红少津，口舌有些糜烂，腹稍胀，脉细数、重按无力，呈促啄之象，亦属正虚邪实之征。证属肺气亏虚、邪热犯肺，宜扶正驱邪，用益气定喘之法。

中医诊断 喘证（肺气亏虚）。

西医诊断 喘息型肺炎并发心力衰竭。

处方 边条参 1.5g，麦冬 1.5g，五味子 3g，球兰叶 15g，牡蛎 10g，川贝母 3g，黄连 1.5g，陈皮 2g，炙甘草 3g。服 1 剂。

二诊 药后当天早上喘稍平，口唇发绀改善，但于下午突发高热 40℃，呼吸急促，喜端坐呼吸，心率 160 次 / 分钟，口腔糜烂，舌头有白点。西医考虑为真菌感染，停用抗生素。先按心力衰竭抢救，但口唇仍发绀，面色发灰，脉细欲绝，并认为病危，通知家属。此是正虚邪盛之故，故投扶正祛邪之方：原方加金银花 6g，连翘 6g，改球兰叶为 30g，清肺热之盛，助用紫苏子 1.5g 降气。服 1 剂。

三诊 病情转危为安，气喘明显改善，口唇转红润，发热已退，心率 80 次 / 分钟，脉细略数，中药乃宗上法，原方去紫苏子、黄连、陈皮、生牡蛎，加黄芩 1.5g。服 2 剂。

四诊 喘平，咳少，体温 36.5℃，食欲与大便正常，唯小便较短，双肺仍可闻及少许干湿性啰音，肝肿大缩小剩 1cm，西医认为心力衰竭已明显改善，此为正气渐复，余邪未尽。原方加茯苓 1.5g、杏仁 3g，续服 2 剂，诸恙已愈。

按 《黄帝内经》云："邪之所凑，其气必虚。"中医认为病程较长，邪稽不解，必伤其正。本例肺受邪未尽，反复发热，咳嗽，是其标；但喘促气短、烦躁、汗出、脉细数无力，乃为心肺之气不足，是其本。故急以生脉散加牡蛎、炙甘草益气生津，以强心固本，同时助以球兰叶、黄连、金银花、连翘之类清肺热，祛邪以治其标，而在发病高热又喘促而发绀，脉细欲绝的正虚邪盛之时，则扶正祛邪兼施而获得疗效。若治病不知标本虚实，则正气愈虚，邪气愈盛，同时，如果不是中西医结合，是不易转危为安的。所以在邪盛正虚欲脱之际，虽用西药去乙酰毛花苷（西地兰）挽救之，但单予强心药还有不足之处，西医的医生也认为不配合中药是很难挽救的，故需配合中医以扶正祛邪同治，方能奏全功。这也是蔡友敬中西结合治疗的典型案例。

第二节 肺痈

王某，男，62岁。1976年12月29日初诊。

现病史 患者系水手，在轮船上工作30余年，于1976年12月22日从上海至泉州航行途中，忽然畏冷、发热，食入即呕，随即觉两胸胁及心窝部持续针刺样痛，伴咳嗽，干咳、无痰咳引胸痛，经船上及码头医疗所治疗未缓解而转住晋江地区第一医院检查，体温38.8℃，血常规白细胞$10×10^9$/L，中性粒细胞82%，淋巴细胞16%。听诊示，心脏无杂音，双肺未闻及干湿性啰音，X线胸透报告示，右胸中下野包裹性积液，拟诊肺炎并发脓胸，经用青霉素、红霉素、庆大霉素，以及激素治疗1个月，病情好转，热退痛减，后因双足浮肿于1977年1月22日请蔡友敬会诊，予六君子汤加减续用6剂，足肿消退，但自发病至今，咳嗽不愈，虽用可待因止嗽亦未见轻减，于2月29日再诊。见形体壮实，咳嗽频作，痰色白，但量不多，夜间为剧，近日纳少，大便次数增多，日3~4次，舌质红，苔少，脉弦滑数。思之病久水谷不运，湿聚气阻，上犯于肺，肺气上逆而致咳，下犯渗于肠而致泄，视其舌质红苔少，皆系咳嗽日久，胃阴不足之象，宜化湿痰为先，予二陈汤加减。

中医诊断 肺痈（痰热蕴肺）。

西医诊断 肺炎并发脓胸。

处方 茯苓10g，法半夏10g，陈皮10g，甘草3g，当归6g，熟地黄15g，前胡6g，谷芽15g，车前子10g。服3剂。

二诊 服药后咳略减，但自觉喉痒即咳，咳而无爽，口干欲饮，舌质红，苔少，脉浮数，此邪灼肺阴，肺气不宣，治宜滋润肺阴，宣肺止咳。

处方 蜜麻黄6g，苦杏仁6g，炙甘草3g，前胡6g，沙参15g，麦冬15g，枇杷叶10g。服2剂。

三诊 干咳，痰难咳，胸胁闷，口微渴，脉弦滑，舌质红，此湿郁胸中，痰火壅阻，诚非燥邪，甘甜之品可宜，仿叶天士微苦微辛治肺痈之法。

处方 炒栀子10g，豆豉10g，苦杏仁10g，郁金10g，薏苡仁15g，枇杷叶 10g，瓜蒌皮 12g，黄连 6g，法半夏 6g。服 2 剂。

✦ **四诊** ✦　服上方后，咳愈，仅双足膝软弱无力，舌淡，苔薄，脉沉细，予六味地黄汤加五加皮 10g。服 3 剂。

患者于 1977 年 3 月 7 日病愈出院回上海。

✦ **按** ✦　咳为气逆，嗽为有痰，咳嗽一症，总不外病起于肺或他脏之病及于肺。但外感内伤，虚实相兼，变幻多端，肺主百脉且是娇脏，为病最多者，尤以燥与湿二邪更为缠绵难愈。观乎本症，起病于肺，虽经多方调治，而单遗咳嗽一症不愈，初以燥湿化痰而见口干咳无痰，转用养肺阴之药而致胸闷难咳，用药数剂，咳嗽未愈，询以生活起居，知其平昔嗜好烟酒，虽近年有所减戒，然湿热久酿，近于船上劳累过度，触冒外邪，娇脏不耐邪侵，痰热泛动壅遏肺气，清肃之令失常，致发本病。今见干咳胸闷刺痛，口渴，舌红，脉弦滑，皆是痰热内蕴，肝逆乘胃射肺致肺失清肃降令，痹塞不通，遂以小陷胸汤以化痰热，并仿《临证指南》叶天士微辛微苦之法以开上痹，微辛以开气阳，微苦以降气火，使肝气得舒，痰热得化，肺之清肃之令得行，则咳逆自平。轻清之剂，合乎娇脏之治，故二剂而得效。正如《医学三字经》"咳嗽第四"指出："内经云，五脏六腑皆令人咳，不独肺也。然肺为气之主，诸气上逆于肺，则呛而咳。是咳嗽不止于肺而亦不离于肺也。"足见祖国医学治病的整体观和辨证施治重要性。

第三节 肺 痿

吴某，男，50岁。1964年11月13日初诊。

现病史 患者于1959年患肺结核，在某医院进行左肺尖后段切除术，因手术后感染，左肺积脓液，于1个月后往厦门第一医院进行"胸廓改型"手术。1年后，因手术处积脓液，遂行胸腔引流术，仍未愈，于1963年10月在福州第一医院行"支气管胸膜皮肤漏折叠术"。3个月后，治愈出院、但仍咳嗽，咯血，吐白色泡沫样痰液，但胸无不适，饮食如常。直至今年11月13日上午7时半，突然剧烈气喘，口唇青紫，不能平卧，心悸，胸闷，偶伴咳嗽，吐白色泡沫样液体，遂急送某医院，后经介绍转至晋江地区第一医院外科急诊，体检示，体温36.5℃，心率124次/分钟，呼吸44次/分钟，呈急性病容，气管偏向左侧，胸部畸形，左侧因手术而塌陷，右侧稍膨隆，三凹征显著，胸部叩诊示，右肺呈过清音，以腋前线外尤甚，呼气延长，左侧呼吸音中等。胸部听诊示，心律整齐，心率124次/分钟，心尖部可闻及Ⅱ级收缩期杂音，呼吸音减弱，语颤减弱，X线检查示，右肺25%~30%气胸，未见病灶，左胸变形，其余正常。实验室检查示，白细胞$64×10^9$/L，中性粒细胞78%，淋巴细胞20%，单核细胞20%；痰分离链球菌属少许。入院后，即用氧气吸入，注射抗生素及补液，口服镇静祛痰药物直至14日突然气喘痰多，当即氧气吸入并注射氨茶碱及5%葡萄糖液，但症状未见显著改善，伴发热（38~40.2℃），遂于11月14日请蔡友敬会诊。证见发热，咳嗽，痰多，气喘，食纳减少，舌质红，苔薄黄，脉弦滑数。辨证为肺津干枯、阴伤火旺之证。治当滋阴清热、益气润肺、健脾化痰之法。

中医诊断 肺痿（阴虚火旺）。

西医诊断 气胸。

处方 银柴胡10g，青蒿10g，鳖甲15g，地骨皮10g，秦艽10g，黄芩10g，党参15g，白术10g，茯苓10g，陈皮10g，法半夏10g，甘草3g。服3剂，停用西药。

二诊 发热依然未退，但痰较减少，黏液状，食欲略增，舌质红，苔薄，脉细数，上方去秦艽、甘草，加沙参10g，再服2剂。服毕，上方加黄芪15g、川贝母10g，再服1剂。

三诊 发热略退，仍气喘痰多，咳声不扬，口苦而干已减轻、舌质红，苔薄白，脉弦细数，仍属阴伤火旺，气虚痰盛之征，再拟上法加减。

处方 六君子汤加柴胡10g，黄芩10g，青蒿10g，鳖甲10g，沙参10g，苦杏仁10g，川贝母10g。服4剂。

四诊 体温已下降至36.5~37.4℃，症有改善，口已不干，痰仍较多，再以原法进治。

处方 六君子汤加柴胡10g，黄芩10g，青蒿10g，沙参10g，川贝母10g。服4剂。服毕，上方加黄柏10g，再服3剂。

五诊 体温在37.2℃左右，略有咳嗽痰白，舌质淡红，苔薄黄，脉沉细，原法加减。

处方 六君子汤加苦杏仁10g，黄芩10g，黄柏10g，青蒿10g。服3剂。

六诊 发热已退，体温正常，偶有气喘，咳嗽痰白，苔薄白，脉沉细，乃阴伤已复，气虚未恢之象，再拟益气健脾，镇喘止咳。

处方 六君子汤加紫苏子10g，款冬花10g，苦杏仁10g。服3剂。

七诊 症有显著改善，略有口干痰多咳嗽，苔薄、脉沉细，改用健脾益气、宣肺定喘之法。

处方 六君子汤加紫苏子10g，蜜麻黄4.5g，苦杏仁10g，沙参10g，川贝母10g。服3剂。

药后已能自动行走，1964年12月6日病情稳定，出院。

按 中医所称"肺痿"系肺叶不用，咳吐浊唾涎沫，患者原有肺痨病史，并经过"胸廓改型"手术，后因上焦燥热灼伤肺津，病后津液大伤，日渐枯萎，故见虚热证候，《金匮要略》云："热在上焦者，因咳为肺痿。"患者由于肺阴不足，虚火内炽，故气逆而为咳、为喘，咳声不扬，热灼津液而成痰，故浊唾涎沫，其痰稠黏，带泡沫状，津失上承，故口咽干燥，时见口干，阴血枯竭，内不能洒陈六腑，外不能充身泽毛，故形体消瘦，苔薄黄，质红，脉弦滑数，是属虚热之象，蔡友敬以柴胡、青蒿、沙参、鳖甲、地骨、黄芩以退虚热，佐以苦杏仁、川贝母润肺止咳，"脾为生痰之源，肺为贮痰之器"。始终运用六君子汤理脾和胃，化痰止咳，这也是蔡友敬重视脾胃的学术思想的具体体现。

第二章 心系病证医案

第一节 心 悸

● **病案一**

许某，女，21岁。1974年11月4日初诊。

现病史 患者5年来经常心悸，气喘，反复浮肿，近月来病加剧，气促明显，口唇紫绀，颈静脉稍怒张。听诊示，两肺正常，心界向左扩大；心尖搏动于左锁骨中线第5肋间，范围弥漫，心律不规则，心音强弱不一，三尖瓣区有响亮粗糙的Ⅲ级收缩期杂音，肺动脉区第二心音增高，二尖瓣区可闻及舒张期"隆隆"样杂音，未见周围血管征，腹部柔软，肝于锁骨中线肋下2cm，剑突下9cm，质软，压痛，脾正常，临床诊断为风湿性心瓣膜病、心力衰竭，经交叉使用地高辛、泼尼松、土霉素、安定、氨苯蝶啶、阿托品、氯化钾注射液等药，并注射毒毛旋花子苷K及50%葡萄糖液，心力衰竭情况虽得到控制，但是心悸、气喘、疲乏无力、下肢浮肿、大汗淋漓、四肢厥冷未得到改善。于是，11月9日请蔡友敬会诊。证见心悸，气喘得平卧，神疲乏力，全身汗淋漓，四肢厥冷，面目及四肢浮肿，尤以下肢为甚，咳嗽痰多色白，舌质淡，苔白，脉象沉细，时见结代。由于心肺早有损伤，故见肺气不足，心阳不振之象，治宜补益心肺，扶正止汗，用防己黄芪汤加减。

中医诊断 心悸（肺气不足，心阳不振）。

西医诊断 风湿性心脏病、心力衰竭。

处方 防己15g，黄芪15g，党参15g，白芍10g，炙甘草4.5g，龙骨15g，牡蛎15g，鳖甲15g。服3剂。

另用五倍子15g研末分成3份，每天1次，临睡敷脐部。

二诊 服药后，汗出淋漓及四肢厥冷已明显减少，下肢浮肿较退，心悸气喘亦减，药既应手，原方再服2剂。

三诊 心悸已定，汗出亦止，四肢转温，小便清长，浮肿大消，但仍疲乏无力，纳少，舌质淡，苔薄白，脉沉细，心肺之阳气虽有恢复，而脾胃为气血生化之源，改用健脾补气，以固其本。

处方 党参30g，黄芪30g，白术10g，桂枝6g，生姜4.5g，大枣10g，防己15g，白芍10g，薏苡仁15g，赤小豆30g。服3剂。

药后一切正常，且能起床慢步活动，1974年11月18日症状消失出院。

按 本例于10年前即患有风湿性关节炎，5年前即有心悸气喘，活动加剧，下肢浮肿的表现，曾数度住某医院治疗。此次住院是由于风湿病邪侵袭肌表流注经络，致使气血不足伤及心脏，如《黄帝内经·素问》"痹论篇"所说："脉痹不已，复感于邪，内舍于心……"心主血脉，初因心血不足而见心悸气促，病情发展，出现阴损及阳，心气亦虚，以致血流不畅，血瘀气滞，故口唇青紫，头目眩晕；同时，心阳虚亦累及肾阳及脾阳，脾肾阳虚，故致气化不利，运化失职，形成浮肿。汗出淋漓为卫虚不固，心阳不潜，阳不内守。

在本例治疗中，认为患者卫表既虚，故不用祛邪为主而以黄芪桂枝五物汤配合防己黄芪汤为主方进行施治，并把党参、黄芪用量加大，党参、黄芪、桂枝配以生姜、大枣使卫气复振，以达摄气固脱。正如尤在泾说："用防己驱之肌肤之湿……然非芪、术、甘草，焉能使卫阳复振，而驱湿下行哉？"（《金匮要略心典》）。同时巧妙地外用敛汗丹中的五倍子研末，外用敷脐，以胶布固定，对大汗淋漓确能收效，体现内外兼治的特色。

病案二

徐某，女，21岁。1973年10月29初诊。

现病史 关节酸痛4年余，心悸，气喘，疲乏1年。体检示，发育营养一般，两颊潮红，口唇紫。听诊示，心尖部第二心音增强，三尖瓣区闻及Ⅲ级吹风样收缩期杂音，心尖部闻及Ⅱ级舒张期隆隆样杂音，肝肿大，右胁下4.5cm，剑突下7cm。X线提示，心影左右外均有扩大。4年前全身关节游走性疼痛，4年来常因气候变化发作，但无关节红、肿、热及运动障碍。去年7月始劳累、走远路感心悸，气喘，乏力，休息时好转，1年来曾先后求治于多所医院等，据云，拟诊为风湿性心脏病二尖瓣狭窄及闭锁不全，服过六君子汤，但未用过强心剂，无住院治疗经过，治疗后症状时好时发，以致不能参加劳动。20多天前不慎感冒，发热38℃左右，伴周身关节疼痛、气喘、心悸、疲乏，不能平卧，气喘坐时减轻，劳累心悸，气喘甚，有时阵咳，睡眠不佳，曾用地高辛、氢氯噻嗪、可的松、青霉素、链霉素、心得安、利眠灵等西药处理，虽病情有所控制，但仍心悸，气喘，骨节酸痛，倦怠乏力，睡眠欠佳。于11月8日请蔡友敬会诊，按其脉沉细，左寸较弱，舌质紫暗，口唇发绀。此属心气不足，神志不安，风湿逗留，治宜补益心气，安神祛湿。

中医诊断 喘证（心气不足）。

西医诊断 风湿性心脏病、二尖瓣狭窄、心力衰竭。

处方 黄芪15g，白术10g，防己15g，生姜3g，大枣10g，炙甘草1.5g，党参15g，茯苓10g，远志6g，酸枣仁6g。服3剂。

二诊 骨节疼痛大减，心悸见轻，睡眠转佳，但咳痰较多，气喘，舌暗，苔白，脉沉细，依原方去远志、酸枣仁，加陈皮6g、半夏9g，续服3剂。

三诊 药后患者自觉症状轻减，痰极少，心悸，口唇发绀有明显改善，唯骨节稍酸，小便较短，舌苔薄白，脉沉细但较有力，原方加薏苡仁30g，续服4剂，病情逐渐稳定，尚未见反复。

按 患者经西医诊断为风湿性心脏病、二尖瓣狭窄、三尖瓣相对性关闭不全、心力衰竭Ⅱ级，给予强心、利尿、抗感染之品使病情得到控制，而临床上还表现为心悸，气喘，夜寐不安，周身关节疼痛，痰多欲呕，倦怠乏力，口唇发绀，舌质紫暗，脉沉细弱等心气不足、气衰血涩、风湿逗留之证，开始以防己黄芪汤加党参、茯苓、远志、酸枣仁补气宁心，而心悸减轻，气喘平，睡眠转佳，继则除益心气外，还祛风湿，原方去酸枣仁、远志，加半夏、陈皮，以健脾理痰，药后骨节酸痛大减，痰少、欲呕亦止，再以原方加薏苡仁健脾祛湿而症状逐渐消失。本病自始至终，均以防己黄芪汤为主方加减。方中黄芪补诸不足，益元气，壮脾胃，活血生血；防己祛除风湿，又能利水；白术健脾祛湿；姜温散，助黄芪补气；大枣、炙甘草甘缓补中。故本方能补气祛风湿，是治风湿逗留的要方，常用此方加减治疗风湿性心脏病引起的心力衰竭，均能获得较满意的疗效。

第二节 胸 痹

林某，女，28 岁。1974 年 1 月 26 日初诊。

现病史 患者以胸闷、畏寒、发热、咳嗽 2 个月为主诉而住院。于 2 月前感右胸不适，酸痛，咳嗽，日渐加剧，夜间更甚，畏冷发热（先冷后热）体温 39.5℃，咳嗽多呈黄色脓痰，曾多次在外医治及住于县医院，因考虑脓胸，胸膜腔穿刺未见脓液，并予青霉素、链霉素治疗，病情未见好转，发热持续不退，咳嗽不已，但无咯血，全身骨节酸痛，食欲不振，小便黄，大便正常。于 1 月 26 日转住晋江地区第一医院，胸透提示，右胸积液（包裹性），胸穿刺仍抽无脓液；听诊示，右肺少许湿性啰音；血细胞检查示，白细胞 $138×10^9$/L，血红蛋白 105g/L。曾用新型青霉素、红霉素、卡那霉素、泼尼松及止咳药等，但发热仍不退，咳剧气喘，咳吐脓痰。于 1 月 19 日，配合中药治疗，服银翘散、小陷胸汤、鱼腥草之类，有时因盗汗而用秦艽鳖甲散加减，有时因吐痰浓带腥臭而用千金苇茎汤，其中蔡友敬也看过多次，而病情仍反反复复，缠绵不愈。于 3 月 6 日，再诊察。见发病以来一直发热不退，时常午后发热较甚，咳嗽不已，咳吐多呈稠黏的脓痰，咳剧则感胸不舒，神疲乏力，面色无华，舌苔薄黄，脉细数。此为久病，邪稽不解则邪盛正必有虚，改扶正除邪清瘀热。

中医诊断 胸痹（痰热蕴结）。

西医诊断 感染性胸腔积液。

处方 蒲公英 15g，败酱草 15g，鱼腥草 15g，冬瓜仁 6g，金银花 10g，连翘 10g，桔梗 10g，甘草 8g，黄芩 10g，薏苡仁 10g，太子参 15g。服 1 剂。

二诊 药后热较退，咳痰减少，舌苔薄黄，脉细略数，仍宗上法，原方再服 2 剂。

三诊 热退，咳痰较少、脉细数，原方改薏苡仁 30g，再服 1 剂。

四诊 咳嗽大减，痰极少，稍盗汗，食纳较差，原方去黄芩，加茯苓 10g，服 3 剂。

五诊 稍咳一二声，盗汗止，食欲转佳，睡眠尚可，舌苔薄微黄，脉细略数，原方再2剂，诸症渐除，病遂告愈。

按 《金匮要略》"肺痿肺痈病脉证治第七"云："风伤皮毛，热伤血脉。风舍于肺，其人则咳，口干喘满，咽燥不渴，多唾浊沫，时时振寒。热之所过，血为之凝滞，蓄结痈脓，吐如米粥。"说明肺痈的病因病机，而本例发热已2个多月，咳吐脓痰不已，但尚未成肺痈，其因肺痈将成，已用西药抗生素控制之故。二乃患者脉细数有虚象而数实者才为肺痈。所以患者面色不华，神疲乏力，发热2个月不退、时常午后热甚、时有盗汗、咳吐脓痰、久而不净等为正虚邪恋之征。故采用补气养阴，以太子参扶正，但邪热瘀阻、郁恋于肺，故配合蒲公英、败酱草、鱼腥草、冬瓜仁、桔梗、薏苡仁等清热解毒、祛瘀排脓之品，从而得到痊愈。治法"虚者补之，实者泻之"，而病有虚中夹实，实中夹虚，应补泻兼施，则应灵活应用，同时体现中西医结合，取长补短，对提高疗效很有价值。

第三节 不寐

张某，女，38岁。1973年8月20日初诊。

现病史 患者有神经衰弱病史5~6年，近来难以入寐，或寐而惊醒，醒后不能再睡，有时心惊，心烦整夜不能入寐，经西医诊断为神经衰弱，服利眠灵等药，虽有时见效，但心悸不敢长期服用，伴有头晕，腰酸，耳鸣，神疲乏力，口干涩，厌食，二便尚可，舌红，苔薄黄，脉沉细。此乃心肾不交，治宜壮水制火，养心安神。

中医诊断 不寐（心肾不交）。

西医诊断 神经衰弱。

处方 太子参15g，麦冬6g，五味子6g，熟地黄15g，泽泻8g，山药15g，茯苓6g，牡丹皮6g，山茱萸10g，龙骨15g，牡蛎15g。服3剂。

二诊 服药后可入眠安睡，食欲较佳，其他症状也有改善，患者自觉此方药疗效好，要求按原方再服5剂，并嘱早服天王补心丹，晚服六味地黄丸，以资调治其后，经服1个月，诸症悉愈。

按 不寐之症，张景岳云："神安则寐，神不安则不寐。"《黄帝内经》说"心神主明"，所以不寐是心神不宁所致，而心不宁，则心火不能下交于肾，肾水不能上滋于心，正如徐东皋所说："有因肾水不足，真阳不升，而心火独亢，不得眠者。"本例见心烦、心悸，属心；腰酸、耳鸣、头晕，属肾；不寐，属心肾不交。故应以生脉散养心安神为主，以六味地黄丸壮肾水以制心火，佐龙骨、牡蛎重镇安神而见效。生脉散方义，太子参补心气而不动火，麦冬入心经清心除烦，五味子安神又能滋肾水，故在临床上，常以生脉散加减治失眠，屡用多效。

第三章 脑系病证医案

第一节 头 痛

● 病案一

张某，男，30岁。1973年3月16日初诊。

现病史 自诉患偏头痛已数年，每年3~4月左侧偏头痛即发作，痛时甚剧，不能起床，痛处固定不移，发作时大便秘结，现已在发作中，已经数天。同时更觉眩晕，夜寐不安，有时肌肉能抖动，苔薄黄，脉弦数有力。此乃风邪郁于少阳之经，气血运行受阻，拟祛风行血，和解少阳，用散偏汤加减。

中医诊断 头痛（风邪外袭，凝滞经脉）。

西医诊断 偏头痛。

处方 川芎18g，白芷10g，羌活4.5g，柴胡10g，郁李仁10g，黄芩10g，防风4.5g，白芍15g，甘草4.5g，钩藤10g。服3剂。

二诊 左侧偏头痛已减轻，睡眠亦佳，大便通利，苔薄黄，舌质稍红，脉弦，再拟前方加减。

处方 川芎18g，白芷10g，羌活4.5g，柴胡10g，黄芩10g，白芍15g，蔓荆子10g，甘草4.5g，钩藤10g，熟地黄10g。服5剂。

三诊 左侧偏头痛已除，但失眠、眩晕尚未完全缓解，苔黄，舌质红，脉弦细数。乃少阳邪郁已达，肝阳上亢之象，再拟养肝降火。

处方 白芍15g，川芎15g，柏子仁10g，百合15g，五味子10g，黄芩10g，酸枣仁10g，甘草3g，知母10g。服3剂。

服药后，失眠、眩晕均除，但偏头痛又稍发作1次，但已较轻微，再服散偏汤加减，服2剂后即痊愈，随访半年未见发作。

按 偏头痛是一种比较顽固的疾病。有则经年累月，不见痊愈。蔡友敬在临床常运用中药方"散偏汤"加减，治疗偏头痛，收效甚佳。以本例而论，患者自诉患偏头痛已数年，每年3~4月即发作，剧痛卧床不起，影响工作，辨证为风邪客于少阳之经，气血运行受阻，当予祛风行血，和解少阳，辨证准确，使数年宿疾得到痊愈，殊非易事。

病案二

曾某，女，43岁。1975年3月5日初诊。

现病史 自觉左偏头痛达2年有余，伴枕部巅顶酸胀感，常易怒，睡眠不宁，耳鸣眼花，手指抽搐抖动，胆固醇5.8mmol/L，血压180/92mmHg，曾服用甲丙氨酯、三溴合剂、地西泮等药物无效，服上述药物更使头痛加重，诊之脉沉细弦，苔薄黄。此证属风阳上扰，用陈士铎之散偏汤加减。

中医诊断 头痛（风阳上扰）。

西医诊断 偏头痛。

处方 川芎15g，白芷10g，柴胡10g，香附6g，郁李仁6g，白芍12g，钩藤10g，草决明30g，熟地黄10g。服3剂。

二诊 症已好转，偏头痛有减，然耳鸣眼花，手指抖动等肝阳上亢之症未见改善，嘱服原方3剂之外，再配合服用杞菊地黄丸及二至丸，每天2次，每次各10g。

三诊 上症大为改善，唯工作紧张时尚觉头晕耳鸣伴失眠。

处方 枸杞10g，菊花10g，熟地黄10g，五味子10g，山药15g，牡丹皮10g，泽泻10g，茯苓10g，女贞子10g，墨旱莲10g。服3剂，另用清心牛黄丸4粒，每晚临睡前服1粒。

四诊 睡眠较佳，头晕耳鸣未再发作，嘱改用中成药杞菊地黄丸加二至丸，巩固疗效。

按 根据临床观察，散偏汤有调节血管运动中枢功能失调，减少小动脉痉挛的作用，祖国医学认为散偏汤辛润活血。本例的病理病因是由神经活动的功能障碍而致血管痉挛，表现类似肝阳上亢之证，故本例用辛润活血之剂以解除痉挛，继用滋补肝肾药物巩固疗效以善后。本案体现汤药和丸药并用，符合"汤者，荡也，去大病用之……丸者，缓也，舒缓而治之"（元代王海藏《汤液本草》)。

病案三

陈某，男，60岁。1975年3月24日初诊。

现病史 患者在1975年3月14日头部前额右侧遭受外力撞击，致大片头皮撕脱，前额右侧有5cm裂伤致使出血。当时恶心呕吐，意识丧失，皮肤苍白，瞳孔散大，对光反应迟钝，肢体略为松弛，即抵医院外科行头皮裂伤缝合术，注射青霉素及破伤风抗毒素预防感染，并补液1周。术后伤口无感染，体温36.8℃，心率60次/分钟，血压130/90mmHg，腱反射存在，但不能回忆受伤当时的情景，伴有头晕、头痛、耳鸣眼花、失眠和手足抽搐等症状，治疗未见好转。见头晕头痛，甚则恶心呕吐，且有手足抽搐之象，兼见耳鸣眼花、失眠健忘。口干，苔薄黄、后根厚腻，脉弦细而数。此乃肝肾阴亏，肝阳上亢，横逆犯胃所致，治宜滋养肝肾，平肝潜阳兼以和胃。

中医诊断 头痛（肝肾阴虚，肝阳上亢）。

西医诊断 脑震荡。

处方 钩藤10g，白芍10g，桑寄生15g，何首乌15g，熟地黄6g，枸杞10g，五味子10g，黄连10g，牛膝10g，陈皮10g，法半夏10g。服3剂。

二诊 药后恶心呕吐已止，失眠亦减，但尚有头眩晕，手足抽搐之象，舌质红，苔薄黄，脉弦细。犯胃者已制，扰心者亦平，唯肝肾阴虚未复，阳亢风动未除，故仍拟滋养肝肾，平肝潜阳为治。

处方 何首乌15g，熟地黄15g，枸杞10g，白芍10g，五味子10g，珍珠母30g，牡蛎15g，钩藤10g，牛膝10g，杜仲10g。服3剂。

三诊 眩晕已减，抽搐亦除，但觉身软乏力，舌质红，苔薄，脉沉细，风阳已潜，阴虚未复，再以补益气血佐潜镇安神为治。

处方 何首乌15g，熟地黄15g，枸杞10g，当归10g，川芎6g，白芍10g，五味子10g，珍珠母30g，牡蛎15g，钩藤10g。

服药后症状继续改善，已能行走自理生活，要求出院调理，并用上方再进3

剂，以资巩固。

+ **按** + 本例是由外伤引起的头晕头痛，其病机系肝肾阴虚，但症状比较复杂。不仅有肝木侮土，引起升降失调，以致清阳不升，浊阴不降，而见眩晕呕吐；而且有肝火扰心，引起心肾不交，而见心悸失眠。因此，要标本兼治，以滋养肝肾之法，治其本虚；以和胃清热，治其标实。可见辨证诊治极为重要，有是证，用是药，而非拘泥于外伤的瘀血阻滞引起的头痛，故疗效同样显著。

第二节 眩 晕

昌某，男，48岁。1973年4月14日初诊。

现病史 患者以头晕、眼花、耳鸣反复发作4~5年而住院，经西医诊断为高血压、动脉粥样硬化。5年前即感头胀，眩晕，耳鸣，在某医院门诊测血压为160~170/120~130 mmHg，经服药后上症未减，再次到地区医院门诊确诊为高血压，动脉硬化。反复服益寿宁、降压灵，血压不稳定，时升时降，去年至今头胀痛，眩晕如坐舟中，伴耳鸣眼花，恶心呕吐，口干，皮肤烘热，睡眠不佳，舌红，苔薄黄，脉沉细带数，左关浮弦。证属肝肾不足、阴虚阳亢之证，治宜壮水之主，以制阳光。

中医诊断 眩晕（肝肾阴虚，肝阳上亢）。

西医诊断 高血压、动脉粥样硬化。

处方 枸杞10g，菊花10g，山药15g，茯苓10g，泽泻10g，熟地黄15g，牡丹皮6g，女贞子6g，墨旱莲10g，白芍10g，钩藤10g，珍珠母30g。服5剂。

二诊 眩晕减轻，头胀痛未作，睡眠转佳，他症仍在，舌脉同前，依原方再进3剂，患者自觉服药后症状有很大改善，故仍以原方为主加减续服30剂。

诸症悉平，血压下降，而嘱常服杞菊地黄丸，逐渐恢复健康。

按 诸风掉眩皆属于肝，阳动则风起，肝缓则风息，阴虚则阳亢，液足则阳潜。本例虽有恶心，呕吐，但饮食尚可，并非痰浊中阻，呕为眩甚之故，舌红，脉沉带弦数，总不外阴虚阳亢、水不涵木、肝风上扰之证，故以杞菊地黄丸加二至丸滋肾柔肝，治其下虚，佐钩藤、白芍、珍珠母重镇平肝息风，抑其上盛，而收到很好效果。

第三节 风痱病

病案一

刘某，女，25岁。1973年11月3日初诊。

现病史 患者于1973年11月3日住院，主症为不能讲话已7天，双侧腮部肿大，右上下肢不能活动已6天，伴发热1日而住院。当时由患者家属陈述患者于8天前突然时笑时哭，但仍参加农业劳动。7天前突然出现语言不清，次日出现双侧腮部肿大，右上下肢不能动弹，即住东岭卫生院治疗，2天后症状无明显改善而出院。昨天上午突发高热达39.4℃，症状加重，右侧半身不遂，不能说话，口流痰涎，故来本院。双肺未闻及干湿性啰音，肝脾未触及。神经系统检查示，右侧肢体肌张力增高，右侧肢体肌力0级，右侧肢体皮肤痛触觉减弱。颈软，双侧克氏征（-），右侧巴氏征（+），双侧肱二头肌腱、肱三头肌腱反射对称存在。腰穿脑脊液结果示，脑脊液中，细胞数2个，糖五管阳性，蛋白阴性。血常规示，白细胞计数13.9×10^9/L，中性粒细胞百分数86%，淋巴细胞百分数10%，嗜酸性粒细胞百分数3%，单核细胞百分数1%。西医拟诊为病毒性脑炎。曾用青霉素注射液、谷氨酸、维生素B_{12}、维生素B_6加地塞米松治疗，未见好转。于11月30日请蔡友敬会诊。证见患者舌喑不语，神志似笑非笑，右侧上下肢痿弱不用，口角流涎，舌苔薄黄，舌质较红，脉象沉细。乃属肝肾阴虚，痰浊蒙闭，故用补益肝肾，宁心开窍之法。拟河间地黄饮子加减。

中医诊断 风痱病（痰浊蒙窍）。

西医诊断 病毒性脑炎后遗症。

处方 远志6g，石菖蒲6g，郁金10g，熟地黄15g，赤芍15g，白芍15g，肉苁蓉10g，巴戟天10g，川芎10g，五味子10g。服2剂。

二诊 症如上述，但舌较红，原方加石斛10g，麦冬10g，炮附子3g，桂枝3g。服2剂。

三诊 神志较清,其他如前,舌质红,苔黄,脉沉细,再拟原法出入。

处方 远志 6g,石菖蒲 6g,郁金 10g,熟地黄 10g,赤芍 10g,白芍 10g,巴戟天 10g,五味子 10g,炮附子 8g,桂枝 6g,麦冬 10g,沙参 10g。服 2 剂。

四诊 神志已定,语言较清,右侧上下肢仍萎废不用,舌质红,苔薄白,脉沉细。上方改炮附子 10g、桂枝 15g。服 3 剂。

五诊 语言已清,神志正常,右侧上下肢能稍动,舌质红,苔薄黄,脉沉细略带数。

处方 石菖蒲 6g,远志 6g,郁金 6g,熟地黄 10g,麦冬 10g,沙参 10g,巴戟天 10g,补骨脂 10g,炮附子 3g,玄参 10g。服 2 剂。

六诊 神志清楚,语言较不流利,右上下肢亦能屈伸,唯较无力,不能坐立。苔薄黄,质红,脉沉细,乃病后气滞血瘀,改用补阳还五汤加减。

处方 黄芪 15g,川芎 10g,当归 10g,赤芍 10g,白芍 10g,桃仁 10g,红花 10g,地龙 10g。服 2 剂。

七诊 右侧上下肢已能举动站立,但较无力,舌质淡,苔光,脉沉细,再拟原法,上方加党参 15g、补骨脂 10g。服 3 剂。

八诊 语言如前,已能起床扶行,苔薄白,脉沉细数,再用前法。上方加党参 15g、续断 10g、杜仲 10g。服 2 剂。

九诊 语言清楚,双下肢已能独立行走,苔薄白,脉沉细,乃病久气血不足,再拟补益肝肾。

处方 黄芪 15g,党参 15g,当归 10g,川芎 10g,赤芍 10g,白芍 10g,熟地黄 15g,桂枝 6g,桑寄生 10g,续断 10g,杜仲 10g。服 5 剂。

患者药后已恢复正常,能独立行走,语言清楚,于 12 月 27 日痊愈出院。

按 "喑痱"是由于下元虚衰,阴阳两亏,虚阳上浮,痰浊随之上泛,堵塞窍道所致。"喑"是指舌强不能言语,"痱"是指足废不能行走。肾藏精主骨,下元虚衰,包括肾之阴阳两虚,致使筋骨失养,故见筋骨痿软无力,甚则足废不能用;肾虚则精气不能上承,痰浊随虚阳上泛堵塞窍道,故舌强而不能言。本证以舌喑不语、四肢痿弱不用为主证,属于肝肾阴阳两虚之候,故遵照河间地黄饮子之意，补益肝肾，宁心开窍。方中以熟地黄、巴戟天、肉苁蓉之类大补肾精之不足；又配附子、桂枝引火归元；五味子欲阴固脱；石斛、麦冬养阴生津，且制桂、附之刚燥；又用石菖蒲、远志、郁金通心气而清神志，化痰浊而开蒙蔽。此方历来被认为是中风失语代表方剂。此病例用之，确有良效。后改用补阳还五汤以活血祛瘀、通络补气，以收全功。

病案二

杨某，女，45 岁。1974 年 2 月 11 日初诊。

现病史 由患者家属代诉患者 1 周前突然发生神志不清，不能言语，大小便失禁，右侧肢体无力，活动受其限制，口眼向左侧斜，舌强不能外展，但无呕吐，无畏寒发热，无抽搐，曾到福建医科大学附属第二医院求诊，断为癔病，给予针灸，病情未见改善，且更加剧，故来住院。进院后经各方面检查，西医诊断为病毒性脑炎，曾用青霉素、地塞米松、维生素 B_{12} 等治疗无效，再用中药安宫牛黄丸、清心牛黄丸、至宝丹等内服亦无效用。乃于 3 月 8 日请蔡友敬会诊。证见患者精神失常，似笑非笑，似哭非哭，舌暗不语，右侧上下肢偏瘫，大小便失禁，喉间有痰声，舌质红，苔薄黄，脉沉细数。此为肾阴肾阳俱虚，痰浊蒙蔽清窍，气血不能流通，四肢萎废不用，故用补肾益精、祛痰开窍之法。

中医诊断 风痱病（痰浊蒙窍）。

西医诊断 病毒性脑炎后遗症。

处方 石菖蒲 4.5g，金钗石斛 10g，桂枝 4.5g，炮附子 3g，熟地黄 15g，麦冬 10g，五味子 10g，肉苁蓉 10g，巴戟天 10g，远志 6g，胆南星 10g，茯苓 10g。服 1 剂。

二诊 上症未减，但痰鸣音有显著减少，舌质红，苔薄，脉沉细。上方炮附子改 4.5g。服 2 剂。

三诊 精神比较安定，似笑非笑已减，喉间痰声已除，其他症状如前，舌质红，脉沉细，肾阴阳俱虚未复，但痰浊蒙窍渐开，仍拟补肾益精、开窍通络之法。

处方 石菖蒲 4.5g，郁金 10g，远志 6g，桂枝 4.5g，炮附子 6g，巴戟天 10g，熟地黄 15g，赤芍 10g，桃仁 10g，肉苁蓉 10g，麦冬 10g，茯苓 10g。服 2 剂。

四诊 精神较清，舌喑已除，能言语但不清楚。呼之能应，大小便已知觉，四肢仍萎废不用，舌质较红，脉沉细，药既应手，仍拟前法。上方改桂枝为 6g，加藏红花 10g。服 4 剂。

五诊 精神已清，语言清楚，但尚有謇涩之状，大小便能唤人帮助，四肢不能举动，舌质红，脉沉细，痰浊蒙蔽渐开，肾精亏虚未复，再拟补气益精、开窍通络之法。

处方 石菖蒲 4.5g，远志 6g，郁金 10g，麦冬 10g，巴戟天 10g，熟地黄 15g，赤芍 10g，桃仁 10g，炮附子 10g，桂枝 4.5g，红花 10g。服 5 剂

六诊 语言自如，有不自觉喜笑，右上肢已能上举活动，有人扶持下已能起坐，舌质红，脉沉细，肾精逐渐恢复，脉络逐渐流通，再拟益气滋肾，开窍通络。

处方 石菖蒲 4.5g，制远志 6g，桂枝 4.5g，郁金 10g，麦冬 10g，炮附子 6g，巴戟天 10g，肉苁蓉 10g，黄芪 15g。服 5 剂。

七诊 语言正常，喜笑亦除，能自己起坐，但无力，不能持久，二便自处理，舌苔薄白，脉沉，痰浊已开，肾精渐复，再拟益气滋阴、活血通络之法。

处方 炙黄芪 15g，当归 10g，川芎 10g，赤芍 10g，白芍 10g，桃仁 10g，红花 10g，桂枝 10g，炮附子 10g，巴戟天 10g，麦冬 10g，五味子 12g。服 5 剂。

八诊 服上药后，右侧上下肢活动已恢复，不仅能自己起坐，有人扶持下也能走动，唯较无力而已。舌质红，苔薄白，脉沉细，再拟前法。

处方 炙黄芪 10g，当归 10g，桂枝 6g，炮附子 10g，巴戟天 10g，肉苁蓉 10g，赤芍 12g，桃仁 10g，红花 10g，麦冬 10g，枸杞 10g，五味子 10g。服 3 剂。

九诊 右侧上下肢已恢复正常,能独立行走,口舌干燥,舌质红,苔薄,脉沉细。气血流行通畅,肾阴逐渐来复,药既应手,毋庸更改。

处方 黄芪15g,党参10g,当归10g,麦冬10g,沙参10g,生地黄10g,赤芍6g,桃仁12g,红花10g,枸杞10g。服3剂。

十诊 诸症悉除,舌质红,苔薄,脉沉细,再拟调补气阴,佐以通络以善其后。

处方 黄芪15g,当归10g,党参15g,沙参12g,麦冬6g,赤芍10g,川芎10g,桃仁10g,枸杞10g,熟地黄15g。服3剂。

患者于4月10日痊愈出院。

按 本案患者神识昏昧,舌质红,苔薄黄,脉沉细数,属于中医"中风中脏腑"范畴,证属阴阳两虚,痰浊蒙窍。《黄帝内经·素问》"阴阳应象大论篇"谓:"年四十而阴气自半也。"中老年人阴阳二气日渐不足,脏气虚衰,精气内亏,肾水不足,水不涵木,阴虚精亏,阴虚阳浮,虚风内动,则发生中风。本例表现为肝肾阴阳俱虚,痰浊蒙蔽心窍之候,"形不足者,温之以气,精不足者,补之以味"。故先用河间地黄饮子加减补益肝肾,宁心开窍。本方特点是温肾,滋阴药与开窍安神药合用,对本病例所发现的特殊症候用之甚效,等神清语言清楚后,却转用活血化瘀之品,拟补阳还五汤加减疏通气血,化瘀通络,从而使痿废之机体得以完全恢复。蔡友敬此前曾治刘姓患者一例,积有经验,循其治则,故本例收效亦佳。

病案三

黄某,男,22岁。1975年12月3日初诊。

现病史 患者在8天前伤风,鼻塞流涕,伴有头痛,畏冷发热,服中药后有改善。第二天早晨,突然四肢抽搐,双眼上翻,口唇发绀,口吐少量白沫,持续1~2min,自行缓解,时隔2~3h抽搐1次,初几次发作后意识尚清,能自诉头痛剧烈,以后发作频繁,小便失禁,神志模糊不清,于当天送外院治疗,拟诊为癫痫。曾用庆大霉素、氯霉素、甘露醇、苯妥英钠及苯巴比妥等药治疗,抽搐停止。3天后症状又频繁发作而急送本院。体温36℃、心率72次/分钟，血压110/70mmHg，发育正常，营养中等，神志模糊，检查不合作，颈软，双侧瞳孔等大，对光反射存在，肝脾无肿大，腹壁反射存在，双侧克氏征及巴氏征（－）。血常规检查，白细胞$13.9×10^9$/L，中性粒细胞92%，淋巴细胞8%；脑脊液检查，细胞数1个，潘氏试验阴性。即用氯丙嗪、地西泮、苯巴比妥、氢化可的松、氯霉素等治疗，效果不显。乃于12月3日请蔡友敬会诊。见患者神志不清，四肢抽搐，不能语言，微发热，大便秘结，小便正常，稍有咳嗽，舌苔边白中间黄腻，脉右滑数左沉数。证属风阳内动、痰迷心窍，拟息风潜阳、开窍豁痰。

中医诊断 风痱病（风阳内动，痰迷心窍）。

西医诊断 病毒性脑炎。

处方 钩藤15g，白芍10g，石菖蒲6g，远志6g，郁金10g，川贝母10g，枳实10g，制川厚朴6g，黄芩10g，珍珠母30g，生牡蛎30g，甘草3g。服1剂。

二诊 今日仍然神昏，频繁抽搐，头部向右倾斜，两眼固定，四肢强劲有力，频频出汗，苔黄腻，脉弦滑带数，此乃肝风内动、痰热蒙蔽心窍，再拟平肝息风，清热开窍。

处方 羚羊角3g，黄芩6g，黄连6g，板蓝根15g，石菖蒲10g，远志6g，枳实10g，钩藤10g。服2剂。

三诊 热退，抽搐次数减少，但发作时两眼仍斜视，口唇及下颌肌肉抖动，神志不清，不能言语，躁动不安，舌质红，苔黄脉细数，肝风未息，痰热未除，再拟原法加减。

处方 羚羊角3g，钩藤10g，白芍15g，板蓝根30g，黄连6g，石菖蒲10g，远志10g，连翘15g，金银花15g，黄柏10g。服2剂。

四诊 神志较清，抽搐抖动亦定，烦躁已安，稍能走动，但不能言语，苔黄，脉数，药既应手，原法出入。

处方 羚羊角3g，石菖蒲10g，远志10g，郁金10g，黄连6g，连翘10g，板蓝根30g，黄柏10g。服1剂。

五诊 神志较清，但不能言语，大便较秘结，舌质红，苔薄黄，脉细数，肝风虽息，但热灼阴伤，肺津不布，痰热未除，再拟养阴增津，清化痰热。

处方 石斛10g，五味子10g，麦冬10g，肉苁蓉10g，连翘10g，石菖蒲6g，远志6g，郁金10g。服2剂。

六诊 神志已清，能开始说话，舌质红，苔黄，脉细数，肺津未复，再拟原法增减，原方加茯苓10g。服2剂。

七诊 语言局限，不甚流利，反应迟钝，舌质红，苔薄黄，脉细数，肺阴渐复，阴损及阳，阳气不振，再拟养阴清热，佐以通阳。

处方 石斛10g，麦冬10g，五味子10g，肉苁蓉10g，远志6g，郁金10g，桂枝6g，石菖蒲10g，连翘10g，生白芍10g。服3剂。

八诊 神志清楚，语言流利，二便正常，但汗多，疲乏无力，舌红，苔薄，脉细数，证属气阴两虚，再拟益气养阴，固表止汗。

处方 黄芪15g，党参16g，生牡蛎15g，荞麦10g，生白芍10g，熟地黄10g。服2剂。

服药后一切正常，于18日痊愈出院。

按 本病例初则肝风内动，痰热蔽心窍，而见抽搐神昏，因而用涤痰息风、清热开窍之法，先治其标；继则热灼阴伤，肺津不布，而见不能言语，用养阴生津之法；再则阴损及阳，而见阳气不展，佐以通阳；最后出现汗出气阴不足之候，用益气养阴、培土扶正兼顾，以收全功。所谓："证同治亦同，证变治亦异。"同一疾病在不同的发展阶段，出现不同证型，治疗方法也就不一样，故中医治病，关键在辨证，本例即可说明矣！

病案四

徐某，女，21岁。1978年7月16日初诊。

现病史 思睡，神志淡漠，伴双下肢无力5h。患者于4天前曾有打喷嚏、流鼻涕，无明显发热、咳嗽，经服药后症状改善。昨日下午曾一度面部发红，照常工作值班。夜半突然双侧下肢软弱无力，不能行走，且嗜睡懒言，表情淡漠，反应迟钝，时作谵语，小便失禁，无头痛，无呕吐，无发热等症。体温36.5℃，心率70次/分钟，呼吸20次/分钟，血压92/64mmHg。神志淡漠，嗜睡懒言，反应迟钝，病理反射及脑膜刺激征均呈阴性，脑脊髓液检查亦为阴性，拟诊为病毒性脑炎，给予营养神经药及注射大蒜液，但病情继续发展。于7月19日请传染科会诊检查，昏迷状态，双侧瞳孔等大，双眼球不自主活动，角膜反射存在，颈部软，四肢张力略高，左侧肢体活动度较右侧差，腱反射对称增强，按病毒性脑炎诊断及处理。于7月20日由蔡友敬会诊，要求用中药处理。见患者神志昏迷，牙关紧闭，大便秘结，小便失禁，舌红，苔薄黄腻，脉象滑数。此乃痰热蒙闭心窍，风阳升动之象，治宜清热涤痰，开窍息风。

中医诊断 风痱病（痰蒙心窍）。

西医诊断 病毒性脑炎。

处方 远志10g，郁金10g，石菖蒲6g，炒白僵蚕10g，钩藤10g，生白芍10g，黄芩10g，板蓝根10g，至宝丹3g。服2剂。

二诊 药后乃神志不清，牙关尚紧，肢体强硬，小便失禁，大便秘结，舌红，苔黄，脉象滑数，再拟原法加减。

处方 炒白僵蚕10g，炙地龙10g，远志10g，石菖蒲10g，黄芩10g，炒栀子10g，连翘壳10g，钩藤10g，炒白芍12g，安宫牛黄丸6g。服2剂。

三诊 神志较清，问话似懂，但不能发音。牙关仍闭，吞咽困难，肢体已能活动，大便尚秘，苔厚黄，舌质红，脉滑数，痰热仍在，风阳尚动，再拟原法。上方加地龙10g、金银花10g、连翘10g、板蓝根10g。服2剂。

四诊 神志清楚，问话已懂，但不能语言，牙关仍闭，大便已通，小便失禁，舌淡红，苔薄黄，脉沉细，痰热蒙蔽已开，风阳升动亦平。但肝肾两虚之象，已渐显露，改拟滋养肝肾，用地黄饮子加减。

处方 熟地黄10g，石斛10g，麦冬10g，五味子10g，石菖蒲6g，远志8g，肉苁蓉10g，桂枝6g，巴戟天10g，郁金10g，云茯苓10g，生白芍10g。服2剂。

五诊 牙关紧闭已开，能进食，吞咽正常，但仍失语，精神尚可，纳食减少，舌淡红，苔薄，脉沉细。原法再进，上方加炮附子 10g。服 5 剂。

六诊 失语已除，对答自如，肢体活动正常，饮食增进，唯大、小便失禁，乃肝肾不足、气虚不摄所致。再拟调补肝肾，佐以益气，原方加党参 15g、黄芪 15g，服 4 剂。

药后，大、小便已能自理，语言正常，再用上方调理，痊愈出院。

按 方证相应说是探讨临床处方药物应用规律的学说之一。该学说首见于《伤寒论》，"病皆与方相应者，乃服之"。根据方证相应的原则，方剂必须随着证候的变化而变化，证不变方亦不变，方随证转。本病例系病毒性脑炎，从中医辨证，可分为两阶段，前一阶段为痰热蒙闭，风动升动，证见神昏牙关紧闭，故用清热涤痰为主；后一阶段为肝肾两虚，气虚不摄，证见舌喑不语，二便失禁，故滋养肝肾，益气扶阳，从而获得疗效。

● 病案五

陆某，女，35 岁。1978 年 5 月 1 日初诊。

现病史 患者半月来头晕头痛，疲乏无力，精神萎靡，语言低微，不甚流利，尚能参加体力劳动，但上述症状逐渐加重。于入院前 1 天，说话困难，恶心呕吐，精神异常，时而独自发笑，时而答非所问，神疲乏力，饮食减退，即往福建医科大学附属第一医院求治，拟诊为病毒性脑炎及脑动脉炎。因无床位，于 1978 年 5 月 1 日转晋江地区第一医院。体温 36.3℃，心率 64 次 / 分钟，呼吸 21 次 / 分钟，血压 100 /70mmHg，脑脊液检查正常，西医按病毒性脑炎诊断治疗，用青霉素、三磷酸腺苷、辅酶 A_1、维生素 B_1、维生素 B_{12} 及一般对症处理，始终未用激素或其他特殊治疗。后病情加剧，于 5 月 3 日请蔡友敬会诊。证见右侧上下肢瘫痪，舌音不语，右足不能行走，右手不能握物，患侧肌力较弱，左侧鼻唇沟较右侧浅，舌伸出向右偏斜，舌质淡，苔薄黄，脉弦细数。此属肝肾两虚，阴不维阳，虚阳浮越，痰浊上泛，阻塞窍道所致。盖肝虚不主筋、肾虚不主骨，筋骨无主，致手足偏废不用，痰涎上泛，窍道受塞、致舌偏不语，治宜肝肾并调，阴阳双补，开窍化痰，用地黄饮子加减。

中医诊断 风痱病（肝肾阴虚，痰浊蒙窍）。

西医诊断 病毒性脑炎、脑动脉炎。

处方 熟地黄15g，麦冬10g，五味子10g，石菖蒲10g，远志6g，巴戟天10g，桂枝6g，女贞子10g，肉苁蓉10g。服2剂。

二诊 药后，症状明显改善，语言功能已有所恢复，能回答简单词句，患侧手足能抬高，舌淡，苔薄，脉弦细数。再拟原法进治，原方加炮附子6g、茯苓10g、石斛10g。服2剂。

三诊 语言比较清晰，但声音低弱，已能起床，手足屈伸自如，精神亦振，仅觉头晕且重，并自诉胃脘痛，舌淡红，苔薄，脉沉细。肝肾亏虚渐复，脾胃健运失司，再拟调养肝肾，健脾益气，原方加黄芪15g、党参15g、陈皮10g、补骨脂10g、川椒10g。服2剂。

四诊 肢体活动自如，已能下地走动，语言清楚流利，自汗，口干，舌红，苔薄黄，脉沉细。有阴虚化热之象，改用滋阴法，用六味地黄丸加减。

处方 熟地黄15g，山药15g，枸杞15g，云茯苓10g，泽泻10g，女贞子10g，生牡蛎15g，黄芩10g。服1剂。

五诊 昨日突感头痛，恶心呕吐1次，神疲乏力，舌红，苔黄，脉弦细，乃肝肾亏虚，肝阳上亢，先拟平肝潜阳。

处方 钩藤15g，生白芍15g，生牡蛎30g，珍珠母30g，枸杞10g，云茯苓10g，蔓荆子10g。服1剂。并静脉注射甘露醇250mL。

六诊 头痛呕吐消失，仅有头晕，疲乏无力，纳少，小便短，舌淡红，苔薄白，脉弦细，再拟平肝潜阳，健脾利水。

处方 泽泻8g，云茯苓15g，车前子10g，制陈皮10g，法半夏10g，炒白术10g，炒白芍10g，钩藤15g，生牡蛎30g。服1剂。

七诊 自觉头晕，语言无力，痰少，食欲渐增，肢体软弱无力，舌质淡红，苔薄白，脉沉细，乃脾肾气虚，不能运化所致，宜健脾益肾。

处方 党参15g，黄芪15g，云茯苓10g，炒白术10g，制陈皮10g，熟地黄15g，制首乌15g，枸杞10g，杜仲10g，石菖蒲10g。服3剂。

药后诸证基本消失，再用上方加减服2剂，痊愈出院。

⁑ **按** ⁑　患者在福建医科大学附属第一医院及晋江地区第一医院均诊断为病毒性脑炎，其临床表现以偏瘫、失语为主证，属于中医"中风"范畴，称"风痱"症。主要为肝肾阴阳两虚，痰浊蒙蔽心包所致，蔡友敬运用地黄饮子治疗此病后遗症，已有数例，历验不爽，确有良效。该方具有肝肾同治，阴阳双补，开窍化痰，宣通解语，标本兼顾作用，历来被认为是治疗中风失语的代表方剂。蔡友敬在临床上对该方的运用已有所发展，用于肝肾两虚型之高血压、肾炎、脑血管意外及其他神经系统（脑脊髓）病变引起的瘫痪语言不利后遗症，均有一定疗效，值得探讨。

第四章

脾胃系病证医案

第一节 腹 痛

● 病案一

吴某,男,67岁。1974年3月5日初诊。

现病史 患者因畏冷发热,右上腹间歇性疼痛13天,服药注射后无效,而转来泉州市第一医院外科。体温37.6℃,脉搏50次/分钟,血压110/90mmHg,巩膜有轻度黄染,两肺未闻异常声音,在心尖部可闻Ⅱ级收缩期杂音,腹部稍紧,在右上腹触及不明显的包块,有轻微的压痛和叩痛,肝脾可触及,肠鸣音正常。西医考虑为胆囊炎,胆石症,胆囊穿孔,于入院当日即行胆囊切除+"T"型管引流。至4月5日拔管之后,腹部间歇性胀痛,伴畏寒发热尚未减轻,乃于4月13日请蔡友敬会诊。见右上腹部胀痛,痛剧则呕吐,每天均有发作,畏寒发热、目睛微黄,小便黄赤,胃纳较差,舌苔黄,质红,脉象弦数。此属湿热蕴结于脾胃少阳,气机不利,治宜清利湿热,宣通气机。

中医诊断 腹痛(湿热蕴结)。

西医诊断 胆囊炎、胆石症、胆囊穿孔切除+"T"形管引流后。

处方 绵茵陈6g,黄芩10g,金银花10g,连翘10g,蒲公英15g,金钱草30g,柴胡10g,郁金10g,玉米须30g,白术10g,陈皮10g,川楝子10g,甘草6g。服1剂。

二诊 右上腹部间歇性疼痛未再发作,畏寒发热均退,食欲转佳,但眼睛微黄,小便黄赤仍在,苔黄腻,脉沉细,虽气机通利,但湿热蕴结未解,仍拟原法再进。

处方 绵茵陈10g,郁金10g,玉米须30g,蒲公英15g,柴胡6g,白术10g,枳壳6g,陈皮10g,麦芽6g,甘草3g。服3剂。

三诊 右上腹部疼痛又稍有发作,但痛势甚微,目黄较退,有时恶寒发热,苔薄黄,脉沉细。仍属湿热之骤未清,气机失于宣通,再拟清利湿热,宣通气机。

处方 绵茵陈15g，郁金10g，玉米须30g，蒲公英15g，柴胡10g，白术10g，枳壳6g，陈皮10g，麦芽10g，香附10g，川楝子10g，木香4.5g，甘草3g。服4剂。

四诊 右上腹部疼痛已除，目黄亦较退，寒热已解，小便转清，有时微黄，但头晕疲乏无力，畏风纳减，多食则胃脘有胀闷感，舌苔微黄，脉象左弦右细。乃湿逐渐清解，气机得已宣通，但脾胃之气已受损伤，再拟清利湿热，宣通气机，佐以扶正。

处方 绵茵陈15g，郁金10g，玉米须10g，蒲公英10g，柴胡6g，枳壳6g，甘草3g，茯苓10g，党参5g。服3剂。

五诊 目黄全退，口苦，吐涎沫，食欲尚未改善，四肢乏力，腰酸，苔薄黄，脉沉细。湿热之邪虽除，而正虚未复，再拟健脾和胃，清利余邪。

处方 绵茵陈15g，郁金10g，玉米须30g，蒲公英15g，党参15g，炒白术10g，陈皮10g，茯苓10g，炒鸡内金10g，谷芽10g。服5剂。

该患者于4月28日出院。5月17日再来院门诊复查，据患者说，服药后，诸症已除。唯尚疲乏无力，再予六君子丸内服，遂告痊愈。

按 本病例经西医检查诊断为胆囊手术后遗症。从中医辨证，乃属湿热内蕴，气机不宣之证，当时，西医用抗生素大量处理，发热疼痛均未见轻减，改用中药后，病情即逐步得到改善，达到痊愈。现代科学实验证明，茵陈、郁金、玉米须具有利胆作用，对胆道阻塞而发生的黄疸收效甚佳。另一方面，金银花、连翘、蒲公英、柴胡、黄芩具有广谱抗菌作用，对很多种致病菌均能抑制或消灭，在辨证与辨病相结合的原则下，蔡友敬既注意中医辨证，又注意西医辨病，因而能在临床上取得较好的疗效。

病案二

黄某，女，16岁。1977年5月8日初诊。

现病史 患者自诉经常绕脐疼痛，于县医院检查为肠道蛔虫感染。前2

天服驱虫药后，腹痛加剧，至今未缓解，病情逐渐加重而住院。现腹部疼痛甚剧，呈阵发性，痛时四肢厥冷，全身出汗，食入即吐，伴有恶心呕吐，寒热往来，大便3天不通，未排气，小便短赤，西医诊断为蛔虫性不完全性肠梗阻，经静脉滴注5%葡萄糖及对症处理，症状未见缓解，乃请蔡友敬会诊。证见腹痛呈阵发性，时痛时止，脐周围压痛明显，偏左可触及一条索状包块，肠鸣音亢进，食入即吐，寒热往来，口渴喜饮，面色微黄，大便秘结，舌质红，苔黄燥，脉弦数。四诊合参，证属虫积。由于积久化热，热邪结于少阳阳明，枢机不利，阳明热结，治宜和解少阳，兼清阳明，佐以安蛔止痛。方用大柴胡汤加减。

中医诊断 腹痛（少阳、阳明热结）。

西医诊断 蛔虫性不完全性肠梗阻。

处方 生大黄10g，柴胡10g，黄芩10g，枳实10g，法半夏10g，生白芍10g，乌梅30g，厚朴6g，生姜3g，大枣10g。服2剂。

二诊 服药后排气，便通，腹胀、腹痛基本消失。恶心呕吐亦除，寒热已退，能进少量稀饭，但胃脘胀满纳差，舌质红，苔薄黄，脉沉细，少阳已解，内热亦清，而素体脾胃虚弱，故宜健运脾胃，以善其后。用异功散加减。

处方 党参15g，炒白术10g，茯苓10g，制陈皮6g，甘草3g。服3剂。

药后用西药驱虫治疗，痊愈出院。

按 蛔虫性肠梗阻属祖国医学"虫积腹痛"范畴。蛔虫性喜团聚，又好钻窜，聚而成团，阻塞肠中，格塞不通，不通则痛，所以腹部疼痛，虫安则痛止，故腹痛时发时止，蛔虫上扰则食入即吐，虫积久而化热。热邪内结少阳，则寒热往来；结于阳明，则大便秘结。针对本证病机进行辨证施治，认为是虫积引起热邪蕴结少阳、阳明，故用大柴胡汤加减，以外解少阳，内清阳明。因辨证准确，故一剂知，二剂已。但患者素体脾胃虚弱，故用异功散健运脾胃，以善其后。再用西药驱虫，以除其根，此例也是中西医结合治疗的典型病例。

病案三

黄某，男，50岁。1977年7月23日初诊。

现病史 左上腹部持续性疼痛3天，阵发性加剧而入院。3天前无明显诱因而觉前胸部疼痛，无畏寒发热及咳嗽，不久，移至左上腹持续性疼痛，无食欲减少，恶心呕吐及腹胀感，小便正常，大便4日未通。在门诊治疗收效不明显，故住院治疗。既往曾患肺结核多年，并在1958年、1962年、1970年各咯血1次，并有胃溃疡史30多年，1964年又有过胆囊炎。入院检查体温37.7℃，呼吸24次/分钟，血压100/65mmHg，血常规示，第一次血清淀粉酶960U/L，白细胞$4.6×10^9$/L，中性粒细胞百分数78%，淋巴细胞百分数24%。西医诊断为急性单纯性胰腺炎。曾用颠茄合剂、普鲁本辛、庆大霉素、维生素C、10%葡萄糖注射液500mL+5%葡萄糖氯化钠注射液500mL静脉滴注数次，疼痛仍未缓解。7月25日乃请蔡友敬会诊。证见左上腹部持续疼痛3天，伴有畏寒，发热（体温38.8℃），头晕，大便5天未解，小便短黄，食欲减少，形体消瘦，神疲乏力，腹部轻度肌紧张，舌红，苔黄厚腻，脉象弦细数。此证属邪入少阳，热结阳明，治宜和解少阳，泻下热结，用大柴胡汤加减。

中医诊断 腹痛（邪入少阳，阳明热结）。

西医诊断 急性单纯性胰腺炎。

处方 柴胡10g，黄芩10g，芒硝6g，木香6g，延胡索10g，生大黄10g，生白芍10g，黄连6g。服1剂。

二诊 服药后腹痛明显减轻，发热已退，大便亦通，头晕改善，但口干喜饮，小便量少色黄，舌红，苔黄腻，脉弦细数。少阳之邪有外达之势，阳明之热有下泄之机，再拟原法加减。上方去木香，加川楝子10g、甘草3g，服1剂。

三诊 腹部微痛，大便虽通，但量少干燥，体温降至正常，全身较前舒服。生化检查示，血清淀粉酶155U/L，舌淡红，苔黄腻，脉沉细弦。少阳之邪已解，阳明内热未消，再拟理气通便，用大承气汤加味。

处方 生大黄10g，芒硝10g，厚朴6g，枳实10g，黄芩10g，木香6g，柴胡 10g，生白芍 10g，川楝子 10g，甘草 3g。服 3 剂。

四诊 大便量少干燥已有改善，但两胁疼痛，进食后自觉胸部有阻塞感。口渴欲饮，舌红，苔薄黄，脉沉细。阳明热结虽清，少阳邪热复作，再拟疏泄少阳，清热止痛。用四逆散加味。

处方 柴胡 10g，生白芍 10g，枳实 10g，甘草 3g，厚朴 10g，延胡索 10g，金银花 10g，连翘壳 10g，茯苓 12g，车前子 10g，生地黄 10g。服 2 剂。

五诊 药后上述诸症基本消失，苔薄，脉沉细，再拟调理肝脾，以善其后。

处方 柴胡 10g，黄芩 10g，炒白术 10g，茯苓 12g，陈皮 6g，甘草 8g，谷芽 10g，麦芽 10g，厚朴 8g，枳实 10g。服 2 剂。

痊愈出院。

按 急性胰腺炎类似祖国医学"脾心痛""脘痛""结胸"等论述。其病理主要是肝郁气滞，湿热蕴积肝胆，以及湿热积滞于中，形成脾胃实热所致。本病例由于热结阳明，腑气不通，不通则痛，故腹痛剧烈，便秘不通。邪入少阳，故寒热往来，舌红，苔黄腻，脉弦细数，均是脾胃实热之证。用大柴胡汤加减，取其疏肝理气、清热通便的作用，对肝郁气滞，脾胃实热等见证的急性胰腺炎收效甚佳。

大柴胡汤出自《伤寒论》"少阳病篇"和《金匮要略》"腹满寒疝宿食病脉证并治"，用于治疗"伤寒发热，汗出不解，心中痞硬，呕吐而下利者"及"按之心下满痛者"。现代运用大柴胡汤治疗内科、外科、皮肤科及五官科疾病，多有取得佳效。

病案四

张某，女，26 岁。1977 年 8 月 4 日初诊。

现病史 患者自诉右上腹部持续性疼痛，阵发性加剧 1 天多、痛时辗转不安，不得静卧，到合作医疗站就诊，给予肌内注射阿托品等及口服醋酸，疼痛未见改善而急诊入院。入院后行生化检查，血清淀粉酶 200U/L；化验血常规示，白细胞 10.8×10^9/L，中性粒细胞百分数 75%，嗜酸粒细胞 8%，淋巴细胞 17%，西医诊断为胆道蛔虫病合并感染，因疼痛反复发作，故先后注射阿托品、非那根、哌替啶数针，长期医嘱给予口服颠茄合剂，肌内注射庆大霉素等。8月6日给予驱虫，次日排出蛔虫 7~8 条，但剧痛仍有发作，并伴有呕吐，乃请蔡友敬会诊。见患者右上腹部阵发性剧痛，压痛明显，无反跳痛，肠鸣音存在，伴有呕吐、发热（体温 38℃），神疲体倦，面色微黄，气短懒言，舌红，苔黄，脉象弦数。此属虫积化热，蕴结肠中。治宜清利退热，安蛔止痛。仿乌梅丸意。

中医诊断 腹痛（虫积化热，蕴结肠中）。

西医诊断 胆道蛔虫病合并感染。

处方 乌梅 15g，川椒 10g，黄柏 10g，白芍 10g，细辛 3g，延胡索 10g，川楝子 10g，木香 6g，厚朴 6g，黄连 6g。服 1 剂。

二诊 腹痛基本消失，呕吐停止，体温至 37.2℃，大便拉出蛔虫 1 条，舌淡，苔薄，脉弦细数，再拟原法加减。

处方 上方加陈皮 10g、茯苓 10g。服 3 剂。

三诊 腹痛消失，体温正常，疲乏无力，余无明显不适，舌淡，苔薄，脉细，考虑病后脾胃损伤，故拟补气健脾，用异功散加减。

处方 党参 15g，炒白术 10g，茯苓 12g，陈皮 10g，炒谷芽 10g，炒麦芽 10g，木香 8g，甘草 3g。服 2 剂。

按 蛔虫性喜钻窜，窜入胆道，使肝气失于疏泄，胆汁郁积，气滞不通，故持续性右上腹部疼痛，辗转不安；肝气郁滞，横逆犯胃，胃失和降，故呕吐频繁；脾失健运，故气短懒言；湿热内蕴，胆道不利，故腹痛加剧。用苦、辛、酸合方，取其蛔虫得酸则止，得苦则安，得辛则伏于下，故以乌梅、黄连、川椒三味，极酸、极苦、极辛合用成方，以达到清利湿热、安蛔止痛的目的。

乌梅丸在《伤寒论》中用于"蛔厥"及"久利"的治疗，其原文是："蛔厥者，其人当吐蛔，令病者静而复时烦者，此为藏寒，蛔上入其膈，故烦，须臾复止，得食而呕，又烦者，蛔闻食臭出，其人常自吐蛔。蛔厥者，乌梅丸主之。又主久利。"除了上两证外尚用于寒热错杂的内科及妇科疾病。

第二节 胃脘痛

病案一

高某，男，41岁。1974年11月17日初诊。

现病史 患者常觉秋、冬两季胃痛隐隐，泛吐清水，喜暖喜按，时觉饥嘈，痛时牵引胸背，饥劳痛甚，得食则缓，自诉在1个月前经X线检查诊断为十二指肠球部溃疡，舌脉象见苔白，质淡，脉象细弦。此属脾胃虚寒之证，治宜益气温中，用黄芪建中汤治之。

中医诊断 胃脘痛（脾胃虚寒）。

西医诊断 慢性十二指肠溃疡。

处方 炙黄芪15g，炒白芍18g，桂枝6g，炙甘草4.5g，炮姜4.5g，大枣10g。服4剂。

二诊 胃脘疼痛减轻，泛吐清水亦愈，药既应手，原法再进。

处方 炙黄芪15g，炒白芍18g，桂枝6g，炮姜4.5g，炙甘草4.5g，大枣10g，木香6g，川楝子10g，延胡索10g，厚朴10g。服4剂。

三诊 药后胃脘疼痛已除，原方再服4剂，并嘱患者以软食为主，忌食生冷刺激及不易消化之品。

药后随访未见再发。

按 溃疡病属于中医的胃脘痛，究其发病原因，主要由于七情刺激，饮食劳倦以致脾胃损伤，升降失常，甚则气阴两伤，而成本病，偶感寒邪，则疼痛加剧，秋、冬气候寒冷，故发作频繁，盖气阴两虚证。在治法上，补阴则碍阳，补阳则耗阴，当宜调以甘药，温中补虚为主。采用黄芪建中汤合金铃子散加减。本方用黄芪、甘草补益中气，桂枝温中散寒，大量白芍和营敛阴，生姜、大枣调营卫，木香、川楝子、延胡索行气止痛，诸药合用，则能使阴阳平调，营卫协和，脾气健运，气血得充，诸症自愈。

病案二

张某，男，32岁。1975年8月20日初诊。

现病史 患者由于饥饱失调，损伤脾胃，自觉经常胃脘疼痛，胸中嘈杂，有灼热感，心烦喜呕，或作或止，口苦目眩，食后更觉胃脘痞满，时有肠鸣便溏，神疲乏力，曾用一见喜等寒凉之品，随觉病情略有加重，舌脉象见舌苔黄腻，脉象细数。此属脾不健运，胃气不和，升降失司，寒热互结之证，治宜辛开苦降，调和脾胃。

中医诊断 胃脘痛（寒热互结）。

西医诊断 慢性胃炎。

处方 半夏10g，干姜3g，黄连4.5g，黄芩10g，党参15g，炙甘草4.5g，大枣10g，木香6g，厚朴6g。服4剂。

二诊 药后自觉症状大有好转，胃脘痞满、疼痛嘈杂之象已除，现尚有肠鸣、便溏、神疲乏力、食后脘胀，苔薄，脉沉细。寒热互结之象虽除，但脾胃升降之机未复，再拟健脾和胃，用香砂六味。

处方 木香6g，砂仁4.5g，党参15g，茯苓10g，白术10g，陈皮10g，法半夏10g，防风4.5g，甘草3g。服3剂。

服汤药3剂后，改用香砂六君丸调脾胃，诸症悉愈。随访1个多月，未见复发。

按 本例系属阴阳失调，寒热互结，升降失常，虚实夹杂之证。误服寒凉，更使脾胃受伤，不能升清降浊，故脾之清阳不升则肠鸣便溏，胃之浊阴不降则呕逆，形成中焦痞满之症。方用半夏泻心汤，寒热并用，补泻兼施，辛开苦降，调整脾胃。"满而不痛者，此为痞，柴胡不中与之，宜半夏泻心汤"，以及"呕而肠鸣，心下痞者，半夏泻心汤主之"。

蔡友敬取其辛开苦降，用于胃脘痛的寒热错一症，观其不但立法周全，而且面面兼顾。半夏、干姜、木香之辛温除湿散寒而和其阴，黄芩、黄连苦降泄热而和其阳，佐以党参、炙甘草、大枣甘温调和脾胃，补中焦之虚，协调诸药，最后又以香砂六君汤（丸）健脾和胃，调理善后，所以收到满意效果。

病案三

李某，男，40岁。1978年2月16日初诊。

【现病史】 患者以胃脘部间歇性疼痛1年，加剧2个月为主诉。经西医检查X线透视，确诊为胃窦炎。曾用多种抗生素及解痉止痛药等均无效，拟转外科手术，但患者有顾虑，故请蔡友敬会诊，希望能改用中药治疗。证见患者胃脘持续性疼痛，不喜按，呕酸吐水，精神疲倦，形体消瘦，面色黧黑少华，舌质紫暗，中有瘀斑，苔黄微腻，脉象弦数。此属脾胃失运，肝木侮土，寒热互结，本虚标实，先拟平肝和胃，降逆止痛，用半夏泻心汤合芍药甘草汤加味。

【中医诊断】 胃脘痛（脾虚失运，寒热互结）。

【西医诊断】 胃窦炎。

【处方】 法半夏10g，黄连6g，黄芩10g，干姜6g，煅乳香6g，煅没药6g，党参15g，炙甘草8g，炒白芍18g，川楝子10g，海螵蛸15g。服4剂。

【二诊】 胃脘疼痛，转为时轻时重，呕吐酸水，口苦，口干喜饮，腹胀，大便秘结，舌红，苔黄腻，脉弦数，肝逆犯胃，浊气不降再用原方加减。原方去干姜、海螵蛸，加制大黄10g、吴茱萸4.5g、延胡索10g、木香4.5g。服2剂。

【三诊】 胃痛略减，脘腹痞闷，嗳酸呕吐，腹胀，大便通而不畅，舌暗红，苔黄腻，脉象弦数。胃腑已通，浊气虽降，而气机阻滞之象未解，暂拟行气解郁，用越鞠丸加味。

【处方】 酒川芎10g，制苍术10g，制香附10g，炒栀子10g，神曲10g，厚朴6g，乌药10g，吴茱萸4.5g，黄连4.5g，炒谷芽10g，炒麦芽10g。服3剂。

【四诊】 胃脘疼痛又减，嗳气吐酸仍在，大便通利，舌红，苔黄腻，脉弦数。气机已利，再拟和胃降逆，仍用半夏泻心汤加减。

【处方】 法半夏10g，黄连6g，黄芩10g，干姜6g，党参15g，炙甘草3g，川楝子10g，煅乳香10g，煅没药10g。服2剂。

【五诊】 昨日中脘剧痛，连及胸胁，痛时长达5~6h，口苦口干，二便正常，舌红偏紫，苔薄黄，脉弦数。肝郁化火，横逆犯胃，再拟清肝泻火，缓急止痛。

处方 炒白芍18g,甘草10g,黄连4.5g,吴茱萸3g,川楝子10g,延胡索10g,炒栀子10g,海螵蛸15g,炒黄芩10g,法半夏6g。服4剂。

此后胃脘疼痛日趋好转,守法再进。随症加减,痛甚加金铃子散;腹胀加川朴、木香;瘀重加乳香、没药、丹参、川芎;吐酸加海螵蛸;便秘加火麻仁、郁李仁或枳实、大黄;食减加谷麦芽、陈皮、白术等。续服14剂。

六诊 胃脘痛已痊愈1周,饮食二便正常,精神转佳,体力渐复,肌肉日渐丰满,舌淡红,苔薄黄,脉沉细数。此属邪去正虚阶段,宜调理脾胃,用六君子汤加白芍、海螵蛸等,以善其后。

出院后继续在门诊观察,胃脘痛至今无复发。

按 本病例系一胃窦炎患者,病程已1年多,加剧2个月曾用抗菌消炎、解痉镇痛药未效。会诊后诊为寒热互结、本虚标实之胃脘痛。据"久病多虚,新病多实"之理,认为慢性病急性发作往往表现为本虚标实。此例疼痛由间歇性转为持续性,时而剧痛,痛前有畏冷状,不喜按,嗳酸吐水,舌质紫暗、有瘀斑,苔黄腻,脉弦数,为寒热互结之征,盖脾胃虚寒,肝木侮土,气机失于条达,气滞则血瘀,郁久则化热,形成寒热,互结于胃,致胃气上逆,挛急作痛,故疼痛是当务之急,急则治标,先予平肝和胃,降逆止痛,用半夏泻心汤、芍药甘草汤、左金丸等方复合使用,组合严密。方中半夏、干姜辛开温散;黄芩、黄连苦寒下降,辛开苦降,寒热并用,解除结气,调和气机;芍药苦酸微寒,柔肝止痛,甘草甘平,其性缓急,两者配合,酸甘化阴,缓急止痛;吴茱萸辛温,黄连苦寒,两者配合即是左金丸,用于治疗肝火犯胃者,对呕吐酸水者,用之效著;党参甘平,补虚固本。该处方是对"寒者热之,热者寒之,虚者补之,实则泻之"原则具体又灵活的应用,故收到显著效果。待标证平息后,再用调理脾胃之法以治其本,善其后,使脾胃健运,则病自痊愈。

第三节　噎膈

候某，男，50岁。1975年2月19日初诊。

现病史　患者胸闷不舒。吞咽之时，哽噎似有阻塞，咽中如梅核所阻，咯吐不出，吞咽不下，伴有呃逆，已历时2年，情绪烦闷不安，食管钡餐造影正常，曾多处求治，服用橘皮竹茹汤，旋覆代赭石汤，五味异功散、温胆汤等方药无效，见舌苔薄黄，舌质紫暗，脉沉细涩。此属气滞血阻，治宜破滞降逆，顺气扶正，方用四磨饮合四七汤加减。

中医诊断　噎膈（痰气交阻）。

西医诊断　膈肌痉挛。

处方　党参15g，沉香3g，乌药10g，槟榔10g，厚朴10g，紫苏梗6g，法半夏10g，茯苓10g，陈皮10g，丁香4.5g，柿蒂12g。服5剂。

二诊　呃逆减少，上症大为改善，脉沉细，苔薄黄、舌质仍略紫暗，观其舌质尚有气血郁结之证。上方减丁香、柿蒂，加赤芍、川芎等药活血祛瘀。

处方　党参15g，沉香3g，乌药15g，槟榔10g，厚朴6g，紫苏梗6g，法半夏10g，陈皮6g，茯苓10g，枳壳10g，赤芍10g，川芎10g。服5剂。

三诊　改服旋覆代赭汤加味。

处方　旋覆花10g，代赭石30g，党参15g，法半夏10g，生姜3g，大枣10g，丁香6g，柿蒂12g，厚朴10g，紫苏梗10g。服5剂。

四诊　自觉症状停滞，没有继续改善，仍以四磨饮合四七汤加减。

处方　党参15g，乌药10g，沉香8g，槟榔10g，法半夏10g，紫苏梗10g，柿蒂12g，川芎10g，茯苓10g，枳壳10g，陈皮10g，甘草3g。服5剂。

五诊　症已基本消除，仅偶尔一二声打呃，无任何不适，苔薄，质略紫，脉沉细，仍破滞降逆，顺气扶正。

处方　党参15g，乌药10g，槟榔10g，沉香8g，丁香3g，柿蒂12g，厚朴6g，赤芍12g，川芎10g。服4剂，服药后症状消失。

按　本例类似西医所称的"膈肌痉挛"。噎膈一症，多为精神因素引起，正如张景岳所说："噎膈一证，必以忧愁思虑，积郁而成。"因为忧思可以伤脾，脾伤则气结，由气及血，以致气血郁结。患者情绪烦闷，显然是由精神因素所致，正如现代医学认为，是属功能性的。然而，久而久之，即有气血郁结之证，故舌质紫隐约可见，旋覆代赭汤等方之所以未能奏效，主要是未能首先从破气郁入手。以四磨饮中的沉香、槟榔、乌药破气降逆，党参益气扶正，即寓补于攻，另合四七汤资助行气开郁，故能收到满意的效果。

第四节 呕 吐

病案一

郭某，男，27岁。1973年10月26日初诊。

现病史 患者近6~7年来，胃脘经常胀闷，遇劳或精神刺激即剧。入院前10多天，食欲减退，胸胁满痛，每餐食后10余分钟随即呕出胃内食物，呕出物夹杂黄色苦水，曾经在当地服10余剂中药未见好较，反日趋严重，甚则喝口汤水亦致胸胁绞痛即呕吐若水黏沫，汗出淋漓，至欲虚脱，不胜苦楚。于10月26日收住内科，初步诊断为幽门痉挛，可疑胆囊炎。服用颠茄合剂、肝宁，配合输液，呕仍未止。于10月28日，请蔡友敬会诊。见面色苍白，神情倦怠，无发热，时欲恶心，食入即吐，胸脘闷痛。检查示，腹软，肝脾未触及，仅胃脘及右胁下轻度压痛感，苔薄黄，脉弦。此乃肝气拂郁、胃浊上逆之证，治宜疏肝理气，和胃降逆，方用旋覆花汤合左金丸加减。

中医诊断 呕吐（肝气犯胃）。

西医诊断 顽固性呕吐。

处方 盐旋覆花10g，代赭石30g，党参10g，法半夏10g，吴茱萸4.5g，黄连4.5g，紫苏梗10g，黄芩10g，生姜10g，大枣10g。服2剂。

二诊 上药服2剂后，食入未再呕吐，胁痛略减，患者自云胃脘部尚有灼热感，时而呕吐酸水，苔薄黄，脉弦缓，宜苦辛并进，调和肠胃，用半夏泻心汤加味。

处方 法半夏10g，黄连4.5g，黄芩10g，生姜20g，党参10g，海螵蛸15g，炙甘草3g，大枣10g。服2剂。

三诊 呕吐酸水已止，昨经胃肠造影无异常发现，但胁下尚有隐痛，口苦，苔薄黄，脉弦，宜再调和肝脾，用四逆散加味。

处方 柴胡6g，白芍15g，枳实10g，甘草8g，厚朴10g，香附10g，木香 10g，黄芩 10g。服 3 剂。

药尽诸恙已除。

按 患者脾胃素弱，运化不健，致常饱闷不舒，此为致病的主要因素。脾胃功能障碍日久，水谷易于停聚，化生浊饮，影响脾胃受纳升降，故食入即吐，是胃失和降、浊饮上逆之证，治宜旋覆代赭汤和逆降浊，益气和胃。但患者又兼见脘胁疼痛，苔薄黄，脉弦，此乃气郁化火、肝胃不和之象。《黄帝内经·素问》"至真要大论篇"曰："诸逆冲上，皆属于火。"即指此而言，故佐以疏肝和胃的左金丸，加上紫苏梗、黄芩增强和胃止呕之功，所以 2 剂而奏捷效。

然呕吐之证，有虚实之分，实者易治，唯痰饮与肝气之呕，每易复发，故再以寒热互用、苦辛并进的半夏泻心汤调和肠胃，以四逆散调和肝脾，肝气条达，脾气健运即痰饮与肝气无由为患。综上所述，可见蔡友敬对本病的诱因与善后皆有精细的见解矣。

病案二

颜某，男，49 岁。1974 年 1 月 12 日初诊。

现病史 1973 年 12 月 14 日于外科住院。西医诊断为泌尿系统结石。12 月 31 日，手术取出结石，但肾功能极差，术后出现酸中毒，泌尿系统感染，恶心，呕吐，经用西药治疗，仍不见效。1 月 12 日请蔡友敬会诊，见恶心，呕吐，口渴欲饮，纳差，大便稠，小便短小，舌质红，无苔，脉象滑数。此为胃阴不足，胃火上炎，胃气不降，治宜养阴清火、和胃降逆，方以叶氏养胃法加减。

中医诊断 呕吐（胃阴不足）。

西医诊断 泌尿系统结石伴感染、代谢性酸中毒。

处方 沙参 6g，麦冬 6g，扁豆 15g，黄芩 6g，竹茹 6g，法半夏 6g，紫苏叶 4.5g，茯苓 6g，泽泻 6g，赤小豆 30g，黄连 6g。服 2 剂。

二诊 呕吐止，口渴解，大便秘结，小便涩痛，舌质红，苔黄，脉沉细有力，右手脉带数，此乃胃燥津枯，以增水行舟法，用增液汤加味。

† 处方 † 玄参6g，生地黄6g，沙参6g，火麻仁10g，郁李仁6g，厚朴6g，黄芩10g，连翘6g，赤小豆30g，车前子10g。服2剂。

† 三诊 † 服2剂大便已通，但小便微黄，伴有畏冷，发热38℃，舌红，苔黄，脉细数，属热在下焦，宜滋阴清热。

† 处方 † 玄参10g，生地黄6g，沙参6g，黄芩6g，连翘10g，黄柏6g，赤小豆30g，车前子6g，茯苓6g，柴胡6g。服3剂。

服3剂后，热退畏冷除，小便转正常，舌红已退，苔薄，脉沉细，但纳差，疲倦乏力，最后投六君子汤加减，调治善后。

† 按 † 手术以后，正气受损，阴血俱虚，阴虚则火旺，耗伤胃阴，以致胃失濡养，气失和降，故作呕吐。津液不得上承，虚中有热，则口干渴，舌红，脉细数，正如李中梓在《证治汇补·呕吐》所说："阴虚成呕，不独胃家为病，所谓无阴则呕也。"故蔡友敬在整个治疗过程中，均以养阴津、存津液为主，借用叶氏养胃法，使用增液汤，使阴津恢复，热自清而吐自止，同时还善于辨证与辨病相结合，虽辨证为阴虚，但辨病属泌尿系统感染和酸中毒，故方中佐黄芩、连翘、黄柏，清热解毒以达消炎之功。在津液恢复之时，重视胃气调护，最后投六君子汤加减，以善其后，乃奏全功。

第五节 呃 逆

病案一

黄某，男，38岁。1973年11月10日初诊。

现病史 有5年肝炎病史。于11月5日劳累后胁肋隐痛，胸脘痞闷，翌日呃逆频作，纳食减少，食多即感不适，伴烦躁易怒，舌质较红，苔白浊，脉细弦。据脉证合属肝胃气逆，宜疏肝和胃，降逆止呃。

中医诊断 呃逆（肝气犯胃）。

西医诊断 慢性肝炎。

处方 紫苏梗4.5g，白芍6g，旋覆花6g，代赭石15g，法半夏6g，柿蒂12g，白术6g，陈皮6g，甘草3g。

连服2剂，呃逆即止。

病案二

杨某，女，84岁。1973年8月29日初诊。

现病史 呃逆不除历时2载，经在外医治无效。见呃逆频频，声呃不响，自觉呃逆后感胃脘痞满则消，有时吐水，形体消瘦，舌淡，苔薄白，脉沉细无力。此乃虚呃，治宜补中降逆，和胃止呃。

中医诊断 呃逆（脾胃气虚）。

西医诊断 胃食管反流病。

处方 党参15g，代赭石15g，旋覆花6g，法半夏10g，甘草3g，生姜3g，大枣10g，紫苏梗6g，丁香6g，柿蒂12g。服3剂。

二诊 服3剂诸症大减，原方加吴茱萸3g，再3剂，诸症基本改善。

按 呃逆为胃气失降、胃气上逆之故。首当分清虚实，呃声响而频为实，若呃低怯时为虚。例一胁痛脘胀，呃而频作，此为肝胃不和，其脉沉细，肝气犯胃，胃失和降，故见胃差，然苔白浊，是湿邪蕴脾，综观脉证，系属实呃无疑。例二呃声低，脉象沉细，舌淡，苔薄，则应属虚呃，而蔡友敬均借用旋覆代赭石汤灵活加减，而奏功效。旋覆代赭石汤出自《伤寒论》："伤寒发汗，若吐若下，解后心下痞硬，噫气不除者，旋覆代赭汤主之。"在熟读领会条文时，认为"心下痞硬，噫气不除"是和呃逆相关的，故加减运用，取得较好的疗效。例一因中气不虚，故加白芍、陈皮，去党参、大枣疏柔肝气而达降逆止呕。例二重用党参，加丁香、吴茱萸温胃降逆，二例均加紫苏梗、柿蒂，此为蔡友敬的经验，柿蒂是降逆止呃较好的药物，在门诊中观察到不少呃逆病例，都是灵活运用旋覆代赭石汤，莫不随手奏效。

第六节 便　秘

张某，女，46岁。1975年1月8日初诊。

现病史 自述多年来大便次数减少，经常五六天或八九天才排便1次，粪质干燥坚硬，排出困难，有时竟致腹痛便血。既往有肺结核史，诊之脉滑数，苔薄黄。此证属肠胃积热，血虚津少，治宜增液润燥，以期奏效。以增液汤合五仁丸加减。

中医诊断 便秘（肠胃积热，血虚津少）。

西医诊断 习惯性便秘。

处方 生地黄10g，玄参10g，麦冬10g，火麻仁10g，郁李仁10g，瓜蒌仁10g，百合10g，黄连4.5g。服3剂。

二诊 上述症缓解，两三天排便1次，排出容易，不似以往努挣用力，舌脉如前，仍用上方加味。

处方 生地黄10g，玄参10g，麦冬10g，栀子10g，火麻仁10g，郁李仁10g，苦杏仁10g，瓜蒌仁10g，黄芩10g，枳壳10g，厚朴10g。服3剂。

服3剂后，改服成药火麻仁丸，每晚临睡口服9g，并嘱咐平素应按时养成排便习惯，数天后自觉爽适，每一两天排便1次，未见腹痛，便血。

按 便秘在《伤寒论》中有"阳结""阴结""脾约"等名称，有火即"阳结"，无火即"阴结"，本例虽见苔黄，脉滑数，有火象，然年高病久，粪便干硬，经常努挣太甚而肛门裂伤出血，此津液枯涸，不能滑润肠道所致，症属阴结，故侧重以五仁丸滑润肠道，以增液汤增水行舟，兼以苦杏仁、枳壳宣通肺气，肺气得以肃降，推动大肠传送功能，则便秘自除，症状缓解后，则以火麻仁丸之丸剂以缓图收功。

第五章 肝胆系病证医案

第一节 黄 疸

张某，女，10岁。1975年11月20日初诊。

现病史 患儿于1975年11月中旬畏寒发热，四肢乏力，呕恶纳差，恶闻油腻，口渴不多饮，同时伴右肋下疼痛，小便黄赤，其母自购抗感冒片给服无效。四五天后，温热虽有减，而诸症见重，乃于门诊求治就诊时精神萎靡，体温38.2℃，巩膜及皮肤黄染，咽部（-），心肺（-），腹软、肝上界于第6肋间下界于右肋下约1横指，质软，边缘平滑，触痛明显，脾未扪及。舌质稍红，苔黄腻，脉弦细数。脉证合参，证属湿热蕴结型阳黄，宜清热利湿。

中医诊断 黄疸（湿热蕴结）。

西医诊断 急性黄疸性肝炎。

处方 绵茵陈15g，虎杖12g，黄芩10g，柴胡10g，白芍10g，川楝子10g，炒山栀子10g，枳实10g，滑石18g，甘草3g，车前子10g，菜豆壳15g。服5剂。

二诊 服5剂后精神觉爽，目黄身黄渐退，肝区疼痛减轻，仍宗上法，原方续服10剂。

三诊 诸症大减，小便清长，食欲略增，上方去炒栀子、川楝子，加茯苓、白术以健脾。

1个月后复查，肝于右肋下未能触及，至今未见复发。

按 此例西医诊断为急性黄疸性肝炎，中医诊断为阳黄，见身黄、目黄，口渴溲赤，呕恶纳差，胁肋疼痛，舌苔黄腻，皆湿热困脾，脾胃失调，湿聚热郁，肝胆疏泄失职，方中绵茵陈清热利湿除黄，虎杖、山栀子、黄芩清热解毒利胆，柴胡疏肝，白芍缓急止痛，滑石、车前子、菜豆壳分消湿热，从小便出，故得速愈。蔡友敬治疗湿热蕴蒸之阳黄喜用绵茵陈、虎杖二药随证加减，疗效显著。肝功能恢复正常迅速，试举一例，见其一斑，有时可加用活血之品，阳黄更快消退，即所谓"凉血活血，阳黄易却"。此病例在传染病管理不甚严格的时代取得的良效，目前仍有借鉴意义。

第二节 萎 黄

陈某，男，47岁。1974年10月8日初诊。

现病史 患者自诉上腹部不适和疼痛已3年余，时觉腹泻、咳嗽、气促、心悸、头晕、失眠、耳鸣、眼花。近几个月来，心悸、气喘加重，而见肌肤萎黄，肢软乏力，眼睑水肿，下肢亦有凹陷性水肿，大便溏薄，舌质淡，苔薄白，脉濡细。体检示，贫血外观，心尖区可闻及Ⅱ级收缩期吹风样杂音，两肺正常，肝于右锁骨中线肋缘下1.5cm，质软。血液检查示，血红蛋白45g/L，白细胞6.4×10^9/L，中性粒细胞61%，淋巴细胞82%，酸性粒细胞7%。粪常规检查示，大便质软、黏液（+）、钩虫卵少许；尿常规正常。此虽属"诸虫"症候之一，但目前系属脾胃虚弱，气血不足之证。故宜先用补益气血之法，用十全大补汤加减。

中医诊断 萎黄（脾胃虚弱，气血不足）。

西医诊断 钩虫病、重度贫血。

处方 党参30g，黄芪15g，白术10g，茯苓10g，肉桂2g，当归10g，熟地黄6g，白芍10g，陈皮10g，干姜4.5g，大枣10g。服3剂。

二诊 患者自觉肢软乏力及耳鸣眼花均有所减轻，水肿亦略有消退，舌脉如前，原方再进4剂。

三诊 心悸、气喘、乏力、便溏均有改善，纳食稍增，但仍觉上腹不适，头晕，失眠，舌质淡，苔薄白，脉沉细，再拟健脾养心、益气补血，用归脾汤加减。

处方 当归30g，黄芪15g，白术10g，茯苓10g，龙眼肉15g 酸枣仁10g，木香6g，远志6g，生姜4.5g，大枣10g，炙甘草4.5g。服3剂。

四诊 症状大有改善。水肿已消退，原方再服3剂。并嘱服硫酸亚铁片，每天3次，每次0.6g。

五诊 血常规检查血红蛋白105g/L，上述症状已基本消失，乃服灭虫宁4g，每天1次，连服2天，并嘱在服驱虫药后，再用香砂六君子丸调补脾胃，并增加营养之品。

1个月后随访,患者面色红润,并已参加农村重体力劳动。粪常规示钩虫卵阴性。

† 按 † 祖国医学对钩虫病早有认识。认为其是九虫之一,称为"伏虫",如《诸病源候论》说:"九虫者,一曰伏虫,长四分。"所描述伏虫形状,似钩虫,而钩虫病引起的贫血,祖国医学则称为"黄病"黄肿或虚黄。如《医碥》说:"黄肿多有虫与食积……"本例就诊时,严重贫血,不仅全身皮肤、巩膜呈极度萎黄,而且皮下凹陷性水肿,头晕眼花,倦怠乏力,蔡友敬认为其脾胃虚弱,气血不足,必须先予调补气血,然后驱虫,驱虫后,又再调补脾胃,以健生化之源。而补益气血用中药,驱虫用西药这种方法是妥当的,这是运用中西医结合治疗的成功病例之一,也体现他中西并重的学术思想。

第三节 积 聚

颜某，男，42岁。1973年4月5日初诊。

现病史 因右胁下闷痛，伴食欲减退，体倦乏力3个月而住院。3个月前由他人发现面部成片毛细血管扩张而到永春县医院检查，发现肝功能及血常规异常而住院，住院前患者自觉食欲减退，倦怠乏力，自以为工作紧张所致，故未加注意。住院后曾做超声检查，结论是早期肝硬化。在住院时以中药治疗为主，但住院70多天未见好转而出院。近1个月来，右胁下有时闷痛，纳差，食入觉饱胀，体倦四肢乏力，于4月6日诊察，其颜面黑色，颈项部可见蜘蛛痣及见肝掌，舌红，苔黄，脉弦细。证属肝脾不和，气滞血瘀，治宜疏肝理脾，行气活血。

中医诊断 积聚（肝脾不和，气滞血瘀）。

西医诊断 慢性肝炎、早期肝硬化。

处方 柴胡6g，枳壳10g，白芍10g，丹参15g，川楝子10g，麦芽10g，谷芽10g，甘草3g。服2剂。

二诊 药后胁痛见轻，食欲略增，但口干，睡眠欠佳，舌质红，脉弦细带数，乃为肝阴亏损，改滋养肝阴。

处方 生地黄15g，党参10g，川楝子10g，枸杞15g，当归10g，麦冬10g。

而后八诊均以一贯煎加减，计服12剂。

十诊 睡眠转佳，口干已止，舌红转淡，但胃脘胀闷，脉弦细，此属脾胃不健，治以健脾和胃。

处方 党参10g，白术10g，茯苓10g，制陈皮10g，麦芽10g，谷芽10g，鸡内金10g，甘草3g。服4剂。

十一诊 胃脘胀闷减轻，但胁下又隐痛，夜又难入寐，自觉烧灼感。舌尖红，脉弦细数，又改用一贯煎加减，计服11剂。其间因感冒、咽痛，服银翘散加减2剂。

十二诊 腹微痛，有时腹泻，纳减。此为脾胃虚弱。

【处方】 党参10g，白术10g，茯苓10g，麦芽10g，谷芽10g，制陈皮6g。

服后食欲转佳，腹泻未作，又用一贯煎加健脾之类如麦芽、谷芽、白术、陈皮等加减。续服60多剂。于7月17日复查肝功能及血常规明显好转。住院期间均以中药治疗，诸症逐渐痊愈，患者自觉病有好转，于7月23日出院。

【按】 肝硬化系属祖国医学中"癥积""臌胀"等范畴。本病多因湿热久郁，肝脾两伤，日久则气滞而血瘀而致。而本例其表现为纳差，倦怠，胁隐痛，肝脾肿大，脉弦细数，并以舌质红为主。胁痛、舌红、脉弦细数属肝阴受伤，纳差、倦怠属脾失健运，两者均属虚也；而肝脾肿大乃气滞血瘀之证，故本例属虚中夹实，但治疗均以补法为主。以一贯煎滋养肝阴，以五味异功散补脾健胃而获效。正如《活法机要》提出："壮人无积，虚人则有之。"按杂志报道，一贯煎属保肝药，方中以甘杞促进肝细胞新生。故以此方治本病属肝肾阴虚型之主方。同时，注意治病以胃气为本，故助用五味异功散之类，实为其全也。

第四节 瘿 瘤

纪某，女，58岁。1975年3月8日初诊。

现病史 患者于1周前觉畏冷发热，随之自觉颈部及右肩胛酸痛，发音声嘶，咳嗽痰多，吞咽时颈部有不适感，于1975年3月6日来院诊治，外科医生发现颈部有一圆形肿物，诊断为甲状腺瘤，收住院准备手术切除。甲状腺右叶可触及4cm×8.5cm肿物。表面光滑，固定在腺体组织内，不易推动，能随呼吸上下移动，触及时无明显压感及波动感。诊断为甲状腺瘤，同时在左手腕内侧亦发现有3cm×2.5cm肿物，据述此肿物在1948年行军时发现，距今已20余年，诊为腱鞘囊肿（不穿透包膜，与周围组织分界尚清楚）。体温36.5℃，心率75次/分钟，血压128/78mmHg，发育正常，营养一般，巩膜、皮肤无黄染，浅表淋巴结未能触及，颈前部浅层静脉略为扩张，气管稍偏向左侧，心肺正常，腹软，肝未触及肿大。患者当时因有水肿（肾盂肾炎）、胃脘痛（胃小弯溃疡）病史，精神紧张，要求暂缓外科手术治疗，特来请蔡友敬用中药治疗。见颈部有一肿物，圆滑能移动，同时左右手臂亦有两个肿物，质软，颈部及肩胛部酸痛，苔薄黄，脉沉细带数。此为痰浊凝聚，脾失健运之证，治宜软坚散结，化痰健脾。

中医诊断 瘿瘤（痰浊壅阻）。

西医诊断 甲状腺腺瘤。

处方 海藻5g，昆布15g，夏枯草30g，牡蛎15g，桔梗10g，浙贝母10g，陈皮10g，白术10g，鳖甲15g。

服3剂后再加丹参15g，续服3剂。

二诊 瘤体已见缩小，质变较软，双手中的肿物亦已变小，颈部及肩胛部酸痛亦减轻，舌苔薄黄，脉沉细弦，药既应手，原法再进。

处方 海藻15g，昆布15g，夏枯草30g，鳖甲15g，牡蛎15g，半夏10g，陈皮10g，白术10g，浙贝母10g，桔梗10g。服6剂。

三诊 瘤体更加缩小，痰液减少，吞咽顺利，舌苔薄黄，脉细，再拟原法加减。

处方 海藻15g，昆布15g，夏枯草3g，牡蛎15g。服3剂

四诊，触及患处时方觉微小肿块存在，其他症状亦明显改善，苔薄黄，脉细弦，仍按前法出入。

处方 海藻15g，昆布15g，夏枯草30g，柴胡10g，半夏10g，陈皮10g，茯苓15g，鳖甲15g。服4剂。

五诊 甲状腺瘤已消失，双侧甲状腺对称，双手臂肿物亦已消失，再拟原方加味，加赤芍10g。

按 瘤是身体细胞的病理增生，甲状腺瘤及腱鞘囊肿均属良性肿瘤，近乎祖国医学"瘿瘤""失荣"之类。历代文献均有记载名称甚多，据病因及临床特征，而有气瘿、肉瘿、筋瘿、血瘿、石瘿之分。本例近似肉瘿，其病因大多由情志内伤，以致郁结伤脾，或怒动肝火，湿痰凝滞形成浊气痰滞，瘀血停于肌腠之间，使营卫气血瘀滞而成。如《巢氏病源论》所说："瘿者，内忧恚气结所生。"蔡友敬所拟方剂，类似《医宗金鉴》的"海藻玉壶汤"加减，以软坚、散结、化痰、开郁之品，佐以活血祛瘀之药，并兼顾健脾益气之物，收获甚大。本例在服药治疗中，未服用任何西药，患者有胃溃疡病史，亦无任何不良反应。

甲状腺瘤及腱鞘囊肿有实性和囊性退变之分，前者在病理形态学上有胶体型、胎儿型、胚胎型。患者在服药中，显然引起肿瘤退变，直至囊液吸收，肿瘤迅速消退。有关"瘿瘤"的病因病机及其所用药物的配伍和有效成分值得进一步讨论及研究，并加以总结推广。

第六章
肾系病证医案

第一节 水 肿

病案一

张某，男，20岁。1973年7月27日初诊。

现病史 因面部水肿6个月，咽痛、腰酸、尿黄3天而入院治疗，去年11月间始感咽喉疼痛到晋江地区第二医院求治，在无意中发现眼泡浮肿，建议尿检，发现尿蛋白，红、白细胞少许，经在外医治屡未见效，而于晋江地区第一医院内科治疗，拟急性肾小球肾炎，治疗3个月后出院继续服药至愈，至今恢复工作已3个月无不适。3~4天前因在炎热天气下暴晒行走，过后感头晕、咽喉疼痛、眼部水肿、口渴、腰酸楚、尿黄、大便解而不爽，收住中医科治疗。尿常规示，蛋白（++），红细胞（+），管型（+）。舌脉象为舌苔薄黄、脉滑数，左尺尤甚。发病以来周身酸软，四诊合参，证属湿热壅盛。治宜清热利水。

中医诊断 水肿（湿热壅盛）。

西医诊断 急性肾小球肾炎。

处方 益母草30g，仙茅根30g，金银花10g，泽泻10g，白术10g，茯苓10g，猪苓10g，车前子10g，牛膝10g，赤小豆30g，甘草3g。服5剂。

二诊 服药后病情改善，先后按原方加减服10剂，诸症基本好转。尿常规查示，蛋白少许，红细胞少许，腰酸，舌质较红，苔薄黄，脉沉细略数，乃损及肾阴之征，故改滋肾利水清除余热，以知柏地黄汤加车前子10g、牛膝10g、仙茅根30g，又服30余剂至病愈，尿检阴性而出院。

按 此例病日久，损其正气，虽愈3个月，但正气尚未恢复而又复感暑湿之邪，湿热壅盛而发，咽喉为肺胃之门户，风热侵袭，壅阻络经，则咽喉疼痛；风为阳邪，其性上行，风水相抟，故肿先见于眼睑；湿热下注，则小便黄；腰酸乃病久肾虚之故，所以病原虽虚，但见症属实。故先治其标，以清热利水，后改滋肾固本，佐以清余邪而获痊愈。说明诊病应辨虚实，治病应先分主次，同时，蔡友敬在治疗肾病时常用活血祛瘀之药，如牛膝一味，取其能达下，又能活血，以增加肾的血流量，促使肾功能早恢复，为中西医结合打开新的途径。

◆ 病案二

吴某，男，15 岁。1973 年 12 月 18 日初诊。

现病史 因面部水肿，小便短赤 1 个月而入院治疗。尿常规示，蛋白（+++），白细胞（+），颗粒管型（++），红细胞少许。生化示，白蛋白 30g/L，球蛋白 28.5g/L，胆固醇 6.82mmol/L，血压 120/80mmHg。患者于 1 个月前开始畏冷发热，腰酸腿软，周身不适，恶心呕吐，小便短赤，大便尚可，且每晨起眼部水肿，发病以来曾 3 次来院门诊，发现扁桃体肿大，尿常规检查结果不正常，并给予肾炎合剂、双氢克尿噻、青霉素等治疗，病情稍好转，但近 8 天来水肿波及下肢，5 天来又发生恶心、呕吐，上腹部不适，纳差，尿少色黄。既往 10 年前曾患过肾炎住院治疗。脉沉细略数，舌质较红，苔薄。此属脾阳不振，湿困中土，治宜温脾利水。

中医诊断 水肿（脾阳虚衰）。

西医诊断 慢性肾炎。

处方 桂枝 4.5g，白术 10g，茯苓 10g，木瓜 10g，木香 4.5g，大腹皮 10g，厚朴 6g，山药 15g，泽泻 10g，陈皮 10g，草豆蔻 4.5g。服 10 剂。水肿消退，欲呕止，食欲增进。

二诊 腰酸，小便较短，舌苔薄，脉细数，肾为胃之关，宜补气滋肾利水，以六味地黄汤加党参 10g、黄芪 15g、车前子 10g。服 2 剂。

三诊 腹稍胀，舌苔薄，脉滑数，为脾胃之气未复，以五味异功散加鸡内金 10g、泽泻 10g、车前子 10g。再服 3 剂。

四诊 腹胀除，食欲转佳，腰有酸感，疲乏，舌质较红，苔薄，脉细数，乃属脾胃虚弱，故用滋肾利水之法，以六味地黄汤加黄芪 10g、党参 10g、车前子 10g、牛膝 10g。服 10 剂。

五诊 疲乏改善，头晕，原方加枸杞 10g，补肝肾之血。再服 2 剂。

六诊 头晕减轻，舌红，脉细数，原方加赤小豆 30g、黄芩 10g，清热利水。

七诊 自觉无不适。尿检复查示，蛋白微量，白细胞少许。生化示，白蛋白 37.5g/L，球蛋白 29.3g/L。于 1 月 18 日好转出院，出院后经常来门诊继续治疗，均以六味地黄汤加牛膝、车前子、川芎、赤芍、党参、黄芪进行加减以资巩固，使无遗留之患。从出院至 4 月，尿常规复查 5 次均阴性。3 月 7 日查胆固醇 4.8mmol/L，此病从去年 12 月 21 日曾配合地塞米松 1.5mg，每日 3 次，口服治疗。

按 慢性肾炎，中医辨证多属脾肾两虚，本例的主证为浮肿，尿少，欲呕，纳少，腰酸，乏力。经言"诸湿肿满，皆属于脾"。故先温运脾阳，以利水湿，用实脾饮加减，使浮肿消退，食欲增进，脾运恢复。而以腰酸为主，则是肾虚之征，且肾为胃关。按现代医学诊断本例属慢性肾炎，故后者改用补肾利水之法，并配激素而获疗效。方中常用的牛膝、赤芍等活血之类在现代医学中认为可以增加肾的血流量，促进肾功能恢复，同时用黄芪、党参可补气以降蛋白。此类疾病用中药加激素，收效甚大，蔡友敬有此经验，治愈慢性肾炎多人，值得效法。

病案三

傅某，男，56 岁。1978 年 5 月 26 日初诊。

现病史 患者因心悸、气喘、全身浮肿 1 周，不能平卧伴四肢厥冷纳差、便溏、尿少而入院治疗。患者近 10 余年来，常有心悸、气喘，每遇劳累时诱发，最近 5 年来症状加重，不能参加体力劳动，常来泉州市中医院门诊，拟为风湿性心脏病，投以青霉素治疗。近 1 周来，心悸气喘加重，全身高度水肿，不能平卧，伴有形寒肢冷，腹胀纳差，大便溏泄，日行 5~6 次，小便短少，乃急诊住院。检查示，体温 36.5℃，心率 120 次/分钟，血压 100/70mmHg，气喘端坐呼吸，口唇发绀，全身高度水肿，按之凹陷如泥，不能平卧，精神倦怠，反应迟钝，腰酸腿肿，不能行走，两肺呈湿性啰音，心界扩大，心率快，120次/分钟，心尖部闻及Ⅳ级收缩期与舒张期杂音，主动脉区可闻及Ⅳ级泼水样舒张期杂音，腹部胀满，叩及移动性浊音，肝脾未满意触及。血常规示：白细胞 $11.7×10^9$/L，中性粒细胞98%。收入内科后，已下达病危通知，并立即进行抢救，采取综合措施，控制心力衰竭和肺部感染。先后给氧气，输高渗葡萄糖、洛贝林、可拉明、氢化可的松、多西环素、青霉素、卡那霉素，氢氯噻嗪，氨苯蝶啶、速尿、毒毛旋花子苷K、地高辛、心得安、阿托品等药物治疗10天，症状未得到改善，病情危重，于6月7日请蔡友敬会诊。见患者心悸气喘，全身高度水肿，肿处凹陷不起，端坐呼吸，不能平卧，口唇紫暗，腹胀纳差，大便稀溏，日5~6次，少尿色清，形寒肢冷倦怠无力，舌质淡红带紫，少苔，脉弦滑数，按之无力。此属肾阳虚衰，水邪上泛，凌心射肺。治宜温肾助阳，益气消肿，用真武汤加减。

+ **中医诊断** + 水肿（肾阳虚衰）。

+ **西医诊断** + 风湿性心脏病、心力衰竭、肺部感染。

+ **处方** + 制附子10g，干姜6g，云茯苓15g，炒白术10g，炒白芍10g，炙甘草3g，炙黄芪15g，汉防己15g。服1剂。

+ **二诊** + 四肢水肿较为轻减，余症同上，舌淡红带紫、苔薄，脉弦滑数，原方加桂枝6g以通阳化气，服2剂。

+ **三诊** + 药后水肿虽有改善，但腹胀纳减，大便稀溏，形寒肢冷依然未减，腰酸腿软，此乃肾阳不足之证，再拟原方加巴戟天10g、淫羊藿10g增强温肾助阳之力。服4剂。

+ **四诊** + 服温阳益气之剂后，水肿明显消退，气喘已平，可以平卧，但大便稀溏，每日4~5次，自汗怕冷，舌淡紫，少苔，脉象沉细。水邪上逆、凌心射肺之势虽有改善，但肾阳虚弱、火不生土之象却未恢复。再拟温补脾肾为治，用桂附理中合四神丸加减。

+ **处方** + 制附子15g，干姜15g，茯苓15g，炒白芍15g，炙甘草3g，炙黄芪15g，汉防己15g，桂枝6g，巴戟天10g，淫羊藿10g，党参30g，补骨脂10g，肉豆蔻6g，吴茱萸6g，炒白术10g。服7剂。

五诊 服上药后,仅下肢轻度水肿,大便成形,腹胀腹泻已除,患者可下地活动。舌红带紫,少苔,脉象沉细。原方去补骨脂、肉豆蔻、吴茱萸,改干姜为4.5g,加陈皮10g。再服5剂。

六诊 水肿消退,大便正常,但尚纳差尿少,舌淡,苔薄,脾肾之阳已复,再拟调理脾胃,以善其后,用异功散加减。

处方 党参15g,炙黄芪15g,炒白术4.5g,茯苓12g,陈皮10g,炙甘草4.5g,干姜3g,肉豆蔻6g,泽泻10g。服10剂。

至7月10日,患者风湿性心脏病、心力衰竭已基本控制稳定而出院。

按 本病例西医诊断为风湿性心脏病、心力衰竭合并肺部感染,病情危重。西医通过强心、利尿、抗感染不能取效,而采用中西医结合,西药、中药同时并进,疗效比较明显。中医认为本病属"水肿""心悸"范畴,病机是阳气衰弱,水邪上泛,凌心射肺,属本虚标实之证,病位在肺心,肾虚,膀胱气化不利,故一身尽肿,小便不利,火不生土,釜底无薪,故纳差便溏,舌淡少苔,脉沉细滑,均为心、肺、脾、肾阳气虚衰之象。

除西医治疗外,中医主要是温运阳气,利水消肿,方用真武汤加味,方中附子、干姜温阳散寒,茯苓、白术健脾利水,加汉防己、黄芪补气健脾,利水消肿。因患者病属危重,阳气极度虚弱,故加重附子、干姜用量,并加党参、补骨脂、吴茱萸、巴戟天等温阳之品,拟振复脾肾之阳气,并达到温通胸阳,通过1个月左右中西医结合治疗,患者心力衰竭纠正,肺部感染消失,水肿消退,使临危患者得救,取得较明显疗效。

真武汤出自《伤寒论》。《伤寒论》载:"太阳病,发汗,汗出不解,其人仍发热,心下悸,头眩,身𥆧动,振振欲擗地者,真武汤主之。""少阴病,二三日不已,至四五日,腹痛,小便不利,四肢沉重疼痛,自下利者,此为有水气。其人或咳,或小便利,或下利,或呕者,真武汤主之。"目前拓展其应用,除了心力衰竭外,还可用于治疗慢性肾小球肾炎、心源性水肿、甲状腺功能低下、慢性支气管炎、慢性肠炎、肠结核等属脾肾阳虚、水湿内停者。

蔡友敬初始先服用1剂或2剂,少量先行,循序渐进,有探路之意,效佳时则守方长服,体现其"胆欲大而心欲小,智欲圆而行欲方"的行为准则。

病案四

黄某，女，10岁。1977年10月28日初诊。

现病史 面部水肿10多天，尿量减少4~5天。患儿于10多天前脸部出现水肿，自觉全身疲乏无力，就诊泉州市人民医院，拟诊肾炎，当时感觉常常恶心厌食，稍有咳嗽，头晕尿量很少。每天排尿4~5次、每次仅10余毫升，整天总量不到100mL，病情严重。体温36.7℃，呼吸20次/分钟，血压120/76mmHg，神志清楚，面部水肿，面色苍白，呼吸平顺，心律整齐，肺部无明显体征，腹部柔软，腹壁轻度水肿，两侧下肢有非凹陷性水肿。血常规示，红细胞$3.1×10^{12}$/L，血红蛋白75g/L，白细胞总数$16×10^9$/L，中性粒细胞百分数91%，淋巴细胞百分数9%，血小板$5.6×10^9$/L。尿常规检查示，红色带血（血尿），混浊，蛋白（+++），白细胞少许，红细胞、上皮细胞少许，颗粒管型（+++）。血液生化检查示，血钾5.4mmol/L，血钠136mmol/L，非蛋白氮87.6mg/L，二氧化碳结合力10.7%，诊断为急性肾炎并发急性肾衰竭。立即用青霉素、氢氯噻嗪、维生素B_1、利尿合剂等治疗。经过2天，病情未见好转，并伴有厌食、呕吐，再复查，二氧化碳结合力27.8%，非蛋白氮110mg/L，即给灭吐灵、安钠加、罂粟碱、速尿、甘露醇、碳酸氢钠、地塞米松等治疗，但尿量仍未增加。于10月29日，患儿面部水肿加剧，伴咳喘，神志模糊，呼吸深长，鼻翼翕动，口唇轻度发绀，右背可闻及湿性啰音，大小便失禁，尿量仍小，大便稀溏。考虑为肾炎、肾衰竭、尿毒症并发肺炎，急采用强心、控感染等措施外，并用H型和Ha型离子交换树脂进行结肠透析。病情即明显好转，诸症均减轻，实验室检查，非蛋白氮下降为88mg/L，二氧化碳结合力45.5%，尿检查示，蛋白（+++），白细胞（++），红细胞（+++）、颗粒管型（++）。在病情好转期间，配合肝铁片、三磷酸腺苷、辅酶A、苯丙酸诺龙、维生素C等，帮助机体功能恢复，住院治疗观察计80天。患儿在患病期间，始终结合中药治疗，从11月2日起，由蔡友敬进行诊治，当时患儿发病已20余天，见眼睑及面部水肿加剧，下肢略肿，神情淡漠，呼吸深长，咳嗽痰多色黄稠黏，鼻翼煽动喘息，胸闷不舒，口唇轻度发绀，小便量少、大便溏薄，苔黄，脉数。此属风热之邪犯肺，肺气不宣，通调失利，治宜疏风散热，宣肺利水。

中医诊断 水肿（风水相搏）。

西医诊断 急性肾炎合并急性肾衰竭。

处方 桑白皮10g，地骨皮10g，薏苡仁15g，甘草1.5g，前胡6g，连翘10g，黄芩6g，赤小豆30g，白茅根30g，车前子10g，蜜麻黄3g。服5剂。

二诊 服上方后，咳嗽减轻，水肿略消，鼻煽略定，小便量逐渐增加，而食欲较差，苔薄黄，脉弦数，乃风热之邪较退，肺之通调失利，脾之健运失常，乃在上方服5剂后去地骨皮、黄芩、前胡，加山药10g、茯苓10g、泽泻10g、牡丹皮6g、益母草10g等药。续服11剂，咳嗽痊愈，小便量大增，鼻煽喘亦平，水肿亦转消，食纳亦佳。

三诊 发现患儿口腔糜烂，小便亦短。复查尿常规示，蛋白（++），红细胞（+），颗粒（+）。舌红，苔薄黄，脉细数，认为肺热下移之象，改拟清肺泄热利水之法。

处方 白茅根30g，赤小豆30g，连翘壳6g，桑白皮10g，泽泻10g，茯苓皮15g，大蓟6g，小蓟6g，牡丹皮6g，黄柏6g，车前子6g。服3剂。

四诊 服上方后，面部水肿已消，小便亦已清长。复查尿常规示，蛋白少许，颗粒少许，尿量每日2000mL，唯面色苍白，复查血常规示，血红蛋白55g/L，心悸乏力，舌淡红，苔薄黄，脉细数，乃病后气血不足，余热逗留之象，治宜益气养血，清热利水。

处方 党参10g，黄芪10g，熟地黄6g，鸡血藤15g，黄精10g，白茅根15g，连翘壳6g，车前子10g，泽泻10g，牛膝6g，赤小豆30g，牡丹皮6g，益母草10g。共服20剂。

五诊 发热畏冷，咳嗽无痰咽痛，小便红赤，舌质淡，苔黄，脉细数，乃复感风热，肺气不降，治宜清热宣肺利水。

处方 蜜麻黄4.5g，连翘壳10g，赤小豆30g，黄芩6g，白茅根30g，金银花10g，益母草10g，车前子6g，泽泻10g，板蓝根10g，甘草3g。服3剂。

六诊 发热已退，咳嗽、咽痛亦除，但面色苍白、心悸尚未恢复，舌红，苔黄，脉象沉细，乃正气已虚，余邪未清，再拟益气养血、健脾清热。

【处方】 白茅根 30g，益母草 10g，党参 10g，黄芪 10g，鸡血藤 15g，牡丹皮 6g，茯苓 10g。服 3 剂。

12 月 21 日，检查尿常规示，蛋白少许，管型消失，基本治愈出院。出院后再来门诊 2 次，用上方加减后诸症悉除，尿检正常。

【按】 本病例又为中西医结合治疗的例证。中医方面，根据辨证施治法则，随着病情的发展变化，而分为下列 4 个步骤。

首先，当患儿发展为急性肾衰竭并发肺炎时出现咳嗽喘息，鼻翼煽动，小便短少，苔黄，脉数，认为风热犯肺，肺气不宣，调通失利，故治以疏风散热，宣肺利水，用泻白散合麻黄连翘赤小豆汤加减。前后服药 11 剂，不仅配合西医治疗缓解其急性肾衰竭，而且也解决其合并肺炎症状。

其次，当急性肾衰竭已基本缓解，而患儿出现小便短赤，尿中红细胞（+++）时，而辨证为肺热下移，改用清肺泄热利水法，以白茅根、大蓟、小蓟、牡丹皮、黄柏等清热止血，以茯苓皮、车前子、赤小豆等泄热利水，对改善尿量及消除红细胞也起一定作用。

其三，当急性肾炎逐渐缓解，而血红蛋白较低，出现面色苍白，心悸乏力，舌淡红，脉细数时，中医则认为病后气血不足，转热逗留，故改用益气养血以扶正，清热利水以祛邪，症状基本消失。

最后，在治疗中，患儿又一度感冒发热，咳嗽，小便红赤，乃复感风热，肺气不降，再暂拟清热宣肺利水，即所谓"急则治其标"。之后，外感已除，仍复图本为治，以善其后。

第二节 尿 血

林某，女，21岁。1975年8月2日初诊。

现病史 自觉近月来劳累后，腰酸背痛，食欲减少，近日时觉尿频，尿急，小腹胀闷，小便短赤。微有热涩作痛，肉眼可见均匀性血尿。血液检查示，白细胞$9.6×10^9$/L，中性粒细胞58%，淋巴细胞41%，单核细胞1%。尿三杯试验示，红细胞（①+++，②++，③+++），蛋白（①微，②微，③微）。酚红试验示，总排泄率为47.5%，血丝虫连续检查3次均阴性。询之既往史有肾盂肾炎、肠梗阻、营养不良性肝肿大。用安络血、维生素C治疗，次日转中医科。见患者尿血已数日，小便热涩刺痛，频数量少，腰背酸楚，口干心烦，舌尖红，苔薄黄，脉沉细数。此为心火下移小肠，肾与膀胱蓄热蕴积之证，治宜清热凉血，导火下行，用导赤散加味。

中医诊断 尿血（膀胱湿热）。

西医诊断 膀胱炎、慢性肾盂肾炎急性发作。

处方 生地黄6g，木通4.5g，淡竹叶10g，甘草3g，金银花10g，连翘10g，紫珠草15g，小蓟10g，炒蒲黄10g，藕节10g。服3剂。

二诊 尿血已见减轻，尿检示，红细胞（+），心烦口干亦减，舌尖红，苔薄黄，脉沉细数，仍以原法加减。

处方 生地黄10g，木通4.5g，淡竹叶10g，甘草3g，金银花10g，连翘10g，小蓟10g，紫珠草15g，山药15g，白茅根30g。服2剂。

三诊 尿血已止，尿频刺痛亦消失，而身略水肿。尿常规示，蛋白（微），红细胞（+）。腰酸腿软，苔薄黄，脉沉细，内热已解，肾阴未复，改用六味地黄汤加减。

处方 熟地黄10g，山药10g，五味子10g，泽泻10g，茯苓10g，紫珠草15g，白茅根30g，赤小豆30g。服3剂。

四诊 平卧时尚觉腰酸，食纳较减。尿常规示，蛋白微量，红细胞极少，苔薄，脉沉细，原方加麦芽 12g、鸡内金 10g。服 6 剂后适逢月经来潮，经色暗红，小腹隐痛改用四物汤加失笑散、香附等治疗，至 3 月 22 日月经停，尿常规检查结果正常，继服六味地黄汤治疗痊愈出院。

┆ 按 ┆ 尿中带血，祖国医学一般认为痛者为"血淋"，不痛者为"尿血"。究其病因，多因热扰血分所致，本症初以小便刺痛血尿，口干心烦，舌尖红，此心火移于膀胱，热伤血分。正如《诸病源候论》指出："有心主于血，与小肠合，若心家有热，结于小肠，故小便血也。"《金匮要略》谓："热在下焦者，则尿血。"朱丹溪也认为："溺血，热也。"故用导赤散加味，清心泻火、凉血止血后以六味地黄汤滋阴清火，兼以调养中州，以冀免使复发。

第三节 淋 证

病案一

赖某,女,32岁。1975年2月1日初诊。

现病史 患者于1973年2月间,曾患尿频、尿急、尿痛,经西医诊断为急性肾盂肾炎,用呋喃妥因、痢特灵、青霉素等抗生素治疗即愈,后又反复发作3次,均用上述方法治疗,病情均有好转。但10余天来,上症再次复发,再用上述诸药未见效果,乃于本日来晋江地区第一医院门诊,当时自诉小便频数、灼热、刺痛,恶寒微发热,大便亦泄泻,日数次,大便时腹部痛,口干口渴。尿常规检查示,脓细胞(+++),红、白细胞(++)。苔黄腻,质红,脉细数。此由外邪诱发,湿热下注,日久阴伤,治宜清利湿热,滋肾育阴。

中医诊断 淋证(湿热下注)。

西医诊断 慢性肾盂肾炎急性发作。

处方 蒲公英15g,紫花地丁15g,金银花10g,连翘10g,黄柏10g,柴胡10g,牡丹皮10g,车前子10g,生地黄10g,木通5g,淡竹叶10g,玄参10g,甘草3g。服3剂。

二诊 服药后自觉小便频数、灼热、刺痛均减,恶寒发热亦退,腹痛亦除,舌质红,苔黄腻,脉细数,外邪已解,湿热有下泄之势,药既应手,毋庸更辙,原方再服3剂。

三诊 上述诸症已告痊愈。尿常规检查示,脓细胞(-),红、白细胞(-),上皮细胞少许,现尚有腰酸、腿软、头眩晕,舌质红,苔薄黄,脉细带数,乃湿热已除,肾阴未复之象,治宜滋阴降火,以善其后。用知柏地黄汤加味。

处方 知母10g,黄柏10g,熟地黄10g,山药15g,山茱萸10g,牡丹皮10g,泽泻10g,茯苓10g,桑寄生15g,杜仲10g。服3剂。

按 本病脉症合参，属中医"热淋"。今见小便频数、灼热、刺痛，泄泻，腹痛，苔黄腻，为湿热蕴郁，下注膀胱；又见口干渴，舌质红，脉细数，是肾虚火动、阴液受灼之证，此乃虚中挟实之候，邪火亢盛而阴精不足之证。正如《丹溪心法》中说："阴虚火动难治，火郁当发，看何经，轻者当降，重者则从其性而升之。实火可泻，黄连解毒之类，虚火可补，有补阴即火自降，以黄柏、生地黄之类……小便降火极速。"蔡友敬以蒲公英、紫花地丁、金银花、连翘清热解毒，玄参、生地黄、牡丹皮、黄柏滋阴泻下焦相火，并看重以"小便降火极速"之法，用车前子、木通、淡竹叶引邪火从小便而出，故六剂而湿热下泄，小便频急诸症愈，然以滋阴降火之知柏地黄汤而善其后。

病案二

陈某，男，41 岁。1974 年 10 月 21 日初诊。

现病史 患者自诉 1 年来经常小便出血，腰背酸痛。经西医外科诊断为肾结石，由肾内压力增高和输尿管痉挛引起尿血、腰痛等症状。于 1974 年 10 月上旬进行外科手术，取出结石。然而，手术后仍觉小便红赤而混浊，溲时刺痛窘迫难忍，伴有腰部酸痛，尿常规检查示，蛋白（+），红细胞（+++），白细胞（少许），就诊时舌质红，苔薄黄，脉尺部沉细，寸、关带数。此乃肾虚湿热积于下焦，治宜滋阴清热，通淋止血，拟知柏地黄汤加味。

中医诊断 淋证（肾虚湿热）。

西医诊断 肾结石。

处方 知母 10g，黄柏 10g，山药 15g，牡丹皮 10g，泽泻 10g，熟地黄 10g，茯苓 10g，紫珠草 60g，仙鹤草 10g，白茅根 30g。服 3 剂。

二诊 服药后患者小便清长，自觉溲时刺痛亦减。尿常规检查示，蛋白（少），红细胞（少），白细胞（少），苔薄白，脉沉细，药既应手，毋庸更撤，再拟原法图治。

处方 知母 10g，黄柏 10g，山药 15g，牡丹皮 10g，泽泻 10g，茯苓 10g，金银花 10g，连翘壳 10g，白茅根 30g。服 3 剂。

三诊 近1月来，症状缓解，再服上述之方3剂后，停药观察，但自昨日起又觉小便短赤，刺痛难忍，腰酸痛甚剧，尿常规检查示，蛋白（+），红细胞（++++）。苔薄黄，脉弦数，乃湿热下注，阴络损伤，膀胱不利，治宜清热利湿，通淋止血。

处方 紫珠草30g，仙鹤草10g，大蓟10g，小蓟10g，白茅根30g，车前子10g，滑石30g，石苇12g，金钱草30g，茯苓10g，甘草4.5g。服4剂。

四诊 症状依然未减，腰酸更甚，苔薄黄，脉弦，再拟原方加减。

处方 紫珠草30g，仙鹤草10g，大蓟10g，小蓟10g，藕节炭15g，炒蒲黄15g，牡丹皮10g，茯苓10g，车前子10g，黄芩10g，黄柏10g，金钱草30g。服3剂。

五诊 小便红赤已退，刺痛难忍亦除，腰酸已减轻，尿常规检查示，蛋白（微），红细胞（+），白细胞（+）。苔薄黄，脉沉细数，药既应手，原法再进。

处方 金钱草30g，石苇10g，冬葵子10g，车前子10g，茯苓10g，泽泻10g，藕节炭15g，大蓟10g，小蓟10g，紫珠草30g，牡丹皮10g。服3剂。

六诊 诸症大为改善，但腰酸仍在，尿常规检查均已正常。苔薄白，脉细数，湿热虽已清解，但肾虚终究未复，再拟滋肾通淋，方取六味地黄汤加味。

处方 熟地黄10g，山药15g，牡丹皮10g，泽泻10g，茯苓10g，牛膝10g，金钱草30g，冬葵子10g，石苇10g，车前子10g。

连续服用上述方药共14剂，尿常规检查均属正常，诸症悉除，重返工作单位，追迹至今，未见复发。

按 肾结石一症，属中医"砂淋""石淋"一类，近年报道用中草药治疗泌尿系统结石文献甚多，祖国医学认为"砂淋""石淋"皆因肾虚膀胱湿热，水熬液干，胶固不去所致。肾虚即小便数，膀胱热即小便涩，有砂石而痛溺不得出，故"清利湿热，消石通淋"为治本病之大法。本例患者虽经手术，但仍反复发作，此乃膀胱湿热未化，砂石沉结未净。故以白茅根、车前子、石苇等寒凉之品，利水通淋滑石；甘草甘淡利窍，促使邪热从前窍出；黄芩、黄柏增强清除湿热之势；大量金钱草、冬葵子促使通淋排石。蔡友敬认为本例本虚而标实，当出现血淋时，湿热损伤血络，急则治标，以紫珠草、仙鹤草、藕节炭、黑蒲黄、大蓟、小蓟化瘀药组成凉血止血、清热利湿、泻火通淋之剂，直拆膀胱湿热复燃之势，继以益肾滋阴，佐以清化余邪，虚实缓急、井然有序，故奏效甚速。

第四节 遗 尿

沈某，男，16岁。1974年12月24日初诊。

现病史 患者形体消瘦，精神不振，睡中遗尿已6年，日久不愈，精神甚为痛苦，多次治疗亦未见效。平素自觉四肢不温，食纳较差，遂来晋江地区第一医院门诊治疗。诊之脉沉细，尺脉重按无力，舌淡，苔薄白。此为气化不足，下元不能固摄所致，治宜益气升陷，补养心肾。

中医诊断 遗尿（肾虚不固）。

西医诊断 原发性遗尿。

处方 补中益气汤及桑螵蛸散合缩泉丸加减，交替使用，即一天服前方，另一天服后方。

补中益气汤 黄芪15g，白术10g，制陈皮10g，升麻6g，柴胡6g，党参15g，当归6g，甘草3g。

桑螵蛸散合缩泉丸加减 益智仁10g，乌药10g，山药15g，黄芪15g，龙骨15g，牡蛎15g，补骨脂10g，五味子10g，白术10g，制陈皮10g。

另外，每晚临睡前用艾条温灸关元穴及神阙穴。施灸至皮肤仅有微红灼热现象为限，随后即用生蒜头4只、生硫黄10g捣烂，外敷于脐上，每晚1次。

用上法计4天后，即未见遗尿，此后只嘱服中成药补中益气丸，继续调治，事后随访3个月未见复发。

按 本例不仅是肾虚，与心、脾亦有关系，症见睡中尿急而不醒觉，竟至遗出。从出现症状分析，心虚，故精神困倦而不振作；脾虚，则水谷精微不足以营养周身；肾虚，则膀胱约束无权，故不自觉而遗尿。舌质淡，苔薄白，脉沉细，尺弱，均是虚弱之象。

方用补中益气汤益气升陷，桑螵蛸散合缩泉丸温肾固涩，并配合温灸关元穴以温壮肾阳，内服与外治配合使用，效果良好。

第五节 阳 痿

陈某，男，26岁。1977年11月12日初诊。

现病史 患者自诉，结婚已5年，不能生育，性生活不正常，经常阳痿不举，平时腰酸腿软，怕冷，大便溏泄，日4~5次。精液常规检查，精虫活动率仅10%。舌尖淡红，苔薄黄，脉沉细，两尺无力。证属肾阳衰弱，不能暖土，治宜补肾助阳，益火生土。

中医诊断 阳痿（肾阳衰弱）。

西医诊断 男性性功能障碍。

处方 巴戟天10g，肉苁蓉10g，淫羊藿10g，菟丝子10g，仙茅10g，甘草4.5g，覆盆子10g，炒白术10g，制陈皮6g，党参15g，茯苓15g。服10剂。

二诊 症状稍有好转，大便已减至每日2~3次，仍溏薄，苔薄黄，脉沉细，再拟原法加减。

处方 巴戟天10g，仙茅10g，淫羊藿10g，菟丝子10g，党参15g，山药15g，杜仲10g，枸杞10g，茯苓10g，白术10g，制陈皮10g，甘草3g。服10剂。

三诊 阳事已举，但不持久，今日精液常规检查，精虫活动率已上升为40%，大便每日1次，质较软，苔薄，脉沉细，尺脉无力，药既应手，再拟原法。原方加锁阳10g。服7剂。

四诊 大便已正常，阳事虽举不坚，苔薄，脉细。前法既效，原方再服。

五诊 今日精液常规检查，精虫活动率上升至50%。阳痿已基本痊愈，苔薄，脉沉细。肾阳亏虚之象虽有来复之机，但尚未正常，依上方再服。

处方 鹿茸10g，仙茅6g，淫羊藿60g，巴戟天90g，肉苁蓉120g，研细末，每日服3g，分2次，饭后服。

六诊 今日精液常规检查示，精虫活动率上升至90%，性功能正常，阳肾亏虚已复，再拟补肾扶阳，以善其后。

处方 熟地黄15g，山茱萸15g，山药15g，牡丹皮10g，茯苓10g，泽泻 10g，巴戟天 10g，肉苁蓉 10g，淫羊藿 10g，枸杞 10g，杜仲 10g。

按 本例为阳痿之症，从化验检查，乃精虫活动率减少，经辨证认为是肾阳虚衰所致。用温补肾阳之品提高精虫数及其活动率，使患者症状获得明显改善。据蔡友敬云，之前在莆田部队西中班讲课时，亦遇此种病例，亦用此法治疗，后其爱人即怀孕（先前结婚 6 年不孕）产一男孩，证实用温补肾阳治阳之剂可以提高其精虫活动率。

第七章 气血津液病证医案

第一节 血 证

● 病案一

黄某，男，21岁。1977年2月8日初诊。

患者于进院12天前自觉双下肢小腿部出现红色小斑点，局部不痛不痒。无发热，继而向腿上、踝下发展，自服些安乃近、维生素 B_1 等药物。4天后下腿腓肠肌及大腿后侧见有2个肿块，有触痛感，不痒不红，全身关节酸痛，腹股沟淋巴结肿大，后来晋江地区第一医院皮肤科就诊，取扑尔敏、维生素 B_1，并往外院就诊，给维生素 K_1、维生素 C、维生素 B_6、消炎痛等药。返家后，出现绞样腹痛，服止痛药，亦未能缓解。第二天，腹痛未除，排出柏油样大便，即注射维生素 K_3，便色稍淡，红色斑点稍退。进院前2天臂部及上肢又重新出现一批红色斑点，遂于8日住晋江地区第一医院治疗。入院检查示，精神尚好，面色㿠白，无发热，心率67次/分钟，心前区闻及Ⅰ～Ⅱ级收缩期杂音，肝脾未触及，肠鸣正常，双下肢散在大量的出血点，压之不退色，鲜红、淡红不等，两臂部见大量出血点，上肢出血点已退，或暗红色，躯干未见出血点，追问既往史及饮食史无特殊可查，入院后给予止血定、芦丁、维生素K及激素药等治疗，因伴腹痛剧烈，于2月10日请蔡友敬会诊。见神疲，口渴，烦躁，纳少，双下肢皮肤有散在性出血点，疹色鲜红，伴有腹痛，关节酸痛，舌淡红，苔薄黄，脉细数。证属热迫营血，宜清热凉血。

中医诊断 肌衄（热迫营血）。

西医诊断 过敏性紫癜、先天性心脏病。

处方 生地黄15g，牡丹皮10g，赤芍10g，白芍10g，紫草15g，木香6g，玄参12g，秦艽10g，防己10g，紫珠草15g。服2剂。

二诊 皮下出血点更多，大便拉出鲜红血便，夜10余次，点滴而下，舌质红，脉弦数，此邪热深入营血，迫血妄行，宜清热凉血止血，用犀角地黄汤加减。

处方 犀角6g，生地黄15g，牡丹皮10g，赤芍10g，白芍10g，甘草5g，紫草15g，白鲜皮10g，仙鹤草15g，紫珠草15g。服2剂。

三诊 服药后出血点较少，大便血止，精神尚好，仍时感腹痛，舌质红，苔黄，脉细数，血分伏火有减熄之势。宜原法加减再服。

处方 生地黄15g，牡丹皮10g，赤芍10g，白及10g，侧柏叶15g，白芍10g，紫珠草15g，甘草3g。服3剂。

四诊 皮肤紫癜消失，大便偶有出血，苔黄，脉细数，血分伏热未除，原法加减。

处方 生地黄10g，玄参10g，牡丹皮10g，赤芍10g，白及10g，紫珠草15g，仙鹤草15g，侧柏叶10g，紫草15g。服3剂。

五诊 昨日恶心呕吐食物残渣及清水，腹痛大便溏泄日2次，苔薄，脉细，乃寒凉太过、脾阳不运，宜健脾和胃，用六君子汤加减。

处方 陈皮10g，法半夏10g，党参15g，白术10g，茯苓10g，白芍10g，木香6g，甘草3g。服2剂。

六诊 呕吐止，夜间盗汗，面红，舌质红，苔薄黄，脉细数，脾阳虽不振而阴伤未复，再宜养阴凉血。

处方 生地黄12g，牡丹皮10g，白薇10g，地骨皮10g，侧柏叶10g，浮小麦30g，牛膝10g，甘草3g，紫草10g。服3剂。

服药后，皮肤未再现出血点，病情稳定出院。

按 过敏性紫癜一症，似属祖国医学中所指"肌衄""斑疹"，邵新甫谓："斑者有触目之色，而无碍手之质，即调如锦纹，稀如蚊迹之象，或布于胸腹，或见于四肢。总以红色起者为吉，色紫成片为重。"本例见出血点鲜红，口渴，烦躁，舌质红，脉细数，皆是热毒伏于血分之象，故投以大量清热解毒凉血止血之品，本例三诊之时见皮下出血点更多，大便血出淋漓，乃气血燔灼之象，邪毒蕴于胃腑而走入营中，血络损伤，若非投犀角地黄汤，则昏痉立见。"入血就恐耗血动血，直须凉血散血"，即指此而言，蔡友敬临证审慎，当机立断，略见一斑。但用药过于寒凉，可损伤脾胃，须中病即止，此点亦不可不知。

病案二

丁某，男，16岁。1977年7月18日初诊。

现病史 患者平素身体健康，于7月16日清早喝杯豆浆后外出，路上无特殊不适，返回家时，突感全身皮肤奇痒，抓后出现红斑，先从双下肢开始，后波及全身、不抓也出现成片红斑，形态不一，有的成钉帽、有的成钉子状，疹子色赤，高出皮表。当时自认为被虫类所染，即刻洗澡并涂进口止痒膏，瘙痒虽有所改善，但过后红斑仍不断增多，11日上午除上述症状外还伴出现上腹部间歇性剧痛，发作时辗转不安，大汗淋漓10h，乃于18日急诊入院。体温38.2℃，呼吸22次/分钟，心率112次/分钟，神志清醒，急性烦躁病容，全身皮肤散在性红斑，疹子色赤，压之不褪，结膜充血。口唇干燥而红，口腔黏膜干燥，无出血点，舌质偏红，苔黄腻，脉数。心率偏快，双肺正常，腹平软，肝脾未能触及包块、局限性压痛点，肠鸣音正常。血常规示，血小板118×10^9/L，凝血时间1min，出血时间1min。尿常规示，蛋白微量，红、白细胞少许。X线胸透示，心肺正常。追问病史及饮食过敏史，均无特殊可查，据病史的前后情况，拟诊腹型过敏性紫癜。入院后经西医给予抗过敏处理，予氢化可的松、扑尔敏、异丙嗪、苯海拉明、氯霉素、庆大霉素、多西环素等治疗3天，症状未改善，体温持续上升到40℃左右，伴腹泻数次，如水样便，带鲜红色血水，但无里急后重感，由于体温及红斑未控制，乃于7月20日请蔡友敬会诊。见患者高热（体温40℃），全身皮肤奇痒，出现散在性红斑，高出皮肤，压之不退。腹痛、便血，呈鲜红色，关节酸痛，舌强硬，张口困难，口干喜饮，脉数。此属邪热深入血分，迫血妄行，外溢肌肤，下注大肠，灼伤阴络，故皮肤发斑，大便鲜血，治宜清热凉血，用犀角黄汤加味。

中医诊断 肌衄（热入血分）。

西医诊断 过敏性紫癜。

处方 犀角8g，生地黄12g，牡丹皮10g，蝉蜕3g，知母10g，麦冬10g，白蒺藜10g，赤芍10g，白芍10g，黄芩10g。服1剂。

二诊 服上药后，体温降至37.3℃，全身红斑仍旧存在，便血减轻，腹痛已消失，下肢关节仍有疼痛，口可张开，口干喜饮，舌红，苔薄黄，脉数，邪入血分，已有熄减之势。药既应手，原法再进。

+ 处方 + 犀角 3g，生地黄 12g，牡丹皮 10g，赤芍 10g，白芍 10g，秦艽 10g，蝉蜕 3g，防风 6g，木瓜 10g，麦冬 10g，炒地榆 10g，沙参 10g，白蒺藜 10g。服 1 剂。

+ 三诊 + 发热已退，体温正常，全身散在性红斑基本消失，大便带血亦愈，口舌恢复正常，关节及腹痛亦消失，口干已润，舌淡红，苔黄腻，脉洪数，血分之邪热虽除，但气分之湿热未清，再拟清气分热，散结利湿。

+ 处方 + 蝉蜕 3g，防风 6g，苦参 10g，荆芥 6g，滑石 18g，甘草 3g，黄芩 10g，牡丹皮 10g，赤芍 10g，生地黄 10g，白蒺藜 10g，薏苡仁 30g。服 3 剂。

药后诸症均除，痊愈出院。

+ 按 + 腹型过敏性紫癜属于祖国医学"便血""斑疹"的范畴，邵新甫说："斑者有触目血色，而无碍手之质，即稠如锦纹、稀如蚁迹之象，或布于胸腹，或见于四肢。"本例除全身散在性红色斑疹外，还出现高热不退，口干喜饮，舌红，脉数，伴大便色红，说明为热深动血，灼伤阴络所致，故按《外感湿热篇》提出的"入血犹恐耗血动血，宜须凉血散血为治"，蔡友敬抓住主要矛盾给予清热凉血之犀角地黄汤，经过 5 天中药治疗痊愈出院。

病案三

蔡某，男，21 岁。1976 年 11 月 9 日初诊。

+ 现病史 + 患者夜间入睡，半夜醒时忽觉口腔下门齿出血，满口腥味，经当地医疗站服药治疗，局部敷塞云南白药，十余日仍未止，近三天来，血出如涌，用手挤压出血处，仍然渗出。体温 36.7℃，脉搏 90 次/分钟，血压 110/70mmHg。血常规示，白细胞 7.2×10^9/L，血小板 0.327×10^9/L，出血、凝血时间约 6min。追问病史，患者曾有 2 次鼻衄不止史，家族中父亲及弟弟亦有鼻衄、牙龈出血不止史，诊断为血友病，经注射维生素 K、止血敏、氨甲苯甲酸等药物，配合输鲜血，局部用肾上腺素蘸棉球压迫止血，治疗 5 天，11 月 13 日请蔡友敬会诊。见患者面色黧黑，神情倦怠，左手按压齿龈出血处固定不移，未敢移挪左手已10余天，渗血量多，色鲜红，口咽干燥，询之牙齿不浮不痛，腹部软无压痛，舌质红绛，苔焦黄而干起刺、脉数。此乃火邪炽盛，热伤血络，迫血妄行，治宜清营凉血，养阴泻火，方选犀角地黄汤和玉女煎加减。

╂ 中医诊断 ╂　齿衄（热入营血）。

╂ 西医诊断 ╂　血友病。

╂ 处方 ╂　犀角8g，生地黄15g，白芍10g，牡丹皮10g，生石膏30g，知母15g，麦冬15g，牛膝10g，紫珠草80g，阿胶10g。服3剂。

╂ 二诊 ╂　服上药血止1天，昨复出血，尤以夜间出血量多，口烦渴止，脉弦数，苔老黄。炽热胃火虽减，但肾之游火，肝之蓄热，仍冲逼血络，上方减玉女煎增味续服。

╂ 处方 ╂　犀角3g，生地黄15g，白芍10g，牡丹皮10g，阿胶10g，牛膝10g，紫珠草30g，炒侧柏10g，炒栀子10g，乌梅15g，黄芩10g。服2剂。

╂ 三诊 ╂　自述昨天衄已止，左手不用按压，患者及家属不胜欣慰，察其唇红，舌苔仍黄，脉细数略弦，此失血日久，阴虚火旺、养阴凉营法不容更易，止血药物非待病情稳定不能删摘。

╂ 处方 ╂　生地黄15g，牡丹皮10g，赤芍10g，阿胶10g，紫珠草15g，白及10g，黄连10g，乌梅炭15g，白芍15g，炒栀子10g。服2剂。

╂ 四诊 ╂　衄止至今4天，精神略爽，舌苔老黄，脉细数，上方续服3剂，以巩固疗效。

╂ 五诊 ╂　衄止已1周，患者要求出院，诊其脉象细数，舌苔黄，衄血已止，但阴虚火旺之征未除，嘱其原方加熟地黄1味，滋育阴血，带回续服，以防阴火升腾，再次动血。

╂ 按 ╂　血友病为一种遗传性血液凝固障碍性疾病，本例齿龈出血，日久不止，持续出血时间达20天，止血针剂基本用上，血仍不止，而后期配合中药迅速取得疗效，祖国医学记载虽无"血友病"之称，但对于血液不循常道，上溢于口鼻诸窍，皆称为"衄血"，本症从齿龈渗血，故称"齿衄"。"齿衄"一症，《景岳全书》明确指出："血从齿缝牙龈中出者，名为齿衄，此手足阳明二经及足少阴肾家之病，盖手阳明入下齿中，足阳明入上齿中，又肾主骨，齿者骨之所终也……"可见齿衄与胃火亢盛或肾水素亏有关。本病初诊时，口干，舌苔焦黄、起刺皆是胃火之征；而烦渴，舌红绛，脉数又是阴火入营之象。是首折胃火或凉血滋阴？首先，在辨证中要弄清此火是"虚火"还是"实火"，蔡友敬在治疗本病时指出"血从齿出为齿衄，当问其痛，痛属胃热即实火，不痛属虚火，玉女煎可与之"。本病齿衄不止，血色鲜红，但牙齿不痛，腹不满痛，此是虚火无误，故首剂以犀角地黄汤清营凉血，配玉女煎滋阴养胃，由此可见其临证详为审辨，而非按图索骥，囿于见血止血之俗套。然衄证病变速易，临证医者当慎重权衡治则方药，虽见衄血部位少，但血出如涌，日久不止，故他抓住主要病机，针对主因治疗，同时重用紫珠草、黑侧柏、黑山栀子、白及、黑蒲黄、乌梅炭等加速收敛止血，导血归藏，以防清营凉血功效未能速达，而血源已枯涸矣，此与现代医学输鲜血增加凝血因子法殊而目标一致也。灵活运用祖国医学的辨证施治，是本病迅速奏效之关键。

第二节 自 汗

黄某,男,34岁。于1975年8月18日初诊。

现病史 患者于1年前出现局限性出汗,以头额,双手,背部多见,每日流汗2~3次,同时伴有面色潮红,情绪紧张,气候寒冷刺激或进食辛辣酒醋等食物时,上述症状即见加剧,故往往多穿衣服,不敢进食刺激之物,10余天来,汗出次数更多,双下肢浮肿,伴出血点(局限于双下肢)。体温37℃,心率96次/分钟,血压140/98mmHg,口腔黏膜有散在性溃疡及少量出血点,心肺(-),双下肢有散在性出血点及水肿,呈凹陷性。血常规示,红细胞4.15×10^{12}/L、白细胞6.6×10^9/L,血小板138×10^9/L,于住院后3天请蔡友敬会诊。见患者自汗出,淋漓不断,时时恶风,身重小便短少,虽夏、秋之间气候炎热,仍穿着厚衣(棉衣及毛衣),双下肢水肿,唇红,苔白,脉沉细。此乃气虚而卫阳不固之症,先拟益气固表之法,用防己黄芪汤加味。

中医诊断 自汗(气虚不固)。

西医诊断 下丘脑损伤综合征(间脑炎)。

处方 汉防己15g,黄芪15g,党参15g,炒白芍10g,炒白术10g,北防风6g,生姜4.5g,大枣10g。服2剂。

二诊 汗出较减,水肿较消,出血点消失,但觉胃脘不舒,恶心,时有呃逆,食欲较差,苔薄白,脉沉细,表虚而卫阳不固,脾虚而运化无权,胃虚而气上逆,治宜健脾益气,降逆固表,用六君汤合玉屏风散加味。

处方 党参15g,法半夏10g,北防风6g,甘草5g,炒白术10g,桂枝6g,黄芪15g,制陈皮10g,云茯苓10g,柿蒂12g。服3剂。

三诊 呃逆已止,呕恶亦停,食欲稍增,但汗出依然,水肿尚在,恶风不欲去衣,脉沉细,表虚而阳气未复,营卫不调,再拟益气固表,调和营卫,用玉屏风散合桂枝汤加味。

处方 桂枝10g,生白芍10g,黄芪10g,炒白术10g,北防风6g,北柴胡6g,党参15g,生姜4.5g,大枣10g,甘草3g。服4剂。

【四诊】 自汗减少,恶风已除,衣着逐渐减少,唯觉腿部酸楚,疲乏无力,再拟益气固表,用六君子汤合玉屏风散加味。

【处方】 党参15g,炒白术10g,制陈皮10g,法半夏10g,云茯苓10g,甘草3g,桑寄生15g,桂枝10g,北防风6g,黄芪15g。服3剂。

9月2日至10月11日,共再诊14次,病情稳定,汗出逐渐减少,衣服逐渐减穿,食欲增进,至10月9日汗出已止。衣着正常,虽天气转凉,亦不觉恶风,其间均以益气固表六君子汤及玉屏风散加减而治。

【十八诊】 汗出已止,恶风亦除,自觉耳鸣耳聋,头晕目眩,腰酸膝软,舌质淡,苔薄白,脉沉弦,乃气虚及血,阳损及阴,再拟益气养阴为治。

【处方】 党参15g,云茯苓10g,制陈皮10g,炒白术10g,甘草3g,黄芪15g,枸杞10g,女贞子10g,熟地黄10g,补骨脂6g。服4剂。

【十九诊】 上症已减,汗未再出,头眩晕,时遗精,舌淡,苔白,脉沉细,再拟滋肾养阴,用六味地黄汤加味。

【处方】 山药15g,熟地黄10g,山茱萸10g,牡丹皮10g,云茯苓10g,泽泻10g,枸杞10g,制首乌15g,杜仲10g。服4剂。

【二十诊】 服滋肾养阴药之后,头晕、目眩、腰酸、膝软之证已除,唯自觉疲乏无力,气短,时有轻微汗出,苔薄白,脉沉细,表气未固,再拟益气固表之法。

【处方】 党参15g,制陈皮10g,云茯苓10g,甘草3g,焦白术10g,黄芪15g,桂枝10g,生白芍10g。服3剂。

【二十一诊】 自汗止,尚有耳鸣,苔薄白,脉沉细,再拟益气固表为治法。

【处方】 党参15g,炒白术10g,云茯苓10g,法半夏10g,制陈皮10g,甘草1.5g,黄芪15g,北防风6g,五味子10g,生牡蛎15g。服4剂。

服4剂后,诸症消失,于10月28日痊愈出院。

【按】 汗者,人身津液所化,本病例不因劳动,不因发散,肌肤溱溱汗出,时时畏风,而是以病久气虚,腠理疏松,藩篱失散,营卫失调,故使汗液外泄。患者又见夏日冬衣重裹,下肢水肿,卫阳固外无力,水液运化失常可知,故以黄芪、白术、防风益气固表,桂枝、白芍、生姜、大枣调和营卫,卫气和即腠理致密,汗孔开合正常。然慓悍之卫气,源于水谷,生于脾胃,故每剂必以党参、白术、茯苓补脾益气,既可运化水湿,又可源源不息,使卫气得到给养。卫气职能得司,则五脏六腑得以温养,肌肤腠理得以御邪,自汗之证随之而止,本病辨治,丝丝入扣,若非博极医源者,本症安能速愈。

第三节　内伤发热

病案一

杨某，女，58岁。1974年2月2日初诊。

现病史　患者因化脓性胆囊炎手术后第7天，低热，五心烦热，口渴咽燥，不欲饮，不思饮食，胃纳略减，便秘4天等，于1974年2月2日请蔡友敬会诊。会诊前曾肌内注射青霉素、链霉素10余天，服汤药2剂未见效。证见重病容，半卧位，精神淡漠，语音低，两颧红，唇红裂，皮肤干枯不润，舌质红，苔厚呈老黄，干而无津，脉细数有力。此乃阴虚火旺，治宜滋阴清热。

中医诊断　内伤发热（阴虚火旺）。

西医诊断　化脓性胆囊炎。

处方　生地黄10g，玄参10g，麦冬10g，黄芩10g，柴胡10g，白芍10g，枳实6g，火麻仁10g，金银花15g，连翘15g。服2剂。

二诊　症状减轻，便溏，食欲增进，舌质红，苔黄，脉细略数。原方去火麻仁、枳实，加白扁豆15g、谷芽9g。再服2剂。

三诊　精神情绪较佳，自然坐立，症状全除，食欲恢复，二便通调，舌质淡红，苔薄白，脉沉细略数，治宜清余热复胃气。

处方　黄芩10g，薏苡仁15g，白术10g，茯苓10g，谷芽10g，甘草3g。再进2剂。

共服6剂，病愈于2月9日出院。

按　火为热之象，有虚实之分，本例属阴虚火旺，口渴但不欲饮为非实火；唇裂、便秘、苔黄燥当胃火炽盛，唯知无消谷善饥之证；加上舌红，脉细数，乃阴虚火旺之征；又因手术后消耗津液，故以滋阴清热为治。用生地黄、玄参、麦冬、白芍滋阴，又以金银花、连翘、柴胡、黄芩清热解毒而达到目的。再以火麻仁、枳实行气润肠通便，使便通火降，最后以白术、茯苓、谷芽顾护胃气而善其后，此则医案体现注重后天之本的学术思想。

病案二

谢某，男，19岁。1975年6月3日初诊。

现病史 患者于入院前1个多月自觉腹痛，后觉心窝部胀痛，时伴畏冷、低热，4天之后，当地医院诊断为肝炎，胆囊炎，给予氯霉素、多西环素、维生素C等保肝药物，未见好转。于入院前1周在外院检查发现肝脾肿大，给予葡萄糖、维生素C静脉滴注，当晚发热至40℃，当时认为是"输液反应"。第2天热退，当晚又畏冷发热40℃，拟诊"疟疾"用氯化奎林、伯氨奎林等抗疟药，但高热持续不退。由于症状未见好转，于1975年6月1日住入晋江地区第一医院。营养中等，发育一般，急性病容，神志清楚，表情淡漠，巩膜黄染，心肺（-），肝下界右肋缘下1cm剑突下4.5cm，质中等硬，无明显触痛，脾左肋下3cm。采用激素药等治疗，因发热不退，乃请蔡友敬会诊。见寒热往来，表情淡漠，发热38.8℃，头痛，口渴，尿短赤，大便2日未通，舌红，苔黄，脉弦数。证属热邪侵入少阳，将侵营分，宜和解少阳兼清营分。

中医诊断 内伤发热（邪犯少阳）。

西医诊断 不明原因发热。

处方 柴胡10g，黄芩10g，连翘10g，青蒿10g，厚朴6g，枳实10g，生地黄10g，牡丹皮10g，赤芍10g，茯苓10g，甘草3g。服3剂。

二诊 寒热往来已除（体温37℃），精神好转，口渴，两目俱黄，苔薄白、中黄白相兼，边有齿痕，脉弦数。少阳之邪已有外达，湿热内蕴有未清澈，再拟原法增减。

处方 茵陈15g，柴胡10g，黄芩10g，生地黄10g，牡丹皮10g，青蒿10g，厚朴6g，紫苏梗4.5g，茯苓10g。服2剂。

三诊 寒热往来虽未复发，但口苦目黄，咽干且痛，胸部满闷，小便短少，舌红稍退，苔黄，脉弦数，原方加车前子9g、马勃4.5g、郁金10g、甘草6g。服3剂。

四诊 发热复起（38.2℃），面目俱黄，咽喉疼痛，苔黄腻，舌紫红，脉浮数，湿热未清，复感外邪，宜辛凉解表，兼清湿热。

处方 金银花10g，连翘10g，芦根10g，竹叶10g，甘草3g，桔梗10g，苦杏仁6g，柴胡10g，郁金10g，藿香10g，茵陈10g，车前子10g，薄荷2g。服2剂。

五诊 发热已退，但两目巩膜黄染尚在，苔黄，脉弦数，湿热逗留，宜再清化湿热。

处方 茵陈15g，虎杖30g，山栀子10g，黄芩10g，郁金10g，柴胡10g，鳖甲10g，牡丹皮10g，茯苓10g，车前子10g，木通6g。服3剂。

此后热未再发，继续煎法治疗直至痊愈。

按 临床上常见有不明原因发热，投药多剂，治法数变，未能见效，甚为棘手，蔡友敬在临床上善于从患者实际出发，具体问题，具体分析，具体解决。本病早期见寒热往来之少阳证，又见长期发热、头痛、口渴、舌红，热邪有入营之势，即以生地黄、牡丹皮、赤芍养阴清热，青蒿、连翘、黄芩透热于外，即所谓"入营尤可透热转气"，使邪热转出气分，挽回战局兼佐以柴胡、黄芩和解少阳，使病情迅速稳定，然后"治病求本"，抓住疾病主要矛盾，清气分化湿热，终于获得痊愈。此病例应用伤寒的六经辨证及温病的卫气营血辨证，这种不拘一格的辨证方法，参合应用，圆机活法，只有理论深厚者方可为之也。

病案三

陈某，男，14岁。1975年11月16日初诊。

现病史 患儿于1个月前开始发热，体温达40℃左右，稍微咳嗽，精神疲乏，呈进行性消瘦，饮食减少，面色苍白，全身浅表淋巴结肿大，求医于外院门诊。疑为淋巴结核，经用卡那霉素和异烟肼，治疗1周，未见显效，故转入晋江地区第一医院，住院1周，诊为病毒感染，用病毒灵、复方扑尔敏等治疗后，发热即退，要求出院，但出院第2天又复发热，并感颈部酸痛，触及淋巴结肿大，神疲乏力，乃再度入院，当时体温39.5℃。发育中等，营养欠佳，神志清楚，消瘦，贫血外观，呼吸平稳，神疲，颈柔软，颈部可触及淋巴结，大如黄豆，腹软，肝肋下2cm，脾肋下3cm，颈后及双腋下、腹股沟可触及大小不等的淋巴结，大者如蛋，小者如黄豆。胸部拍片（-），肥达氏反应（-），当时考虑血液病，欲进行骨穿，但家属不同意，故未作任何处理，仅进行观察，并请蔡友敬会诊。证见患者持续高热不退，头部稍痛，自汗，两眼红赤，咽部红肿疼痛，口渴而喜饮、小便短黄，精神疲倦，苔黄舌质红，脉象两关弦数，两尺沉数。证属阳明热毒炽盛，营阴受灼，治宜清热解毒，滋阴凉血。

中医诊断 内伤发热（阳明热盛）。

西医诊断 不明原因发热。

处方 生石膏30g，知母10g，板蓝根10g，生地黄10g，玄参10g，熟地黄10g，牡丹皮10g，赤芍10g，甘草3g。服1剂。

二诊 服药之后，发热稍退，体温38.5℃，但咽喉肿痛，自汗仍在，小便较长，舌质红，苔黄，两关弦数转为右寸关浮数，邪有从营透气之势，再拟清热解毒凉血，冀其透热转气为常。

处方 生地黄10g，熟地黄10g，牡丹皮6g，赤芍6g，黄连4.5g，金银花10g，连翘10g，板蓝根10g，山豆根10g，玄参10g，甘草3g。服3剂。

三诊 体温转为低热（37.6℃），时作时止，口渴、咽痛已除，但自汗及盗汗并至，神倦，纳少，舌红较退，苔黄，脉象细数。淋巴结已明显变小，如绿豆大小，热毒之邪虽逐渐透解，但正气已伤，气阴未复，再拟清热凉血，助以扶脾。

处方 生地黄10g，牡丹皮6g，赤芍10g，黄芩10g，金银花10g，连翘10g，柴胡10g，白术10g，荞麦10g，甘草3g，陈皮6g。服2剂。

四诊 低热已退（体温36.7℃），尚有盗汗，神疲，食欲仍差，头稍痛，全身淋巴结已消，肝脾缩小，大小便正常，舌尖红，苔薄黄，脉细数，再拟原法加减。

处方 生地黄10g，牡丹皮10g，赤芍10g，连翘10g，金银花10g，党参10g，山药12g，茯苓10g，荞麦10g，甘草3g。服3剂。

药后盗汗止，体温正常，舌红已退，继以清热和胃，健脾调理善后，痊愈出院。出院后3天查血象均属正常，淋巴结、脾肿大已消。

按 患儿反复发热，全身浅表淋巴结肿大，见神疲，口渴不欲饮，舌质红，脉沉数，此为湿邪由气入营之候，但见持续高热，头痛，目赤，咽红肿痛，此乃温毒炽盛之证。生地黄、牡丹皮、赤芍养阴活血清热；石膏、知母清气分邪热，达到气营两清；尤以金银花、连翘、竹叶辛凉透邪，清热，冀其透热转气；佐以板蓝根、山豆根清热解毒，使邪热渐次透解。

对于不明原因的发热，掌握卫、气、营、血辨证要领，分析邪正，按不同时机，因势利导，驱邪扶正，各得适时，在温热病后期，尤重视扶脾固本，使脾胃强健，气血充足，以收扶正胜邪之效。

病案四

郭某，女，21岁。1976年7月22日初诊。

现病史 患者于1976年4月因感四肢乏力，心悸，面色苍白，而求诊当地医疗站，治疗未见好转，继而于外院住院治疗。因极度贫血而先后输血1130mL。因贫血发展迅速，皮肤和黏膜高度苍白于7月6日转晋江地区第一医院治疗。来院后，患者羸弱无力，心悸气促，面色㿠白，西医诊为急性淋巴细胞性白血病，即以激素治疗。于7月19日，突然发热，体温高达40℃，发热时畏冷、汗出、头痛，随即以酒精擦浴，补充体液，其间虽体温略有下降，但仍持续39~40℃，故请蔡友敬会诊。证见高热，口渴，胸闷，烦扰少寐，舌质红绛，苔薄黄，脉细数。此乃热陷营血，营阴受灼，然苔黄烦扰，气分之热未尽。治宜清营凉血解毒，安神清热，取清营汤加减。

中医诊断 内伤发热（热入营血）。

西医诊断 急性淋巴细胞性白血病。

处方 犀角2g，生地黄15g，赤芍10g，牡丹皮10g，金银花10g，连翘10g，竹叶10g，麦冬10g，莲子心10g，玄参10g，白芍10g。服2剂。

二诊 热较退，体温38℃，头痛止，口渴大减，舌淡，苔薄白，脉细数。邪热减退，阴津未复，宜原法再进，并配合甘寒解毒，有抗白血病功效的中草药。

处方 生地黄10g,赤芍10g,牡丹皮10g,太子参15g,玄参10g,白芍10g,茯苓10g,白花蛇舌草30g,甘草3g。服2剂。

三诊 尚有低热,食欲不振,纳食减少,舌淡,苔白,脉细数,营热未退,脾胃运化无力,宜养阴泄热,佐以补气健脾。

处方 白花蛇舌草30g,半边莲15g,生地黄15g,牡丹皮10g,赤芍10g,白芍10g,玄参10g,党参15g,白术10g,谷芽10g。服4剂。

四诊 热退神清,面色㿠白,四肢乏力,动则汗出,纳少,舌体胖大,苔薄,脉细数,此乃脾胃气虚之候。虽阴血未充,然后天之本乃气血生化之源,不可忽视,以异功散加减。

处方 党参15g,白术10g,茯苓10g,陈皮10g,牡丹皮10g,赤芍10g,半边莲15g,白花蛇舌草30g,甘草3g。服8剂。

五诊 胃纳转佳,但仍四肢酸软,并伴心悸、气促,属脾虚血少,心失所养,仍宗前法。

处方 上方加枸杞15g、当归10g。服6剂。

六诊 经水适来,量多色红,四肢酸软,脉细数,舌质淡,苔薄,经行之际,若用寒凉之品,恐阴火沸腾,迫血妄行,宜养血固经,以四物汤加味。

处方 当归6g,川芎4.5g,白芍12g,熟地黄15g,炒黄芩10g,何首乌15g。服3剂。

七诊 治疗1个多月,面色转佳,但因西药环磷酰胺毒性作用,致脱发、头发稀少、神疲、头晕,脉从细数转为沉细,虽是气血衰惫之候,但病已转机,宜培补气血,滋养肝肾。

处方 八珍汤加何首乌15g、枸杞15g。连服5剂。

此后1个多月,均守本法,随证进退,每日1剂。

八诊 患者自觉体力恢复,面色红润,脉沉缓,由于患者要求出院,嘱其定期来院检查,并附中药5剂以资巩固疗效。

处方 八珍汤加黄芪15g、何首乌15g、枸杞15g、鸡血藤30g。

患者于1976年10月1日办理出院。

按 目前,急性淋巴细胞性白血病尚缺乏根治疗效的药物,预后大多不良，然本病例采用中西药疗法，疗程短，效果显著。本病例属祖国医学"气血亏损"范畴，首先表现为面色苍白无华、阴血亏竭之象。祖国医学认为，人体之血与心（主血）、肝（藏血）、脾（统血）三脏关连甚密，然一脏受损，必累他脏，今三脏皆损，实则五脏皆亏。正如《黄帝内经·灵枢》"本神"指出："五脏主藏精也，不可伤，伤则失守而阴虚，阴虚即无气，无气即死矣。"指出了五脏精血亏竭的预后。蔡友敬灵活运用祖国医学辨证施治的方法，在治疗本病中体现两大特点。

一是体现祖国医学治病整体观，非单纯见血虚而补血，而是基于五脏相关、气血同源、阴阳互根的关系。特别是注意先天与后天的关系，重视脾胃功能。中医经典中常提示气血来源于先天，而滋生给养于后天，故在治疗本病例中多以五味异功散加黄芪培脾胃之气，再以四物汤加何首乌、枸杞填精补血，正如张景岳指出："补方之制，补其虚也。凡气虚者，宜补其上，人参、黄芪之属是也。精虚者，宜补其下，熟地、枸杞之属是也。"

二是根据疾病发展过程中证候变化，掌握病机转归，随证灵巧用药，本病早期虽有血亏之象，但邪热内陷营血，即集中力量，清营凉血解毒，非至营分邪热已退，决不轻易改弦易辙。当脉从细数转为沉细之时，又迅速转入培补气血；当食欲减退纳少之时，又及时注意调整脾胃功能；亦注意顾及妇女生理特点，在月经期间，注意药物的增减变换，这样使患者气血流畅，脾胃健运，生机蓬勃，有力地支持西药抗白血病药物的治疗。

综上所述，本病例充分地体现中西医结合治疗急性淋巴细胞性白血病的优越性，亦可见蔡友敬在处理本例危重复杂的证候中理法严谨，用心周密。

第八章 肢体经络病证医案

第一节 痹 证

病案一

庄某，女，36岁。1973年2月28日初诊。

现病史 患者右手腕关节酸痛伴肿已9年，经在外多次医治无效而酸痛、肿胀加重，手腕稍畸形，影响手腕关节，活动不灵，舌苔薄，脉沉细带弦。此属风寒湿之邪阻滞经络，气血运行不畅，宜活血祛风，通经行瘀。

中医诊断 痹证（邪犯经络）。

西医诊断 类风湿关节炎。

处方 炙全蝎10g，炙蜈蚣10g，露蜂房10g，地龙10g，蕲蛇10g，当归10g，川芎10g，白芍10g，熟地黄15g，蛴螬10g，鸡血藤30g，鹿衔草15g。服2剂。

二诊 药后酸痛、肿胀均大减，上方再服3剂，并嘱其以上加量2倍研末配鹿角胶、龟甲胶，炼蜜为丸，每日3次、每次6g吞服。

三诊 患者自述去年曾服上药，当时酸、痛、肿均愈，腕关节活动自如，只感气候变化，寒冷或手经常着湿才有酸痛。自服药至今已控制1年，自以为病好了，所以无继续服药巩固，于半个月前经常着湿，加上气候寒冷，右手腕关节酸痛又作，酸处伴肿，同时累及右肘关节酸痛，舌苔薄白，脉沉细，乃为旧疾未尽，又受风湿寒之邪，宗上法，原方加防己15g、木瓜10g，再服3剂，并嘱用丸药常服以资巩固。

按 《黄帝内经·素问》"痹论篇"曰："风、寒、湿三气杂至，合而为痹也。"本例其表现为腕关节酸、痛、肿。痛属寒，肿属风，风胜则肿，但病较久，久痛入络，非一般祛风寒湿之药所能奏效。病由宿邪留阻入络，用迅疾飞走之虫类药，以搜剔经络中之寒瘀，为宿邪缓攻之计。方中以蛴螬活血通瘀，全蝎、蜈蚣、地龙、蜂房祛风搜络，使关节畸形得到改善，全面照顾。同时以四物汤补血活血,所谓"治风先治血,血行风自灭"。久病较复杂,因此,选施应全面考虑,有攻又有补,攻补兼施,才能获得较为满意的效果。此类屡用多效,蔡友敬对此很有经验,谓曾治疗数人,病情均能获得好转、控制。

● 病案二

张某,女,44岁。1976年9月29日初诊。

现病史 患者全身骨节酸痛,双膝、双手腕及双肘对称性肿大,手臂不能上举、双膝肿大沉着,举步不能,扪之肌肤清冷,手指僵硬,运动受限制,发病至今12年,经多方治疗未奏效。近日疼痛加剧,宛如锥刺,两腿不能伸直,不能步履,舌淡苔薄,脉沉细结代。此病久羁,腠理空虚,卫阳不固,风、寒、湿三邪留滞脉络,然能除疼痛为当务之急,以散寒止痛为主,佐以活血祛风利湿。

中医诊断 痹证(风寒湿阻)。

西医诊断 类风湿关节炎。

处方 制川乌10g,甘草3g,乳香10g,没药10g,当归10g,熟地黄15g,川芎10g,白芍15g,威灵仙10g,防风10g,薏苡仁30g,防己15g,牛膝10g,桂枝6g。服3剂。

二诊 全身及双手关节酸痛已减,手臂较能上举,现双膝关节肿大,疼痛未除,夜间为剧,舌质淡苔薄,脉沉细无力,偶有结代。上方再加鸡血藤30g,以增活血补血、祛风湿、舒筋络之力。服3剂。

三诊 疼痛减轻,但仍筋脉屈伸不利,双足着地无力,脉沉细,此则病久气血虚惫之候,筋失所养,故足不任地,宜兼补气血。

处方 炙黄芪30g,当归10g,炒白术10g,熟地黄15g,川芎10g,秦艽10g,薏苡仁30g,防己10g,牛膝10g,防风10g,独活10g,木瓜10g。服6剂。

四诊 双膝、双手腕及双肘肿消,疼痛大减,较能行走,但仍举步笨重艰辛,X线片检查示,腕膝病变关节间隙狭窄,邻近骨质疏松,证实属类风湿关节炎。此瘀血凝滞，久痛入络，宜酌用走窜虫类药物以搜剔络道。

【处方】 蕲蛇10g，蜈蚣3g，全蝎4g，露蜂房10g，僵蚕10g，熟地黄15g，木瓜10g，制川乌10g，川芎10g，防风10g，薏苡仁30g，甘草3g，炒白芍10g，豨莶草15g，当归10g。服3剂。

此后以上方为基本方，时增黄芪、防己、鹿衔草以固卫阳，通经络祛风湿，计五诊服药15剂。

【九诊】 患者自感经上述治疗，病情大为改善，膝、肘、腕关节较能屈伸，近日气候转冷，腰膝乏力隐痛，苔薄白，脉沉细，病久必涉及脏腑，宜兼补益肝肾。

【处方】 制川乌6g，桂枝10g，甘草3g，黄芪15g，党参15g，桑寄生15g，杜仲10g，威灵仙10g，蕲蛇10g，防己10g，薏苡仁15g，鹿衔草10g。服6剂。

【十诊】 周身关节疼痛及浮肿已全消失，腰酸亦缓解，手指把物有力，唯不大灵活，患者不胜喜悦，诉近日唯感头晕、畏冷、乏力，脉沉细，尤以尺脉无力为甚，舌淡苔薄，宜补益气血，滋养肝肾。

【处方】 熟地黄15g，枸杞15g，炒山药15g，补骨脂10g，巴戟天10g，仙茅10g，山茱萸6g，淫羊藿10g，当归10g，川芎10g，党参15g。服4剂。

【按】 类风湿关节炎一病，属于祖国医学"痹证"范畴。《黄帝内经·素问》"痹论篇"曰"风、寒、湿三气杂至，合而为痹也"。《济生方》指出"皆因体虚，腠理空虚，受风、寒、湿气而成痹也"。此则痹证之病因病机也。蔡友敬对本症治疗积有丰富经验，治疗多例，屡治屡效，病情很快获得好转、控制，以至痊愈。蔡友敬治疗痹证有下列四大特点。

（1）痹证虽有行痹（风胜）、痛痹（寒胜）、着痹（湿胜）、热痹（热胜）之分，但临床上往往见风、寒、湿三气杂合而来，势难截然划分，在治疗中既有全面顾及，又紧紧抓住矛盾主要方面，如寒胜痛剧每用制川乌，风胜肿甚每加重防风、独活用量，湿胜而酸有定处，每加重薏苡仁、防己、木瓜的用量。

（2）在治疗的基本方加入引经药以提高疗效：如上肢寒者加桂枝，热者加桑枝、忍冬藤，下肢加牛膝，湿肿加二妙散，腰酸加桑寄生，肾阳虚甚再添巴戟天、仙茅、淫羊藿；瘀积疼痛每酌加乳香、没药。

（3）痹证大多病久入络，此皆邪正相结，血瘀久滞，关节变形，非一般祛风寒湿之药所能奏效。每每用走窜经脉虫类以搜剔络道。例如喜用咸寒祛风通络的露蜂房以矫正关节畸形，蜈蚣搜剔络道以止痛，全蝎、白僵蚕祛风化痰，以治顽痹之良药——蕲蛇透骨搜风。"初为气结在经，久则血伤入络"，此皆仿清代名医叶天士治痹之法。

（4）对于痹证，久病迁延不愈，必波及脏腑。正如《黄帝内经·素问》"痹证篇"指出："病久而不去者，内舍于其合也。"故施治时，全面顾及，有攻有补，攻补兼施，通常在搜风散寒逐湿中，用四物汤或黄芪桂枝五物汤加当归以补益气血，尤常加入鸡血藤一味，既可活血补血，又可祛风舒筋，此所谓："治风先治血，血行风自灭。"后期即以滋养肝肾着手（肝主筋，肾主骨）以收全功。

以上治法，运用自如，故使12年痼疾竟得应手而效。

第二节 痿 证

陈某，男，31岁。1977年1月15日初诊。

现病史 胸痛、咳嗽、畏寒、发热12天，经某医院治疗、疗效不显，3天前突咯血，呈鲜红色，量不多，遂急诊入院。体温39.3℃，双肺可闻及湿性啰音，左肺语颤音增强。X线提示，心肺（-）。血常规示，白细胞16.9×10^9/L，中性粒细胞91%，淋巴细胞6%。血沉71mm/h，诊断为左大叶性肺炎。用青霉素、链霉素治疗半月症情好转，咳嗽、气喘已愈。但因3~5天来觉右下肢腓肠肌疼痛，足跟触地亦感疼痛，不能下床，虽用维生素B_{12}、维生素B_1注射，疼痛不减，乃于2月1日请蔡友敬会诊。证见面色苍黄，神气倦怠，自云肺炎治疗好转后，渐觉右下肢疼痛、以右侧腓肠肌疼痛尤剧，但局部无红肿，扪之肌肤不热，足难任地，询之口苦厌食，大便涩滞，小便色黄，舌暗淡，苔根黄厚腻，脉弦。此乃湿热下注，宜清热渗湿，方用三妙散加减。

中医诊断 痿证（湿热下注）。

西医诊断 周围神经炎、左大叶性肺炎。

处方 苍术10g，黄柏10g，牛膝10g，白芍10g，赤芍12g，木瓜10g，薏苡仁30g，忍冬藤15g，甘草4.5g。服2剂。

二诊 右侧腓肠肌疼痛减轻，自感疼痛昼轻夜重，苔根黄腻，脉弦，病已转机。原方白芍增至30g。服3剂。

三诊 右膝酸疼已愈，小便转清长，大便2日未通，苔黄，脉弦，湿热渐化。原上方加火麻仁10g。服3剂。

四诊 足可任地，能下床行动、仅见苔微黄，脉弦细，宜养肝肾以濡筋脉，予知柏地黄汤。服2剂。

患者于2月10日病愈出院。

按 本证发于温热病后期，右下肢腓肠肌疼痛，足不任地，视其口苦溲赤，苔根黄腻，皆是湿中伏热，沉暑下焦之象，亦即《黄帝内经·素问》所谓"湿热不攘，大筋软短、小筋弛长，软短为拘，弛长为痿"。观此证发于温热病后期，明显足不任地，属"痿证"一类。根据祖国医学辨证论治，"痿"有虚实之分，肺热熏灼与肝肾亏虚属虚，而本证湿热浸湿属实。本证虽然右下肢腓肠肌疼剧似属"痹证"，然其因湿热蕴结下焦，浸淫筋脉，气血阻滞，络道不通，气坠不用，故呈疼痛。二妙散中的黄柏以苦胜湿；苍术辛通气分，兼能燥湿；并以木瓜、薏苡仁舒筋利湿，其中木瓜据报道对腓肠肌痉挛有特殊疗效；酌加忍冬藤清热解毒，疏通经络；兼以芍药甘草汤敛阴止痛，增强止痛效力。故寥寥三诊，病症顿失。古人虽有"治痿者独取阳明"，历代医家大多以此为范，取益胃养阴之法，但蔡友敬并不独执上之一见，对于湿热沉淫下焦的"痿证"，用苦辛寒燥之法，竟得捷效。

第九章

妇科病证医案

第一节 月经病

病案一

徐某，女，32岁。1973年10月20日初诊。

现病史 患者先期经来，每月提早5~7日而至，其量甚多，夹有血块，本月经来潮已7~8日，经量又多，伴腹痛，头晕，腰酸，舌暗红，苔微黄，脉沉细带数。此乃郁热于内，迫血妄行，宜清热凉血，佐以调理冲任。

中医诊断 月经先期（胞宫郁热）。

西医诊断 月经不调。

处方 川芎6g，当归10g，生地黄10g，白芍10g，黑地榆10g，炒黄芩10g，香附6g，续断10g，大枣10g。服3剂。

二诊 服药后，经止腹痛除。改用当归养血膏每日早、晚服用。随访下次月经来潮时间较准时，量较少，头晕、腰酸均改善。

按 《女科经纶》言："阳太过则先期而至。"究其原因有实热、虚热之分，以血热者为多见。本例经量多而愆期是血热妄行，故以四物汤补血；以炒黄芩、黑地榆清血热，炒黑又能止血；经血多常与冲任有关，以续断调理冲任；香附理气行瘀止痛；大枣补脾而血止经调。

病案二

林某，女，23岁。1973年11月21日初诊。

现病史 患者素有月经不调，或先或后不定期，经来夹血块，现月经已2个月未至，少腹胀痛不舒，腰酸，白带多、色黄，舌红带紫，苔少，脉沉细带数。此属瘀血阻于胞络，治宜活血行瘀，佐以理气。

中医诊断 月经后期（瘀阻胞络）。

西医诊断 月经不调。

处方 川芎15g，白芍10g，当归15g，熟地黄10g，红花10 g，茺蔚子10g，香附10g，续断10g，大枣15g。服2剂。

即经期来至，诸症均除。

按 经水后期常认为血虚之病，而本例则属例外。证见少腹胀痛，经来夹血块，舌质带紫，虽有舌红脉数，此非火盛，是因血瘀郁久化热，故用桃红四物汤活血祛瘀，佐香附理气，气行则血行，正如李时珍曾称此药为"气病之总司，女科之主帅"，并以茺蔚子调经，续断补冲任，助以行血气之功。故辨证明，配方妙，病除快。

病案三

黄某，女，39岁。1973年12月17日初诊。

现病史 患者头晕，心悸，身体倦怠，月经不调，经量过多，面目浮肿。历时10多年。这次月经来已3天，量多，时崩时漏，心悸，头晕，乏力加重，面色苍白，口干，寐差，舌淡，苔微黄，脉沉细。此属气虚，血不归经，宜补气摄血。

中医诊断 月经过多（气虚不摄）。

西医诊断 月经不调。

处方 黄芪10g，党参15g，当归10g，白芍10g，熟地黄10g，阿胶10g，黑姜6g，炮姜3g，炙甘草4.5g。服4剂。

二诊 经已止，但心悸，头晕，倦怠，睡眠欠佳，此乃心脾两虚，治宜补养心脾。用归脾丸连服1个月诸症改善，逐渐恢复健康。

按 崩漏系"经乱之甚也"。气为血之帅，气虚致运血无力，血行迟滞；或气虚无力统血，血溢脉外，离经之血即为瘀，一旦瘀阻冲任、子宫，均可导致血不归经而妄行，引起崩漏。本案为气虚，血不归经。口干，睡眠较差，苔薄黄，虽有火象，但非实火，乃虚火耳。舌淡，脉沉细，属气血虚亏之症。前人有云"实证易治，虚者难疗"。治宜补气摄血，以补其气，然单补气则血又不速生。方中以黄芪、党参大补心脾之气；以当归、白芍、熟地黄、阿胶、黑姜引血归经，是补中又有收敛之妙。服2剂血即止，再拟归脾汤补益心脾以善其后。

病案四

林某，女，28岁。1975年3月20日初诊。

现病史 患者经行少腹胀痛，血色紫黑，夹有少量血块，经量少而淋漓，胸胁作胀，少腹呈持续性疼痛难忍，病已3年，随着月经周期持续发作、诊得脉象沉细弦，苔薄白，质紫暗。治宜调气活血，行瘀止痛。

中医诊断 经行腹痛（气滞血瘀）。

西医诊断 痛经。

处方 当归10g，川芎10g，熟地黄10g，白芍10g，黑蒲黄10g，五灵脂6g，川楝子10g，延胡索10g，乌药8g，香附10g，青皮10g，木香6g。

嘱其临经前一二日，连服上方3剂，服至第4次经期，上症显著改善。

按 痛经多因气血运行不畅或气血亏虚所致。经水为血所化，而血又随气运行，倘若气血充沛，气顺血和，则经行通畅无阻，自无疼痛之患，反之，经行涩滞不畅，不通则痛。本例见经行小腹持续胀痛，舌质紫暗，脉象沉弦，均为气滞血瘀所致。方以四物汤活血调经；金铃子散及失笑散行瘀止痛；香附、乌药、青皮、木香理气行滞。

病案五

许某，女，38岁。1973年10月20日初诊。

现病史 患者原有月经过多史，因近期经水未尽，复感外邪，2日来每日下午畏冷，发低热（体温38℃），于1973年10月20日请蔡友敬诊治。见经来8天未尽，量极少，头晕，欲呕，腰酸，倦怠乏力，形体消瘦，舌淡，苔薄黄，脉沉细带数。此为少阳证，热入血室。治宜和解少阳，佐以调补气血。

中医诊断 经行发热（邪犯少阳）。

西医诊断 月经延期，经期发热。

┆**处方**┆ 柴胡10g,半夏6g,党参10g,黄芩6g,大枣15g,川芎10g,当归10g,熟地黄10g,白芍10g。服2剂。

寒热除,月经已尽,余症均改善。嘱其以当归养血膏,八珍丸善其后。

┆**按**┆ 本例乃正虚邪盛为病,故治宜扶正祛邪兼治。患者素体禀弱,气血俱虚,经来气血更损,荣卫不固,风邪乘虚而入,正不敌邪,由表入里,故畏冷、发热、欲吐,思之往来寒热;欲呕属少阳证。故用小柴胡汤加减,两剂后竟获全功。

第二节　带下病

◆ 病案一

陈某，女，32岁。1973年9月20日初诊。

现病史　患者有带下病史2~3年，近半旬来白带多、色黄相兼、稠黏而有腥臭之味，伴头晕，头重，腰酸腿软，小便色黄、时有混浊，形体胖，月经来时夹血块，舌苔薄腻带黄，脉沉而滑。此乃任脉之湿热也，治宜通涩相助，清热利湿。

中医诊断　带下病（湿热蕴脾）。

西医诊断　白带异常。

处方　海螵蛸15g，山药15g，茜草10g，龙骨15g，牡蛎15g，黄柏10g，苍术10g，白果10g，椿根10g，茯苓10g，泽泻10g。服3剂。

二诊　服3剂后白带减少，苔腻较退，小便清，腰酸未减，此乃湿热未尽。原方加续断补冲任，续服2剂，诸恙已除。

按　张锡纯云："带下为冲任之证，而名谓带者，盖以奇经带脉，原主约束脉，冲任有滑脱之疾，责在带脉不能约束，故名为带也。"然其病非仅滑脱也。若带下然，滑脱之中，实兼有瘀滞。所以举创清带汤一方，以开通收涩治带下，实为后来医者所喜用。本例经来夹血块，实兼有瘀，肥人多湿，带下色黄，有臭味，属湿热，取其方加黄柏、苍术清热燥湿；又佐白果、椿根、泽泻清热利湿；后又加续断补冲任，收奇功。他还说，清带汤治带下病重在临床上进行辨证加减，确有应手收效，多年来临床经验实有体会。

◆ 病案二

李某，女，45岁。1974年3月21日初诊。

现病史　患者白带多历已2载，近日来淋沥不断，色黄、味臭，伴少腹疼痛，腰酸腿软，头晕乏力，经地区某医院妇科检查未发现器质性病变，拟为子宫颈炎。舌苔薄黄，脉沉细略数。此属湿热久郁，瘀滞内阻，治宜通涩兼施，佐清利湿热。

┆**中医诊断**┆ 黄带（湿热下注）。

┆**西医诊断**┆ 子宫颈炎。

┆**处方**┆ 海螵蛸15g，山药15g，龙骨15g，牡蛎15g，茜草10g，苍术6g，黄柏10g，白果10g，椿根10g，紫草10g。服3剂。

┆**二诊**┆ 药后白带大减，舌脉同上，原方加防己15g、木瓜10g以祛风湿，续服3剂。

┆**三诊**┆ 白带已净，酸痛减轻，但头晕、腰酸，流眼泪，脉沉细、尺弱，乃如肝肾两虚，宜滋补肝肾，以杞菊地黄丸或研调治其后。

┆**按**┆ 本病例带下色黄，气味腥臭，乃为湿热下注。苔黄，脉略数，脉症合参，此属黄带。而病久两载，其少腹作痛，恐其湿热久郁而成带，故以张锡纯的清带汤开通又收涩，二妙燥湿清热，加白果引入任脉之中，其效更捷，所以奏功之速也。至于紫草、椿根，为清热解毒之品，具有消炎之理，从而湿热清，瘀滞行，炎症消，6剂尽而诸态悉愈，继而以滋补肝肾而善其后，实为善治其标，又善调其本。

第十章
杂病病证医案

第一节　斑　疹

病案一

王某，女，64岁。1974年2月24日初诊。

现病史　患者11天前开始出现畏冷发热，全身酸痛，伴心悸、倦怠乏力，于2月18日住院内科，诊为急性渗出性心包炎。用地高辛强心，青霉素消炎，热退，上症改善，但表现神疲乏力，胸闷，食欲不振。5天前开始突然周身出现红色痒疹，继则胸腹密布，四肢均见，皮肤较干燥，瘙痒难当，搔之肤灼热，甚则难以入眠。曾用抗过敏药仍未取效，故请蔡友敬会诊。除上症外，尚现腹隐痛，下肢稍水肿，小便较短，舌暗红，苔薄黄，脉细数偶结代。证属血燥生风兼有湿邪，治宜清热凉血，祛风利湿。

中医诊断　斑疹（风热夹湿）。

西医诊断　炎症性斑疹。

处方　蝉蜕3g，荆芥15g，防风15g，牡丹皮10g，生地黄10g，泽泻10g，茯苓10g，地肤子10g，蒺藜10g，太子参15g，甘草3g。服1剂。

二诊　服后痒疹已退，睡眠转佳，但心悸乏力，食欲不振，舌苔薄黄，脉结代，此乃正气虚，湿邪未尽。改用补气凉血，祛风利湿。

处方　黄芪15g，太子参15g，防己15g，防风15g，木瓜10g，白术10g，陈皮10g，牡丹皮10g，生地黄10g，赤芍10g，甘草3g，蒺藜10g。服2剂。

三诊　痒疹基本消失，能入寐，精神较好，而脚肿未退，腹较胀，纳差，尿短。改用防己黄芪汤治其旧疾。

按　本例系荨麻疹，祖国医学上称"风痦""风疹块""斑疹"等名。《医宗金鉴》称："由汗出受风，或露卧乘凉，风邪多中表虚之人。初起皮肤作痒，次发扁疙瘩，形如豆瓣，堆累成片，日痒甚……夜痒重……"究其病因，原来由外因风邪所致。而现代医学认为是一种过敏性病变，属变态反应。

本例患者系正虚皮肤腠理不固、受风而发疹。故先凉血、祛风、利湿以治其标，后改补气扶正以治其本，使祛风不伤正，凉血不留邪，故而奏效告愈。

病案二

肃某，女，27岁。1973年7月2日初诊。

现病史 患者自诉两下肢皮肤红疹满布已2日余，用西药治疗无效，血小板检查正常，现已波及上肢，色呈鲜红，触之不碍手，心中烦躁，睡眠不佳，苔黄厚腻，质红，脉象沉细带数。辨为热毒侵入血分，拟清热、凉血、解毒为治。

中医诊断 斑疹（热入血分）。

西医诊断 不明原因斑疹。

处方 生地黄10g，牡丹皮10g，赤芍10g，紫草10g，当归10g，川芎10g，熟地黄15g，土茯苓10g，绿豆30g，玄参15g。服4剂。

二诊 皮肤红肿消退，色较淡，心烦亦减，苔黄腻亦减，脉沉细带数。仍拟原方稍事增损。

处方 生地黄10g，牡丹皮10g，紫草10g，土茯苓15g，赤芍10g，苦参10g，玄参10g，绿豆30g，地肤子10g。服4剂。

三诊 月经适来，量多色鲜红，红疹满布已渐消退，苔黄，脉沉细。宜养血调经，清热凉血。

处方 当归10g，川芎10g，白芍10g，熟地黄10g，生地黄10g，牡丹皮10g，黄芩10g，玄参10g，香附10g，大枣15g。服2剂。

四诊 月经已净，皮肤红疹亦见消退，上肢基本退尽，心烦已除，苔黄，脉沉细，再拟凉血解毒。

处方 生地黄10g，牡丹皮10g，紫草15g，土茯苓15g，赤芍10g，玄参10g，绿豆30g，地肤子10g，苦参10g，金银花10g，连翘10g。服4剂。

五诊 红疹全部退尽，唯皮肤瘙痒较剧，舌红，苔薄黄，脉沉带数，此乃邪从气分而解。再拟宣通气分，因势利导。

处方 蝉蜕 3g，牡丹皮 10g，生地黄 10g，赤芍 10g，荆芥 4.5g，防风 4.5g，蒺藜 10g，苦参 10g，滑石 15g，甘草 3g，地肤子 10g。

服 2 剂诸症悉除。

按 中医认为斑疹属于血分为病，患者红疹满布，色鲜红，烦躁、失眠，苔黄质红，脉细数，均属血分热象。故用大剂清热凉血解毒之品，投之见效甚大，红疹逐渐消退。适值月经来潮，须先安其经，故暂改用养血调经之四物汤。经水停后，仍以凉血清热为治。但红疹退后突觉全身瘙痒，乃邪有外出之机，故拟宣通气分，祛风止痒，以因势利导，使邪有出路，如此竟获全功。

第二节 疮毒内陷

病案一

肖某，男，8个月。1975年9月1日初诊。

现病史 患儿在足部生一小疮，经敷外用药后，溃烂流黄水，后即恶寒发热，温度高达40℃已数天，予青霉素及链霉素注射，口服红霉素未退，现高热不退，面色潮红，口渴引饮，汗出，神志尚清，指纹透至气关，色紫红，小便短赤，大便秘结，舌苔黄腻。此乃风热毒邪侵入阳明气分，先拟清热解毒。

中医诊断 疮毒内陷（邪入阳明）。

西医诊断 皮肤化脓性感染，疑脓毒血症。

处方 金银花3g，连翘3g，蒲公英6g，紫花地丁6g，板蓝根4.5g，黄芩4.5g，生石膏4.5g，知母6g，甘草4g，芦根6g，淡竹叶6g。服1剂。

二诊 高热较退（体温38℃），大便已通，但烦躁不安，口唇干红，舌尖红，苔黄腻，指纹如前，热邪有入营之势，再拟清热凉营之法。

处方 金银花6g，连翘6g，蒲公英6g，野菊花6g，板蓝根4.5g，生地黄3g，牡丹皮3g，麦冬4.5g，淡竹叶6g，芦根6g。服2剂。

三诊 发热转为退而复来，面色苍白，神疲，口干，舌尖红，大便泄泻，日数次，苔薄黄，指纹淡红，退在风关，热邪转入少阳，似有外出之机，但脾气已伤，阴虚未复，再拟清热养阴，健脾止泻。

处方 北柴胡3g，黄芩6g，连翘6g，金银花6g，生地黄3g，牡丹皮3g，白术4.5g，党参6g，麦芽10g。服2剂。

四诊 药后精神较振，大便正常，唯转为低热（持续37.4~38℃），口干，舌红，面色苍白，苔薄黄，指纹淡红，乃气阴两伤、余邪未清之象，再拟益养气阴兼清余热。

处方 党参6g，柴胡4.5g，青蒿3g，生地黄4.5g，金银花6g，连翘6g，黄芩 3g，竹叶 6g，甘草 3g，地骨皮 4.5g。服 3 剂。

> **五诊** 低热仍在，患者疲乏无力，食欲减少，四肢微冷，二便正常，舌淡苔薄黄，指纹淡红，乃中气受伤，尚未恢复，改用甘温除热法，用补中益气汤加减。

> **处方** 党参 6g，黄芪 3g，陈皮 3g，柴胡 3g，升麻 2g，白术 3g，甘草 1.5g，青蒿 3g，当归 3g。服 6 剂。

> **六诊** 低热已退，食欲增进，神疲已除。改用参苓白术散调理脾胃，以善其后。

> **按** 本例初为实证，属热毒炽盛；后为虚证，属气阴两伤。故由高热转为低热，治疗亦应由祛邪转为扶正，其间差别，当以证候的鉴别为准。

病案二

吴某，男，1 岁。1975 年 7 月 26 日初诊。

> **现病史** 患儿 10 余天前头及额部发疖，近 4 天来发热咳嗽，疲乏纳减，腹部胀气，大小便减少，烦躁哭闹不安，于 1975 年 7 月 14 日住晋江地区第一医院儿科。神志清楚，营养较差，呼吸平稳，但烦躁不安，检查咽部充血，心率较快，肺部听诊，呼吸音粗糙，背部偶有湿性啰音，诊断为肺炎，给予青霉素、链霉素、泼尼松、氢化可的松等处理，两天后，发热依然不退，头部疖肿更甚，检查前额有一如拇指大疖肿（约 2cm×2cm），触之波动感，考虑为脓毒血症，转外科切开排脓引流，并用庆大霉素、氢化可的松、红霉素等治疗，发热仍然不退，乃请蔡友敬会诊。见患儿高热（体温 39.8℃），神志虽清，而烦躁不安，口唇焦红，口渴不欲饮，四肢较冷，纳减，腹部胀满，舌尖红，苔黄，手指枯瘦呈紫红色透气关。此系邪入于营血，热毒炽盛，营阴受伤，神明被扰之象，急拟清热解毒，凉血滋阴，用犀角地黄汤合消毒饮加减。

> **中医诊断** 疮毒内陷（邪入营血）。

> **西医诊断** 皮肤化脓性感染、脓毒血症。

> **处方** 金银花 6g，连翘壳 6g，蒲公英 6g，菊花 6g，黄连 1.5g，败酱草

6g，牡丹皮 3g，生地黄 3g，赤芍 3g。服 2 剂。

二诊 服药后，次日发热即退，烦躁亦定，但由于中途停服中药，于 29 日发热复起（体温 38.9℃），患儿烦躁不安，面色潮红，口唇红干，舌尖仍红，指纹红紫仍在气关。乃是邪热入营、神明受扰之象，再拟清营凉血、清热解毒之法，原方加减。

处方 犀角 10g，生地黄 3g，赤芍 10g，牡丹皮 3g，黄连 1.5g，败酱草 8g，紫花地丁 6g，蒲公英 6g，金银花 6g，连翘 6g。服 2 剂。

三诊 发热已退（体温 36.8℃），烦躁亦定，唇红亦减，扪之头部疖肿亦平，食欲转增，指纹已缩入风关，色鲜红，邪热有外达之象，再拟原法加减。

处方 金银花 6g，连翘 6g，蒲公英 6g，紫花地丁 6g，败酱草 6g，黄连 1.5g，牡丹皮 6g，生地黄 6g。服 3 剂。

四诊 发热已退，未复再起，疖肿已平，口干唇红亦瘥，食欲正常，唯常有咳嗽，痰多，苔黄、指纹虽红在风关。此乃邪毒外泄、肺气不宣，再拟清解气分，宣肺达邪。

处方 金银花 6g，连翘 6g，蒲公英 6g，紫花地丁 10g，苦杏仁 6g，浙贝母 6g，前胡 6g，桔梗 6g，甘草 1.5g。

上药连服 5 剂，诸症平息，痊愈出院。

按 疖肿于暑天易发，小儿皮肤娇嫩，因而易发，一般多因暑天炎热，天暑地湿，或受暑毒而成。本病虽有切开排脓，然排脓不洁，再发感染，虽连续静脉滴注葡萄糖、氢化可的松、红霉素，但热度反复几次，均未能控制，证见神情烦躁，口渴不欲饮，舌尖红，乃是毒邪入营之候，心火亢盛，神明受扰之征。《黄帝内经·素问》"至真要大论篇"云："诸痛痒疮，皆属于火。"即此而言，故以生地黄、牡丹皮、赤芍清营凉血，配犀角咸寒清心解毒，并以大量金银花、连翘、蒲公英、紫花地丁、败酱草清热毒排脓，促使邪热外透，挽回内陷心包、毒邪扩散之危，尚非此治法，一味苦寒攻逐，名曰清热解毒，实则败胃戕生，坐待变症蜂起岂不危哉！以此应用祖国医学对湿热病的辨证要领，遂使大症化小，小症化无，非偶然之治验也。

第三节 口 疮

林某，男，58岁。1974年1月12日初诊。

现病史 患者慢性咳嗽数年之久，口舌生疮糜烂40余日。伴口干咽痛，声音嘶哑，口舌疼痛，饮食时尤甚，因而不敢进食，说话謇涩，盗汗失眠，大便秘结，小便短少，40余天前曾因此疾之痛苦，到泉州地区多处医院治疗。用许多清热和消炎的中西药和维生素B_2等均无奏效。见面赤，唇红肿，口角流涎，舌红肿，舌面满布溃疡，舌苔无法辨认，口腔黏膜同样有多处溃疡及糜烂，有的已互相融合（如两侧颊部），面积1.5cm×5.0cm，披黄白色黏膜，深2~8mm，边缘凸起少许，脉细数。此乃火毒炽盛，阴津灼伤，治宜滋阴降火，清热解毒。

中医诊断 口疮（火毒炽盛）。

西医诊断 多发性口腔溃疡。

处方 金银花10g，连翘10g，生地黄10g，麦冬10g，玄参15g，沙参10g，百合15g，板蓝根15g，黄柏10g。服3剂。

外用黄柏片洗净含在口中。

二诊 口疮疼痛减少，溃疡面积缩小，唇舌肿胀略减轻，但咳嗽无痰，伴畏寒，舌脉同前，原方加柴胡10g、黄芩10g。服4剂。

三诊 溃疡面积继续缩小，畏寒已除，咳嗽痰少，食欲增进，舌脉同上，原方去柴胡，加瓜蒌、桔梗、甘草。

四、五、六诊均按原方继续服。

七诊 口腔溃疡完全愈合，食欲增多，二便通调，但仍咳嗽，舌质暗红，苔微黄，脉滑略数，改用沙参10g、玄参10g、百合15g、苦杏仁10g、麦冬10g、金银花10g、连翘10g，以资调理。

该患者门诊7次，服药18剂而获痊愈。

按 本例口舌红肿，糜烂，作痛较严重，又口干，尿赤，便秘，面红赤等火毒炽盛、阴液受灼之证，又因火热之气与心气相应，故火热为病，每多伤及心神，出现心不安而失眠。如伤及血脉，便成疮肿之症，舌为心之苗，心火炽盛则舌胖痛生疮。故用滋阴降火，清热解毒，以速清火毒之盛，使火降热清毒祛，诸症获愈。

虽然本例出现症状较复杂，病程较久，总不离火毒炽盛，阴津亏虚而阴虚，则火毒更盛，互为因果，蔡友敬治病强调必须辨证求因，审因论治，方能提高疗效。

第四节 血痹

陈某，男，24岁。1978年8月27日初诊。

现病史 患者近3月来，两上肢自肘关节以下至指端，发现皮肤逐渐出现红紫，由于工作关系，经常用冷水洗手，因此，病情更加严重，每次洗手受冷后，两手顿觉水冷异常，皮肤即现紫绀色，麻木难受，须用热水暖敷或用棉被包裹才觉得暖和，紫绀亦才能消退，但皮肤颜色终难恢复原来肤色，而呈紫红色，其他无异常，苔薄白，脉弦数。因病久难愈，乃请蔡友敬会诊。此属气受寒湿所阻，运行不畅所致，治宜行气血散寒，活血化瘀，用黄芪桂枝五物汤加减。

中医诊断 血痹（寒凝气滞）。

西医诊断 肢端紫绀。

处方 黄芪15g，桂枝6g，当归10g，白芍10g，鸡血藤30g，大枣10g。服3剂。

二诊 两手发紫已较退，苔薄，脉弦数，再以原法加减。

处方 黄芪15g，桂枝10g，桃仁10g，红花10g，白芍10g，赤芍10g，川芎10g，鸡血藤30g，熟地黄15g，当归10g。服7剂。

三诊 两手红紫又较减退，苔薄，脉弦数，原方加党参15g。服3剂，以上加减共服6剂。

四诊 下水之后，发紫减轻，冰冷亦减，苔薄黄，脉弦细，乃属气滞血瘀之象，再拟补阳还五汤加减。

处方 黄芪15g，川芎10g，赤芍10g，桃仁10g，红花10g，当归6g，熟地黄12g，地龙10g，桂枝6g。服6剂。

五诊 病情又见减退，上肢皮肤已见鲜红，下水之后冰冷感觉亦瘥，苔薄黄，脉弦数，乃属气血瘀阻之象，再拟祛瘀散寒，活血扶气，用当归四逆汤加减。

处方 当归10g，桂枝10g，白芍10g，细辛6g，木通6g，甘草3g，大枣

5 枚，丹参 10g，川芎 6g，赤芍 6g，黄芪 15g，党参 15g。服 6 剂

六诊 双手皮肤颜色发红，苔薄，脉弦细，原法增减。

处方 黄芪 15g，党参 15g，当归 10g，桃仁 10g，红花 10g，川芎 10g，赤芍 10g，白芍 10g，丹参 15g，甘草 3g。服 3 剂。

七诊 双手已恢复正常温度，肤色潮红亦减退。下水后亦不变紫暗，舌质红，苔薄脉沉。

处方 当归 10g，党参 15g，黄芪 15g，鸡血藤 30g，红花 10g，川芎 10g，桃仁 6g，赤芍 12g，地龙 10g。服 3 剂。

按 现代医学认为，肢端紫绀症是一种植物神经官能症，临床症状为肢端常有冷感与发绀，寒冷可使症状加重，病变常累及双手，按其证似属中医"血痹"。《黄帝内经·素问》"五脏生成篇"说："卧出而风吹之，血凝于肤者为痹。"它和风、寒、湿三气夹至所引起的痹证原因不同，在证候表现上，血痹是肌肉麻痹等痛感，如由风寒湿所引起的痹证，则麻痹与疼痛并见。"血痹"本来是营卫气血俱不足，邪伤血分疾患，今见肢端麻木冰冷，指冷、指绀，遇冷即剧，即是阳气痹阻、血行不畅之因，故治疗"血痹"须分清虚、实二证，实者气滞、血凝，通其气而散其血，本例属气虚不能充运，即冰冷麻木。血虚不能滋养，即发绀，故随证选用黄芪桂枝五物汤、当归四逆汤、补阳还五汤，养气补血，而兼宣通于补，故能应手奏效。特别地，对于本证患者，蔡友敬每必加鸡血藤一味，既可补血，又可通络活血，此补血通阳之良药，可见，其选方用药切中精细矣。

第五节 耳 鸣

黄某,男,40岁。1975年10月25日初诊。

现病史 患者自诉1年前突发耳鸣,呈间断性,有时2个月发作1次,有时1个月发作1次,近日来间断期渐短,每周即发作1次,每次发作时耳鸣如蝉鸣音,遂即昏倒不省人事,伴有左侧头痛、眩晕,经五官科检查,无发觉任何器质性病变,再经神经科检查,亦无发现病变部位,因此诊断不明,经用西药镇静剂治疗无效,乃来院门诊。见头晕眼花,耳鸣腰酸,有时四肢抖动,记忆力减退,苔薄黄,脉左弦细数,右沉细数。此为肝肾阴虚、风阳升动之候,予以滋养肝肾,息风潜阳,用杞菊地黄汤加味。

中医诊断 耳鸣(肝肾阴虚)。

西医诊断 不明原因耳鸣。

处方 枸杞10g,菊花10g,山药15g,熟地黄15g,女贞子10g,牡丹皮10g,川芎15g,赤芍10g,生白芍12g,钩藤10g,珍珠母30g,生牡蛎30g。服3剂。

二诊 耳鸣晕倒之象未见发作,手足抖动亦除,头眩晕、眼花亦减,但觉口苦心烦,舌质红,苔薄黄,脉弦细数,乃属肝肾阴虚、胆火上逆之证,仍拟滋养肝肾,兼清胆火,原方加龙胆草6g。服6剂。服后病情稳定,嘱以上方间断服用。

三诊 耳鸣昏倒已痊愈2个月,今日又发作1次,仍伴左侧头痛,眩晕,苔薄黄,脉弦,肝阳又复升动,再拟平肝潜阳,滋养肝肾。

处方 钩藤15g,白芍12g,黄芩10g,菊花10g,珍珠母30g,生牡蛎30g,枸杞10g,首乌藤15g,熟地黄15g,磁朱丸10g。服6剂。

四诊 服药后耳鸣昏倒未再发作,但左半部头痛,眩晕,失眠,心悸,苔薄黄,脉弦细,肝肾阴虚,上及于心,形成肝阳偏旺、心火独亢之证,治宜滋阴潜阳,宁心降火。

处方 钩藤12g,白芍15g,川芎15g,赤芍10g,酸枣仁12g,柏子仁 10g，生龙骨 15g，生牡蛎 15g，首乌藤 15g，熟地黄 15g，黄连 6g。服 6 剂。

五诊 左半部头痛已愈，眩晕亦瘥，但失眠尚存，有时心烦口渴，苔薄黄，脉沉细数，肝肾阴虚渐复，而心阴虚心火旺之象较为显著，治宜养心阴，清心火。

处方 党参 15g，五味子 10g，麦冬 10g，柏子仁 10g，生地黄 10g，茯苓 10g，黄芩 10g，炒栀子 10g，生龙骨 15g，生牡蛎 15g，远志 6g。服 6 剂。

六诊 失眠已有减轻，但头眩头痛又稍发作，舌质稍红，苔薄黄，脉沉细弦。阴虚未复，阳亢未平，火旺未降，再拟滋阴平肝，降火为法。

处方 党参 15g，五味子 10g，麦冬 10g，钩藤 15g，白芍 15g，川芎 15g，赤芍 10g，何首乌 15g，女贞子 10g。服 6 剂。

药后失眠、头痛均除，耳鸣昏倒之象未再出现，嘱用杞菊地黄丸经常服用，随访至今，未见复发。

按 此例乃不明原因之耳鸣，而中医则认为肝肾阴虚、肝阳上亢之证，辨证既明，收效亦大，两年来耳鸣昏倒之象，得以解除矣。

第六节 腰　痛

陈某，男，50岁。1973年11月23日初诊。

现病史 因头晕，腰酸，耳鸣，遗精、滑精13年，腰疼痛不得触、转侧2天而入院治疗。X线检查示脊椎退行性病变。于1960年开始经常头晕、耳鸣、腰酸、滑精、遗精及盗汗，虚烦不寐，同年曾因耳鸣、听力障碍而求治某院，拟神经性耳鸣，口服B族维生素，此后每于劳累或思虑过度，则觉上证加重。1970年初夏，不慎腰扭伤后而致腰疼痛，呈持续性腰刺痛，痛处拒按，不能行走而来院理疗，而后疼痛治愈。患者于3天前久坐地板受湿后，腰酸、发痹、头晕、四肢酸软加重，近2天来腰痛加剧，痛有定处，肢体不能转动，伴畏冷，腹胀，厌食，便溏，小便频，舌淡，苔白，脉沉细带弦。此属肾虚复感寒湿之邪，治宜先散寒活血，通络止痛。

中医诊断 腰痛（肾虚寒湿）。

西医诊断 腰椎退行性病变。

处方 制川乌6g，乳香4.5g，没药4.5g，桂枝6g，独活6g，赤芍10g，白芍10g，川芎10g，当归10g，秦艽10g，熟地黄15g，陈皮10g。服4剂。

二诊 服药后，腰痛已愈，但仍酸，不能久坐，此属邪祛肾亏，故改补肾祛邪，用六味地黄汤加桑寄生15g、杜仲10g、胡桃15g、补骨脂10g、五味子10g，服6剂。

三诊 诉服前方后，腰痛近已愈。昨因气候变化，腰痛又作，左侧为甚，舌苔白，脉沉细尺弱，是因正虚未复，再受寒邪而作，复投祛邪为主。

处方 制川乌6g，乳香4.5g，没药4.5g，桂枝6g，独活6g，赤芍10g，白芍10g，川芎10g，秦艽10g，当归10g，桑寄生15g。服1剂。

四诊 服1剂后腰痛则愈，而腰酸未除，耳鸣，睡眠差，舌苔薄，脉沉细尺弱，乃以补肾扶正为主，用六味地黄汤加青娥丸（汤剂送服），再加桑寄生15g。服5剂。

五诊 腰酸十愈八九，但不能久坐，耳鸣仍在，失眠，舌脉同上，依前法，加强补肾。

处方 熟地黄 15g，山药 15g，桑寄生 15g，杜仲 10g，枸杞 10g，续断 10g，补骨脂 10g，党参 15g，胡桃 15g，菟丝子 10g，牛膝 10g。服 5 剂。

六诊 上症基本痊愈，仍梦遗，舌较红，脉细略数，乃属阴亏火旺，治宜滋肾固涩，用六味地黄汤加金樱子 15g、芡实 15g、陈皮 6g、莲子 15g。服 8 剂。

药后诸症悉愈而出院。

按 腰痛一症，大抵感受外邪所致者，其症多属实；由肾精亏损所致者，其症多属虚；气滞血瘀者，其症多属虚实并见。而本例所见的腰酸、遗精、滑精13年属肾虚，是其本；腰痛剧，有定处，不能转动，是由于久坐冷湿之地，感受寒湿之邪而致属实，是其标。此亦即《金匮要略》所云："肾着之病，其人身体重，腰中冷，如坐水中，形如水状，反不渴，小便自利，饮食如故，病属下焦，身劳汗出，衣里冷湿，久久得之。"先以制川乌、桂枝、秦艽、独活祛寒行湿，又因扭伤史，故以四物汤加乳香、没药、赤芍养血活血通络治其标，3剂腰痛即止，继而以六味地黄汤合青娥丸，补肾治其本，再以六味地黄汤加芡实、莲子、金樱子固精使无遗留之患，病愈出院。所以在治疗腰痛时应以肾虚为念，祛邪后必须妥当调摄，始能巩固疗效，使腰痛不再发作。近日随访，虽天气变化，腰痛亦不发矣。

传承篇

第一节 蔡友敬中医教育及传承思想

蔡友敬在医、教、研第一线辛勤耕耘，在传、帮、带中躬身力行，不仅是杰出的名老中医，更是闻名遐迩的中医教育家。他先后在泉州大学医学院中医系、晋江专区卫生学校中医专业任教，多次主持省、市级中医研修班、培训班、西学中学习班的教学授课工作。长期担任福建中医学院临床带教老师，曾被聘为教授。他被评为全国首批老中医药专家学术经验继承工作指导老师后，蔡光斗、林禾禧作为他的主要学术继承人，整理其临床经验和学术思想，并编撰出版，使其学有所承、术有所传。福建省内经进修班的学员有40余人，后来成为全国老中医药专家学术经验继承工作指导老师的林禾禧、周来兴就是该班的学员。学生张永树为第三批全国老中医药专家学术经验继承工作指导老师，学生苏稼夫为第四批全国老中医药专家学术经验继承工作指导老师，学生曾进德为第七批全国老中医药专家学术经验继承工作指导老师。

然私淑其学术者、听过他的课或跟随他查房而受益者，更是难以计数，他的学术思想甚至远传到菲律宾、马来西亚等东南亚地区。他一生为中医教育事业呕心沥血、殚精竭虑，积累了丰富的教学经验，是一笔宝贵的精神财富，为后人所景仰。

◆ 一、传道为本，身体力行

唐代诗人、教育家韩愈曰："师者，所以传道受业解惑也。"蔡友敬认为在中医教育方面，首要的任务是传道，他的一生自始至终坚持的也是传道。

中医教育主要任务之一是讲授传承了数千年的传统医学。面对浩如烟海的中医文献、资料、著述，蔡友敬明确地指出，中医书籍不只是论述技术，每篇都有一定篇幅论及医德至重。他常引用唐代孙思邈在《大医精诚》的"若有疾厄来求救者，不得问其贵贱贫富，长幼妍媸，怨亲善友，华夷愚智，普同一等，皆如至亲之想，亦不得瞻前顾后，自虑吉凶，护惜身命"来教导学生，同时也将这段话作为自己的座右铭，身体力行，垂范于后。他的另一个座右铭是毛泽东主席写的《纪念白求恩》中的一段话："白求恩同志是个医生，他以医疗为职业，对技术精益求精……"他以这两个座右铭谆谆告诫学生们不仅在行医中要精诚济世，待患者胜似亲人，而且在临床中要像白求恩同志那样有精湛技术，这样才能为人民服务。更可贵的是，他始终身体力行。一次，他下乡到山区工作，深夜有患者家属叩门求医，他不顾年事已高、视力不佳，过河涉水，深夜登门诊治，患者及其亲属感激涕零。他除了上班之外，无论节假日还是班后休息，无论在家里还是在路上，总是热情接诊每一位患者，有求必应，从不以名医自居，故人称"五班制医生"（上午、下午的上班时间，以及早上、中午、晚上的班外时间）。他术德兼优，善治疑难杂症，求医者众多。而且他对患者的认真负责，从不"包办"一切，遇到自己不擅长的疑难杂症，他主动带患者转诊他科，并口头交代治疗意见，实在令人感动。

蔡友敬在技术上精益求精，在治学上勤奋精研、严谨求实，为后学楷模。即使被下放到永春山区，他也一样保持习诵医书、精研资料、眉批笔记的习惯。这种习惯他长年坚持，及至晚年，即使诊务、公务繁忙，仍不辍研读，订阅了20多种杂志，不断补充新的知识，以求在业务水平上不断提高，并以此教导学生。

蔡友敬遵循孔子"学而时习之"的教诲，创立"读书、研究、实践"的治学方法，为我们树立勤奋精研、严谨求实的榜样。他的学生回忆1979年参加南安举办的晋江地区第十届中医进修班时，有一群他的"老学生"围着他诉说，年届四十，记忆大不如前，念过的书本老记不牢。蔡友敬说："记不住，再念。"短短五个字说得他们羞愧难言。对呀，他老人家不也是一念再念，念出个好学问吗？榜样的力量是无穷的。"再念"，更应该成为学生们前行的座右铭。良好的医德、勤学苦练的精神是他为所有学生们传授的"道"，他的模范言行在学生们心里打上了深深的烙印，这也是他中医教育的鲜明特点。

二、三基为本，提高技能

蔡友敬十分注重基本理论、基本知识和基本技能这教育三大要素的培养，在计划备课、讲课、考试等各阶段都要求学生牢牢掌握。他认为，舍此，则不能完成教学任务。

三基在各门学科教学中，根据学科特点，有各自不同的要求。蔡友敬充分认识到三基的重要性。例如在中医学基础教学中，把"阴阳五行"这一章作为基本理论，因为这一章的理论贯穿在整个中基学科；把"四诊"作为基本知识，要求学生必须熟悉；把脏腑、六经、卫气营血辨证作为基本技能，要求学生必须掌握，指出这些技能都是中医辨证论治的精髓，是基础中的基础，是每个初学中医者必须掌握的技能。所以，在教学过程中他总是反复讲清、讲透、讲明。

在备课和讲授过程中，他非常注意每一节课的重点和难点，这也是他教学过程中的一大特点。例如，在讲阴阳学说时，他反对把阴阳学说作为玄学，而是认为它是中医的说理工具，是八纲辨证的重要环节，其重点是阴阳的对立、互根互用、消长、平衡等基本原则，而难点是阴阳的概念。他说，初学中医的人对什么是阴阳体会不深，必须从各个方面加以阐述说明，才能使学生了解这一基本概念。这种循序渐进的启发式教育是十分必要和成功的；对于部分重要的经典原文，最好能够背诵，并在今后的临床实践中不断体悟。

三、注重基础，提升水平

蔡友敬注重基础理论和基本能力的掌握和训练，这是他从事中医教育的一个重要特点。祖国医学源远流长，有着坚实的理论基础，在其发展过程中人才辈出，学术不断发展充实，应紧扣住基础理论的掌握及中医发展史两大方面的学习。

20世纪70年代，全国掀起学习医经的热潮。泉州市中医学会先后组织了《内经》《伤寒论》学习班。蔡友敬亲自组织教学，安排、撰写教案，并就如何学习医经作专题讲座。他指出："几千年来，祖国医学无论研究还是临床经验方面的许多基本的医学观点，基本上都是源于《黄帝内经》。学习《黄帝内经》是学习祖国医学最不可缺少的一个重要步骤。""仲景是医中之圣，其医理甚彻，所著《伤寒杂病论》，被后世奉为医门典章，其书成为医书中的经书，其方成为医方中的经方……仲景学说至今尚有较高的学术价值，而仲景医学是中医发展史上的一座丰碑。"医经至今仍是临床圭臬，受到古往今来中医的推崇。正因为他如此重视医经，并身体力行，广泛搜集资料，并就《黄帝内经》《伤寒杂病论》中数十篇经文做辅导讲座，学员获益良多。蔡友敬进一步提出了需了解古文字、义、音、读，掌握语汇，理解中心思想，利用同类字句分析、对比，参阅各家注本等学好医经的十大要领。他历时12年编成《内经病候类诠》的初稿就是他授课教案的总结。

著名医家岳美中说过："过来人的经历和道路对后继人才的启示作用往往是单纯的学术著作所不能代替的。"蔡友敬对祖国医学的形成，每个发展阶段的人物、事件、著作及其特点、历史地位都了然于心。1980年1月福建省针灸进修班上，蔡友敬讲授了《中国针灸学史纲》这门课程，对针灸学的起源、发展作了精辟的论述。除了教科书的内容外，蔡友敬补充了许多生动的史实，穿插其间的皇甫谧、淳于意、王惟一、杨继洲等医家的史迹给学员带来了很多启发。也使学员对针灸学的来龙去脉有了深入的了解，更加坚定了从事针灸的信心。

正是他当年对学生们筑牢中医基础的良苦用心，在多年以后的今天，当时接受他教育的学员深感铸就坚实理论基础、熟悉古代医家的成长之路、了解历史长河中祖国医学的曲折兴衰过程的重要性，正是这种正确教育方法，使学生们学习时有了明确的目标和科学的方法，不走"歪路"。无怪乎，他的学生、门徒多是学有所成者。

他长期担任临床带教工作，在复习理论、训练能力、开拓思想三个方面都有独到的方法。他反对"死读书、读死书"，指出课本里的东西是基本的、共性的、一般规律性的理论，必须掌握。临床应用则要有技能，如掌握察舌、按脉、切腹等技能。他常提出跟师学习是训练技能的重要途径。凡跟他实习的学生都能领略他"手把手"带教的细心和严格。蔡友敬说临床遇到的病症，并不是按课本的规律去发展，往往是错综复杂、变化莫测的，带有特殊规律的东西多，须要知常达变，靠的是思路的灵活。他主持病案讨论的总结言简意赅，对拓展、启迪学生的临床思维也很有帮助和启发。

四、因材施教，桃李满园

蔡友敬执教的科目多，学生的层次不同，自然教学要求不一，但他都能做到"有教无类，因材施教"。他除了正规中医院、学校的中医专业和西医专业教学外，还完成了高级、中级西医学中医班，在职中医高级、中级学习班，中医科普知识讲座，农村医生培训班等各种不同要求的教学任务。他从不厚此薄彼，均认真备课、认真教学。

蔡友敬积累了丰富的中医理论及诸家学说知识，兼通西医的多学科知识，为他的中医教育奠定了坚实的基础。人们常说，课堂上的讲授犹如一杯水，它来源于课前一湖水的提炼。只有教师自身学富五车，才有课堂上精彩的讲学、深入浅出的施教，使讲者有所授、听者有所获。这是蔡友敬非常受学生欢迎的一个重要原因。

数十年悬壶济世，蔡友敬立足于临床，对不同背景、不同阶层、不同地域的病患的疾病都了然于胸。同时，他经常阅读杂志、文献资料，积极参加学术交流，使他接触许多新的学术进展，对推理演绎、控制论、黑箱理论、时间医学及其他国内外学术动态都有所了解。讲课时，蔡友敬因材施教，在教学大纲指导下，把教材发挥得"淋漓尽致"。众多西学中的高级医师对他的授课及临床带教十分叹服，觉得祖国医学的确有系统的科学理论和丰富的实践内涵。正因为他坚持理论联系实践，才有此出色的教育效果。

1950年福建省卫生厅在惠世高级护士学校开办中医士专业，蔡友敬主持制订教学计划、教学大纲及编修部分教材。其后，福建医学院主办多期西学中高级班，他曾为来自全省各地的学员主讲中医基础理论、中医内科、经典医籍等课程，部分讲稿汇集成《蔡友敬医学讲稿》。他还参加在成都编审的全国中等中医教材《中医内科学》，在西安编审的全国中等中医教材《方剂学》。自编教材有《中医学基础》《温病学》《各家学说讲义》《中医内科学》，这些教材供全省中医士专业使用。这些都是他在中医教育方面无私的付出，是极珍贵的精神财富，是福建省、泉州市中医教育战线的重要史料，影响了我们几代中医人。

五、传承精华，守正创新

蔡友敬认为，继承和发扬祖国医学是中医教育的基本方向，开办中医院校及各种学习班的主要目的是继承中医学的宝贵遗产，也是传承中医的重要途径之一。这和孟河医派丁甘仁的办学理念是一脉相承的，而且，与时俱进要根据不同专业来加以实践，对中医专业、西医专业、短期的西医学习中医班各有不同的学习要求。

他说，继承的目的是为了发扬，是为了把中医药推向世界。因此，要求学生要利用一切科学技能手段，创造性地对中医理论有所发扬。他提出要学习一些现代科学基本理论，如"控制论"来开辟我们的思路和方法，中医才能够和现代医学结合起来，走向世界、走向未来！

1979年初，他在《祖国医学对心律失常的认识和证治》的教案中，就现代医学心电图检查提示的各种心律失常，与《黄帝内经》《伤寒论》《金匮要略》等中医文献中对"心悸""头晕""昏厥"诸证的脉象论述及辨治方法做了详尽的比较，从研究脉象的形态特征及其所发生的病因病机，从而推论中医对心律失常的认识和治疗。这种思维方式是一种有效途径，使学生的思路大为拓展。

1980年他为学生讲授了他潜心研究的命门学说的形成、发展和命门的位置、功能、证候、治疗及临床实践，将现代医学对中医的"肾—命门"的研究做了详细评述，认为中医"上命门脑和下命门（命门穴）"有类似现代医学中"下丘脑—垂体—肾上腺系统"的功能，使学生对中医西医结合研究基础理论的模式有了进一步的了解。他晚年的著作《命门学说之理论和临床应用》，为我们留下了宝贵的财富，也是他一生心血的结晶。

1981年蔡友敬根据科学领域的新论点"控制论"来探讨脏象学说。指出脏象学说的基本观点和控制论的原理是很吻合的，并以"同构理论和脏象分类""反馈论和五脏关联""信息论与经络传导""黑箱理论与脏腑辨证"几个专题来论述，深入浅出，使学生对现代科技和传统医学的关联有了进一步的认识。

蔡友敬在中医教育中还十分重视把祖国医学推向世界。

在他一生的行医、执教中，泉州市中医院先后接受数十批来自我国港澳台，以及海外学子的学习进修。他总是在百忙之中为他们讲课，大力宣传祖国医学，希望中医能更好地传播，发扬光大。他不但亲自临床带教，而且还反复交代有关科室的同志一定要让来学习的同道把中医药学真正的东西学到手、派上用场。许多海外学生返回居住地开展工作后都纷纷来信反映他们学有所成，不负蔡师的殷殷教诲，纷纷表示将不负恩师的教导，为中医药走向海外、走向世界贡献自己的力量。

蔡友敬注重发扬祖国医学，重视现代科技的应用和中医教育。在长年的教学工作中，他形成了自己的中医教育思想，这些都是十分宝贵的精神财富，是蔡友敬学术思想的重要组成部分，值得后学者效法、学习和发扬光大，也为后来者树立了榜样。

张永树　庄增辉

第二节 蔡友敬临床经验传承心得

多年来,我反复研读蔡老著述,且随其查房、门诊,受益匪浅,每每因蔡友敬对祖国医学历代各家流派学术经验的融会贯通、所阐发之诸多独创性见解而茅塞顿开,为他胆大心细和精湛医术而赞叹不已。有鉴于此,不避越俎代庖之嫌,聊作抛砖引玉之举。

一、兼收并蓄,由博返约

蔡老勤求古训,博采众议,颇多创新。观其诊病疗疾,上承《黄帝内经》《难经》及仲景之说,旁参刘元素、朱丹溪、李东垣、叶天士、丁甘仁、程门雪等诸家之言,取诸长而并蓄,由博而返约,论治疏方不尚奇异而深中病机。

喘之证治,张仲景述之甚详,对外感风寒、内停水饮或疾致喘者,尤多阐述。蔡老师法仲景,认为喘证之作,不外风寒内侵,或痰饮内伏,久而化热,寒痰互阻于肺,痰饮因而上升致肺气不能下纳于肾,则可致气喘痰鸣;也可因脾肾不足,运化无能、生饮聚饮、饮停肺下而致喘致咳。治疗方药上,悉多采用仲景治痰饮之苓桂术甘汤、治支饮之小半夏汤、治溢饮之大小青龙汤、治下焦水逆之五苓散、治喘新作之厚朴杏子汤、治阳痰之肾气丸等。但因病有见证、有变证,故又巧妙化裁。如曾有一患者庄某,畏冷发热、咳嗽、胸痛、气喘、脉滑数,在外按感冒调治无效后,蔡友敬认为,此乃邪由表入里,郁而化热,并有痰浊互结于胸中,气机不达,肺气不宣,故而出现斯证。遂投以小柴胡汤加瓜蒌、鱼腥草、连翘,二剂后寒热退、喘略平,又宗仲景"喘新作……厚朴杏子佳"之意,在上方加川朴、杏仁宽中利气,而诸症悉愈。又如治徐某风湿性心脏病、心衰案,病气喘不能平卧、咳嗽、心悸,西医给予强心、利尿、抗感染之品,病情改善不明显。蔡老认为其乃心气不足、气衰血涩、风湿逗留而致,恐喘甚变脱,急投防己黄芪汤加半夏、陈皮、薏苡仁等药以补心气、壮脾胃、祛风湿,果然获效。防己黄芪汤,仲景原治风水而设,而蔡老移用于治喘,全在于详究病因，把握病机，经旨存胸。

又如其对生脉散的运用，也是极穷变化之玄机，既不失古人法度，又颇具新意。生脉散出自《内外伤辨惑论》，专用于暑热伤气、气津两伤之证而设。但蔡老却取其有益气敛汗、养阳生津的功效而移用于治疗神经衰弱引起的心烦失眠和各种心脏病所致的气喘、心悸、汗出、脉律不整，以及慢性支气管炎、肺结核等引起的盗汗、咳嗽等。此外，用半夏泻心汤治呕吐，用当归饮子治疗妇科月经期风疹，用地黄饮子治疗老年痴呆等，圆机活法，不一而足，能体会古代名医之趣。

二、辨证论治，别具匠心

蔡老治疗首重辨证，治病之要，在于辨证；辨证之道，求其精确；精确之法在于临证之时能悉心审度，仔细推敲，不被假象所惑。

（一）审证以求因

蔡老说，病因为本，症状为标，必伏其所主，而先其所因，可见其对审证求因非常重视。如治陈某声音嘶哑案，在外当感冒治，服用桑菊饮30天未见好转，蔡老诊得脉沉细略数、右寸带浮、舌偏红、苔薄黄，断为肺阴受伤、风邪客肺。因该患者长期教书伤其肺阴，虽有外邪客肺，但不甚重，故宣肺治标本能奏效。即投以沙参、麦冬、蝉衣、前胡、桔梗、玉蝴蝶、凤凰衣等，三剂而瘥。可见，若不辨其所因，随机应变，轻微之恙亦必缠绵难解。审证求因，对指导用药有极其重要的意义。如国内文献都认为病毒性脑炎归属于"温病"范畴，可按温病卫、气、营、血的传变规律而进行辨证施治，但蔡老分析了40例患者，发现有38.5%的患者一发病即出现肢体瘫痪、失语、视力障碍、精神改变及智力减退、严重眩晕等症状，并无发热、昏迷等，显然是很难单用温病的传变规律辨证，从而改用温病学说和脏腑学说相结合来辨证用药，疗效高达80%。

（二）辨内伤外感

内伤与外感，概念本来很明确，但有些疑难重症的发热却混淆难分。蔡老说，不能一见发热不分表里寒热虚实，就滥用苦寒之药退热，则往往适得其反，热不退而胃气先伤。盖阳明为三阳之屏障，正气一虚，邪气则直入三阳，变证蜂起，故"伤于苦寒太过，即同误下"。欲避免此弊端，首先在初诊时要辨清内伤或外感。蔡老曾总结急性病重点抓表里寒热辨证，而慢性杂病则重点抓虚实寒热。确是经验之谈，证之临床屡试不爽。

（三）辨虚实疑似

"邪气盛则实，精气夺则虚"，此乃对一般疾病而言，而某些疑难杂病的症状却错综复杂，每虚中夹实、实中藏虚、大虚似实、大实若虚。蔡老说，临证若能明辨虚实，辨析疑似，用药精当，多能力挽狂澜，救患者于重危之乡。如治王某脑出血案，卒中3天，神志朦胧，张口呼吸，额头汗出，四肢不温，小便失禁，脉沉细，酷似一派脱兆已著之象，急投以大剂独参汤而未效。蔡老会诊后，指出此乃痰热腑实、上扰心神之实证，而非虚证，患者大便3日未解，口气秽臭，脉虽沉细却搏动有力乃实证。遂投以温胆汤合承气汤加减。一剂后，大便通畅、神志转清、汗出已止，再配合其他疗法而渐愈。此案乃"大实有羸状"，辨证时极易被迷惑。而虚实错杂混淆的重症，往往补泻掣肘，动辄得咎，更应认真辨证，始不致贻误病机。

（四）同病异治、异病同治

因人、病、证之异，故同病异治、异病同治，谨守病机，各司其属。蔡老曾治泄泻和便秘各一例，一为脾虚不健运，一为中气虚衰无力传送，皆用六君子汤加味而获效。心肌炎、风湿性心脏病、肺源性心脏病、冠状动脉粥样硬化性心脏病、神经衰弱，病名各异，主证不一，然蔡老抓住其皆有气阴两虚这一基本病机，而用专治暑热气阴两伤之生脉散调治而屡效。病毒性脑炎，蔡老则分为八个证型予以治疗，是为同病异治之明证。

三、善用补法，注重脾肾

蔡老善用补法，对补法的运用得心应手，进退有据，法度井然，治愈疑难病症甚多。在长达半个世纪的临床实践中，蔡友敬逐渐形成了以脾肾学说为核心的理论和实践体系。补法之中，注重调补脾胃，蔡友敬认为脾胃乃五脏六腑之仓廪、气血生化之源，后天之本也，脾胃气壮则五脏六腑皆壮，脾胃生气受戕，则损怯难复。关于健运脾胃，喜用六君子汤化裁，有"六君师"之美誉。总结其经验，大抵有以下几方面。

（一）补中寓消，善调脾胃之偏

虚证宜补，但不可骤补，必须补中寓消，刚中寓柔，以适应脾胃之特性。早补、过补，往往有碍脾气的升发，反致虚不受补。常用六君子汤等健脾药中加用谷芽、枳实等消药，以调整脾胃之偏。

（二）消中兼补，防损脾胃之气

满证宜消，但不可剧消，必须消中兼补。盖消药俱有克伐之性，极易损伤胃气。

（三）燥中寓濡，适应脾胃之性

脾胃之性各有好恶，脾为阴土，喜燥而恶湿；胃为阳土，喜湿而恶燥。一阴一阳，一燥一湿，相反相成，发挥蒸化水谷、输布津液的作用。如脾阳虚不能运化水湿，湿浊困脾，为脾所恶，必须温而燥之。常选用六君子汤加味补土制水、旺脾胜湿，并加用白芍、淮山药，燥中兼濡、养阴保胃。

（四）阴中潜化，毋伤脾胃之阳

在调治脾胃阴虚、虚火上炎之证时，常于养阴药中加入少量桂枝、木香等温阳醒脾之药，以免阴寒柔润之品郁遏脾胃之阳气而有碍化阴。在注重调补脾胃的同时，蔡友敬也相当重视命门以及肾气肾阴的调摄。尝谓："命门之用在火，既为周身各脏腑的原动力，又是人体生命的根本。慢性虚损患者，有一部分与命门虚衰有密切关系。"故其治疗虚损疾病，很强调运用温补命门之法。

总结其经验，加以归纳如下。

（1）甘温以补命火。命门相火，为生身之本，其阳亏损则火衰，火衰则变证百生，主张以甘温益火之品以助命阳，则阴从于阳，沉寒自敛。常用巴戟天、胡芦巴、附子、仙茅、仙灵脾、肉桂、肉苁蓉、锁阳之属。

（2）补肾阴以助肾阳。肾阳（气）虚，封藏失职，单用温补肾阳法难以奏效，主张补肾阴以助肾阳，先使元海有根，而后再补命阳、纳气归肾。盖精能化气，精足则气自充，真阴充沛则真阳有根。常选用蛤蚧、紫河车、冬虫夏草、胡桃肉、菟丝子、熟地黄、枸杞、山茱萸、淮山药等药，也常选用鹿茸、龟甲、海狗肾等血肉有情之品。用此法治疗再生障碍性贫血、脊髓空洞症、马尾神经综合征等疑难重症疗效颇佳。

（3）温助命阳以助脾运。此即益火生土之法，也是其擅用的方法。尝谓："脾胃之运化、原借命火之蒸变而为出入，火不暖土，则诸症百生。"常用金匮肾气丸、右归饮、理中丸加附子、六君子汤加肉桂、附子、炮姜等以治疗脾阳虚衰、水湿泛滥而致的泄泻、水肿、心悸喘证诸疾，疗效极佳，足堪师法。

刘德桓

第三节 我的恩师蔡友敬

1991年4月,蔡光斗(蔡友敬之子)和我被确定为蔡友敬的学术经验继承人。从此,我第二次当上了中医学徒,成为蔡师的弟子。蔡师主张学医应"勤求古训,博采众方"。在理论上,必须广读经典著作及各家学说,从古训中悟出真理。在实践上,必须博采经方、时方及民间验方,从众方中求出验方。这样,才能理论与实践相结合。他认为辨证施治是中医诊治疾病的基本规律,临证时应遵循这个规律。但现代科学检测手段已广泛用于临床,因此必须参照应用。临证时又必须根据四诊八纲、脏腑经络,认真综合分析,得出正确诊断,然后进行立法处方,体现理法方药的一致性。在临床中,注意"辨证与辨病相结合"的思想方法。中医辨证和西医辨病,两者有机结合,可提高其临床疗效。蔡师曾撰文《辨证与辨病相结合临床实践》,我读过之后,深有启发,证之临床,获效良多。

蔡师早年受"丁氏学派"影响极深,临诊多以《丁氏医案》及《丁甘仁用药法》为准绳。中年以后其加深了对经典著作、各家学说及现代医学的学习,古今医学兼收并蓄,学术思想大为开阔。他强调要发皇古义,融会新知,在临床上创制诸多新方,别有新义。晚年,由于临床所见以慢性疾病为多,以脾肾论治者多有所获,因而他的学术思想倾向脾肾学说,治病用药力倡顾护脾胃之气,注意调节肾的阴阳,一些疑难杂症、沉疴痼疾,亦每从脾肾入手而奏效。蔡师一生著作颇多,著有《中医学基础》《中医内科学》《蔡友敬医案选》《内经病候类诠》《命门学说之理论与临床运用》,并有几十篇学术论文发表在国内外杂志上。

从蔡师身上,我学到了很多宝贵的中医知识,觉得跟蔡师学习的机会十分宝贵,应该按规定跟师学习,保质保量完成学术继承人的任务。三年跟师学习期间,蔡光斗和我总共整理蔡师的学术论文三十几篇,多数在杂志、学术会议上发表或交流。1993年8月,我们整理了《蔡友敬临床经验集》,由厦门大学出版社出版,该书于1994年获得泉州市科技进步奖一等奖。

全国首批500位老中医药专家学术经验继承工作带出的900多名继承人撰写的学术论文（9000多篇），经有关专家评审后，从中选取181篇有代表性的论文，汇编成《杏林真传：全国五百名老中医药专家独特经验精华》一书。泉州市有我和蔡光斗的论文《蔡友敬治疗顽痹的经验》入选，该论文于1996年10月被中国中医研究院第二届医圣杯国际中医药学术著作和论文评奖委员会评为优秀奖。

在跟随恩师蔡友敬临床时，常有些癌症术后化疗患者身体十分虚弱，白细胞减少到不能再化疗的程度，且用西药升白细胞效果不明显。于是，患者希望用中医治疗。蔡师每每运用中医辨证治疗使白细胞上升，体质逐渐恢复，给患者带来生存的希望。我在整理跟师学习笔记时认为必须加以整理归纳为学习心得。在我向蔡师汇报学习心得时，我认为党参、黄芪、鸡血藤、黄精四味药是治疗本症的主药，再依据患者不同的症状辨证加减治疗。蔡师对我的学习心得表示赞同，我撰写《参芪鸡精汤治疗白细胞减少症》的一文，并加以总结。蔡师十分欣慰。几十年来，我运用恩师传授的方法，不但用于治疗白细胞减少症，还广泛应用于治疗血虚症，每每获效。

林禾禧

第四节 杏林的耕者，传承的良师

福建中医学院教授、全国首批老中医药专家学术经验继承工作指导老师俞慎初于1994年在蔡友敬学术思想研讨会召开时的贺词中写道："捍卫岐黄志不移，继承绝学赖扶持。桂兰桃李皆俊秀，四化献策法可师。"这是蔡老一生悬壶济世、博学严谨、诲人不倦的生动写照。如今蔡老虽离开我们，但他的学术思想和高尚的医德医风至今仍影响着我，让人受益匪浅。饮水思源，回顾我的成长历程无不深受老师教育的启迪。

一、注重脾胃学说，凡病从脾胃入手

蔡老中年时期，由于抗日战争爆发，人民处于水深火热之中，生活日趋困难，于是脾胃疾病日渐突显。在当时时代背景下，蔡老特地潜心研究脾胃学说，以期适应临床需要。蔡老认为脾胃学说是祖国医学理论的重要组成部分，是在长期医疗实践中形成发展起来的，李东垣《脾胃论》之升补脾胃、叶天士《临证指南医案》之柔润胃阴，代有发挥。蔡老取众家之长，融会贯通，治为一炉，继而形成了以脾胃为中心的学术思想。蔡老认为，脾居中央，能灌通其他四脏，为气血生化之源，脏腑经络之根，是人体赖以生存的仓廪，所谓"脾为后天之本"。若脾胃运化功能失职，不能正常化生水谷精微，其他脏腑便得不到滋养，就会造成五脏六腑功能失调而出现各种病症。正如《黄帝内经》云："有胃气则生，无胃气则死。"故蔡老遵循李东垣"治脾胃即所以安五脏"的原则，强调"健脾益气"的治则，以益气为法，投以四君子汤为主。化裁治用，层出无穷。如益气兼以散滞用异功散，益气化痰用六君子汤，益气祛湿用参苓白术散，益气养阴用金水六君子汤等。此类方剂，蔡老临床运用得心应手，总结出益气十二种配伍法，治疗一些疑难杂症堪称一绝，让我受益匪浅。而后我又在国医大师杨春波教授指教下成为脾胃病专长之"土"派。在蔡老学术思想的引领下，我总结了脾胃学说的进展与创新，提出"调中州，安五脏"的学术思想和"治

其病,重于脾;愈其病,调其衡"的理论,在治疗上以"和"为诊疗特色。我还整理了《蔡友敬医案》一书。

二、倡导病证结合,促中西医互补

病证结合,是指以中医的"辨证"与西医的"辨病"的有机结合,从而对疾病有比较正确的、全面的认识,这是蔡老诊治疾病的思想方法。蔡老晚年既娴熟于中医辨证,又能结合西医的辨病,厚古不薄今,集思广益,博采众长,使他在治证实践中,辨证更为精准,处方遣药更加灵活,治法别具一格,疗效更为显著。例如心肌病,多见于病毒性心肌炎和风湿性心肌炎,这是西医的辨病;而从临床表现心悸、心慌、自汗、胸闷、气喘乏力、舌质红、脉结代,中医则辨证为气阴两虚,以益气养阴之生脉散为主治疗。但蔡老在中医辨证上结合西医辨病,对病毒性心肌炎常加板蓝根以清热解毒,对风湿性心肌炎常加丹参、黄芪、白术、防己等活血化瘀、祛风除湿,充分发挥中医辨证与西医辨病理论的长处,互相取长补短,不断提高效用。又如蔡老将中西医方药的特点进行结合,创制"四味清热解毒饮"治疗感染性疾病,"蝉衣防风汤"治疗过敏性疾病,自拟方"五味抗痨散"治疗空洞型肺结核等运用于临床,均获满意疗效。我于1974年跟随蔡老一年,得到老师谆谆教诲。他将几十年丰富临床经验毫无保留地传授给我,其辨证与辨病相结合的学术思想,让人深受启发,应用于临床获效良多。如我在治疗消化性溃疡病时,若活动期,立足于辨病治疗,以清热化痰、健脾益气、温络活血为主,方选自拟胃1方(溃疡汤),药用黄芪、白术、茯苓、桂枝、蒲公英、川黄连、田七、陈皮、佛手干、海螵蛸、甘草组成,共奏健脾益气、清热化瘀、调节整体之功效。本方应用于210例溃疡病患者,临床观察结果显示治愈率为86%,总有效率达98%。对于溃疡病缓解期,包括愈合期、瘢痕期,则采用辨证施治。脾胃虚寒,治宜温中健脾;肝胃不和,治宜疏肝和胃;脾肾阳虚,治宜温补脾肾。在辨证用药中又特别注意脾胃的生理特点,遵循"脾宜升则健,治以燥药升之""胃宜降则和,治以润药降之"的治则,并结合辨病,根据病情选用一些具有抑酸解痉、抗菌护膜的中药配入方中，使辨证与辨病有机结合，促进疗效提高。

三、重视因材施教，传承培育人才

中医药是我们中华民族的文化瑰宝，博大精深，历史悠久，历经数千年而不衰，在发展过程中出现了无数的名医大家和传世著作，形成了完整的理论体系和独特的诊疗方法，为保障中华民族繁衍生息做出了巨大的贡献。蔡老强调中医药发展，人才是关键。他在课堂教学上根据培养目标，认真备好每堂课，毫无保留地传授经验；在临床带教上，根据带教对象（如学徒、继承人、中专生、大专生、进修生等）不同的文化程度因材施教、有的放矢，取得很好的效果。在他从医从教数十年的生涯中，孜孜不倦地为中医事业培养后继人才，传播中医文化，推动中医药的传承与发展。作为泉州地区乃至福建省中医带头人之一，他的学生遍布海内外，可谓桃李满天下。

我做了蔡老4年学生，又作为进修生学习1年，得到蔡老的谆谆教诲、受益良多，不但在理论水平和临床经验上得到提升，在教书育人、培养人才上也受到很大启发。多年来，我积极探索不同形式的人才培养模式，带好每位学生，做到手把手地教着，心贴心地传着，毫无保留地传授经验。根据不同级别、不同层次、不同领域的人才，因人、因材施教，制定培养方案，坚持以"早临床、多临床、早出人才"为主要原则，先后通过举办乡村医生培训班、在职培训班、西医学习中医班等形式，培训培养乡医、中医等近千人次，为弥补基层中医人才匮乏尽绵薄之力。

我作为全国首批500名老中医之一蔡友敬的学术经验继承人，又跟师蔡老临床一年，对传承工作有一定经验，对传承教育也有了深刻体会。一是要继承好，把老师的学术思想和丰富临床经验继承下来；二是要加以总结提高，传承创新，发扬光大。本人先后承担福建省第三批、福建省基层第三批、全国第三批、第六批老中医药专家学术经验继承工作指导老师，成为全国基层、全国名老中医药专家传承工作室建设项目专家，以及完成了对口惠安县中医院、晋江市中医院名医工作室建设等任务。根据各层次和实施工作的不同要求，对38位传承人，还有游学学生 10 多人，采取授课读经典、跟师临诊、独立实践、学生提疑老师解惑、学生分析老师点评、医案讨论、定期开展学术活动等多种形式施教，很好地完成各项传承工作。目前晋升正高 2 人、副高 4 人、主治医师 8 人、科主任 3 人、副院长 2 人，促进了中医骨干人才队伍的建设。总之，我希望继承老一辈的传承精神，通过各种中医教育模式并存、互补，培养造就不同层次的中医人才，为传承做出贡献，让代代相传春意在！

周来兴

第五节　指路明灯，照亮前行之路

蔡友敬老先生离开我们已经接近 20 个年头了，这些年来，一直想写一点文字，回忆往事，借以缅怀他，也是对他高尚的人格、严谨的治学、无私为医的追忆。

小时候，在我们的家乡晋江就听到有人经常提起泉州名医蔡友敬的大名，说其为人为医的高尚情怀。后来，我们就读于福建中医学院，在报纸上也常看到有关蔡老帮助经济困难患者的报道。看到这些，崇敬之心油然而生，高山仰止。更有幸的是，我们从福建中医学院毕业，实习并分配到泉州市中医院工作时，由于写得一手漂亮的钢笔字，为人谦虚，得到蔡老的赏识，有机会侍诊抄方，聆听他的教诲，至今受益匪浅，指引着我们的从医之路。榜样的力量是无穷的，润物细无声。蔡老的教诲和鼓舞更是深入我们的骨子里，影响着我们一生的为医为人之路。

蔡老作为泉州市中医院的首任院长，德高望重。1983 年建院初期，条件困难，他带领全院职工，艰苦创业，并利用其社会影响力，请爱国侨胞捐款捐物，为泉州市中医院建设出钱出力。爱国侨胞蔡天宝先生捐建了门诊楼，蔡怨治女士捐赠了一辆丰田车作为医院用车，蔡友玉先生捐建了友玉科教楼等，集腋成裘，医院的规模日渐成形。由于当时的硬件设施简陋，在蔡老主张下，医院和港资合办了全国第二家、全省首家中外合作医疗实体——泉州岐鸿医疗检验中心，为中医院的发展注入了新的动力。由于规划建设原因，当时进入医院大门的道路要拐个大弯，患者及医院人员的出行存在很大的安全隐患。蔡老经过多方协调，终于把道路改直了……可以说，蔡老为了我们中医院的建设和发展，呕心沥血。以他为首倡导的首届"中国泉州—东南亚中医药学术研讨会"于 1991 年在泉州举办，迄今已举办十四届，成为东南亚乃至全球极具影响力的中医药界学术交流平台之一，被国家卫健委确定为推进"一带一路"倡议卫生交流合作的重点项目之一。

蔡老任人唯贤，在他担任院长期间，启用了一大批青年才俊担任医院的中层骨干，这一批人才日后都成为泉州中医界的栋梁。在学术上，蔡老更是精益求精，衷中参西，推崇辨证和辨病相结合。每次我们内科大查房时，他总是言简意赅、辨证准确，给人启发，用药精简。记得有一次，有位中风患者，舌苔厚腻难退请蔡老看过后，蔡老说应从湿邪弥漫三焦入手，治上焦芳香化湿，治中焦健脾利湿，治下焦淡渗利湿，同时佐以理气行气，使气行湿化，如有湿郁化热之象，再辅以清热。据此，我们曾写了一篇论文《治内湿不解，赖名师解惑》，参加了蔡老从医六十周年的学术交流会，并在他的推荐下发表于《福建中医药》杂志。蔡老依据"治风先治血，血行风自灭"理论应用"当归饮子"加减治疗荨麻疹，运用陈士铎"散偏汤"加减治疗偏头痛，自拟"虎茵汤"治疗黄疸型肝炎。还有他自疗己疾的体会，应用甜杏仁、白及治疗肺结核咯血，升压升白汤治疗低血压、白细胞减少等，无不凝聚着他的经验和智慧，给我们后学者以启迪。泉州市中医院根据他的经验方，制成"咳喘丸""抗骨质增生丸""眩晕片"等院内使用的中成药制剂，曾广泛应用于临床，效果显著，好评一时。其中 "咳喘丸"被福建省卫生厅定为全国推广验方。可惜后来因为种种原因，这些中成药不再生产了。

  蔡老的学术思想及其著作，一部分是他自己归纳编撰，一部分则由其门人加以整理成集。我们有幸参与了《蔡友敬临床经验集》的誊写工作和《内经病候类诠》的部分校稿工作，在誊写、校稿的过程中，增长了不少知识，至今回想起来，仍心怀感激。大约在2003年，蔡老委托他儿媳妇翠莲面交我们一封亲手写的信，信中大意是说想让我们再帮他抄写书稿。望着熟悉的字迹，我们倍感亲切，欣然接受，但又诚惶诚恐，担心做不好。但是蔡老不介意，他觉得我们是可以信任的人。就这样，他把毕生研究的《命门学说之理论和临床应用》手稿交给了我们。看着这些熟悉的字迹，整齐严谨，枯枝老藤而又不失仙风道骨，让我们心里很是感动。花了一段时间，把手稿录入成电子文档，打印校对，并让蔡老亲自过目审阅后，通过电子邮件发到中医古籍出版社。该书于2005年1月出版，此时距离他去世仅剩3个月。后来听蔡老儿媳翠莲说，蔡老去世前这本书刚好出版并收到样书，他一再叮嘱一定要带一本送给我们，并说蔡老是摸着这本书与世长辞的。听到这个消息，我们为能够帮蔡老做一点点事情而感到骄傲和自豪，我们想，蔡老也一定是感到满足和欣慰的。

晚年的蔡老体衰多病，曾多次住院治疗。我们也曾多次到医院探望他。在和他的交谈中，蔡老曾给予我们很多的鼓励和鞭策。回首往事，如今的我们已经不再年轻，斯人远去，剩下的只有无尽的追思。虽然我们没有名闻天下、著作等身、桃李满园，但踏实工作、勤于躬耕，处处以他为榜样，策马扬鞭自奋蹄，以他治学精神和对待患者的态度作为我们从事医疗工作的标杆！

目前，中医药的发展正迎来新的机遇，相信蔡老若有知，也会感到欣慰。赋诗一首，以告慰他老人家：

梦未远别啼难唤，水珠成墨墨渐浓；

杏苑逢春发翠羽，效法前辈守初衷。

庄增辉　蔡碧珊

第六节　蔡友敬治疗顽痹的经验

顽痹，是指反复发作、历时较长、顽固不愈的有别于一般的痹证。蔡友敬老师在认真研究《黄帝内经·素问》"痹论篇"及各家学说对痹证的论述的基础上，结合自己临床实践经验，对顽痹的病机提出了自己的见解、治法，且用药有独到之处。我们跟随老师学习的过程中，颇有心得，整理如下。

一、病机复杂，证情顽固

顽者，顾名思义，是顽固难化之意。痹者，痹阻不通而至麻木疼痛之意。合而为义，顽痹是指反复发作，历时较长，顽固不愈，有别于一般的痹证。《黄帝内经·素问》"痹论篇"云："风寒湿三气杂至，合而为痹也。"《济生方》云："皆因体虚腠理空虚，受风寒湿气而成痹也。"此指一般痹证，外则感受风寒湿邪，内则肌腠空虚，是邪实正虚也。而顽痹，依据《黄帝内经·素问》"痹论篇"云："病久而不去者，内舍于其合也"，"故骨痹不已，复感于邪，内舍于肾"，"肾痹者，善胀，尻以代踵，脊以代头"。《黄帝内经·素问》"气穴论篇"云："积寒留舍，营卫不居，卷肉缩筋，肋肘不得伸，内为骨痹。"顾松园《医镜》云："邪郁病久，风变为火，寒变为热，湿变为痰。"根据王清任在《医林改错》中论痹为瘀血所致及叶天士的"久病入络"等论述，认为顽痹久治不愈是"内舍于肾"，肾主骨，肝主筋，肝肾同源，肝肾气血亏虚，是顽痹的主要内在因素。然而反复发作，必有外邪为之引动，风寒湿热之邪的反复侵袭，寒热痰瘀病邪深入经隧、骨骼。痰瘀交阻是主要关键，痰留关节，瘀阻脉络，形成骨节僵硬变形，活动受限，疼痛剧烈，屈伸不利，或肿大麻木等，是症情顽固之证。所以蔡师认为肝肾气血亏虚是顽痹之本，寒热痰瘀是顽痹之标，此对顽痹治疗上立法用药具有实际指导意义。

二、辨明虚实，掌握标本

喻嘉言的《医门法律·中风门》有云："凡治痹证，不明其理，以风门诸通套药施之者，医之罪也。"蔡老常以此告诫我们，要"明其理"必须辨明病情、辨明虚实、辨明兼证，掌握标本，从而为立法用药提供依据。肝肾气血亏虚是顽痹之本，寒热痰瘀互阻是顽痹之标。虚则补之，实则泄之，或治其本，或治其标，或标本同治，随证而定。急性发作时以治标为主，症状缓解后以治本为主，此治痹的通则。在治疗顽痹时的辨证施治经验如下。

（一）辨寒痹并治

症见关节肌肉疼痛剧烈，如刀割针刺，拘紧屈伸不利，痛处不热不红常有冷感，舌淡苔白，脉沉紧者，此乃寒邪入深，阻遏经络，多采用温经散寒之法。常用制川乌、桂枝、独活、羌活、细辛等以散寒镇痛。其中制川乌均由小剂量开始，根据病情，逐渐增加用量，并配用甘草，以减轻其毒性，同时用文火久煎，故未发生副作用。同时配以白芍，以酸收敛阴，一则防止川乌之辛热，一则协同止痛作用，在急性发作时用之甚效。至于桂枝具有温经通阳散寒行瘀的作用，并为上肢痹痛的引经药。细辛辛热窜透，有通阳气、散寒冷之功，对寒湿之邪阻滞经络，用之甚效。蔡师常说，"在用独活寄生汤时不用细辛，则功效减半"，可见细辛对寒阻经络的痹痛，起着协同作用，确是经验之谈。

（二）辨热痹并治

症见关节肿胀疼痛，痛处红灼热，并有发热口干心烦，舌红苔黄，脉沉数，此为热邪深入经络之间，须急用清热解毒之法。常用雷公藤、虎杖、海桐皮、豨莶草、黄柏、桑枝、秦艽、地龙之类。雷公藤具有清热解毒、祛风除湿、消肿止痛的作用，经常单味使用，用量10~15g，使用时去二层皮并与猪骨同炖，饮其汤。对腰膝疼痛，经常使用豨莶草、海桐皮，他说："二味同入肝肾二经，味苦有驱风湿、通经络的作用。"上肢肿痛，用忍冬藤、桑枝以清热解毒、通经活络。地龙咸寒，有清热通络之功，热痹用之甚效。

（三）辨尪痹并治

症见骨节蹉跌，关节浸肿刺痛，持续难消，舌暗红或边有瘀斑，苔薄腻或厚浊腻，脉沉涩。此为痰浊瘀血交结，停留关节，闭阻经络，是顽痹里病情最重、病程最长，亦是最难治疗的一种。蔡老常采用化痰逐瘀之法，选用乳香、没药、威灵仙、制胆南星、半夏、薏苡仁、丹参、桃仁、红花之类。他还认为，此非一般祛风寒湿药之所能奏效，应配合虫类药物的使用，如蕲蛇、露蜂房、蜈蚣、全蝎、僵蚕之类。他说，用露蜂房甘平祛风通络以矫正畸形；蕲蛇透骨搜风；蜈蚣搜剔经隧止痛；全蝎、僵蚕祛风化痰。乳香、没药二味合用，活血通痹止痛功效好，正如《本草纲目》所云："乳香活血，没药散血，皆能止痛消肿生肌，故二药每每相兼而用。"威灵仙辛散温通经络，其性走窜力强，是止痛、治骨刺要药，蔡老临床常用之。

（四）辨兼证并治

若症兼见筋脉拘急牵引，骨节疼痛往往在活动时加剧，腰膝酸软，伴有低热、口干、眩晕、大便秘结、手足心热、舌偏红苔少、脉沉细者，此为久病阴虚，肝肾不足，或长期过用温燥之品，或长期服用激素治疗，伤阴耗液，损伤肝肾之阴而致。蔡老常用六味地黄汤加白芍、当归、牛膝、菟丝子、沙苑子等以滋补肝肾之阴。

若症兼见面部虚浮，淡白无华，畏寒肢冷，关节僵硬变形冷感明显，肿痛难消，腰膝酸软无力，甚至弯腰驼背，尿多，便溏或五更泄，舌淡白，脉沉弱，此乃脾肾阳虚。蔡老以补肾壮督为治，常选用巴戟天、淫羊藿、鹿衔草、补骨脂、仙茅、杜仲等药。他说，巴戟天性味辛甘温，入肝肾二经，有补肾阳、壮筋骨、祛风湿，温而不燥的功用。正如《本草新编》云："温而不热，健脾开胃，既益元阳，复填阴水。"鹿衔草既能补益肾虚，又能祛风除湿，活血调经，是风湿与类风湿疾病的要药，肾虚之人，用之更确切。

若症兼见面黄少华，唇色爪甲淡白无华，筋脉拘挛，动则气喘，舌淡苔白或苔少，脉沉细或濡弱，或有大出血病史者，此乃气血亏虚。蔡老用大补气血法，圣愈汤加川七、鸡血藤之类。他说，川七有止血、散瘀、消肿、定痛的功用，与大补气血之品同用，则能加强去瘀血、提高补气血的功效，有促进新血生成的作用。鸡血藤一味，既可活血补血，又可祛风舒筋。《现代实用中药》云："为强壮性之补血药，适用于贫血性之神经麻痹证，如肢体及腰膝酸痛，麻木不仁等。"用之最妙。

综上所述，蔡老在顽痹标本辨证、治疗方面有丰富的经验，其立法处方用药上，有以下四个方面值得学习。

一是，辨明标本，掌握虚实，灵活选择治疗用药。在治标中，兼顾其本，在治本中，兼顾其标，标本同治，此为蔡老治痹一大特点。

二是，依"治风先治血，血行风自灭"的理论，注重活血、行血、补血药的运用，血虚而益之，血瘀通之。

三是，按叶天士"久病入络"之理论，根据病情灵活运用虫类药物，以达到搜剔通络的作用。

四是，对顽痹中属于骨骼破坏、骨质增生者，加服自制的"抗骨质增生丸"，该药丸具有益肾蠲痹、消骨刺的作用。每次10g，每日2~3次，3个月为一疗程，临床用之甚效。该药在泉州市第一医院、泉州市中医院已广泛使用，长期服用无副作用，对骨质增生有控制、缓解、消除的作用。

三、验案举隅

（一）病案一

陈某，女，46岁。1991年10月29日初诊。两手指、腕、肘及膝关节对称性肿痛，清早手指僵硬加剧，活动困难，腰疼痛难于弯曲，已十几年。西医诊断为类风湿关节炎。经中西药治疗，病时缓时重，近日加剧。查体：两膝、肘、腕关节肿大疼痛，局部不红，扪及清冷感，手指变形僵硬，面黄少华，动则气喘，尿多，便溏，舌淡红苔白，脉沉细。此乃气血亏虚，寒邪深入经络，痰瘀交结于骨。先投温经散寒止痛，佐以补血活血。

处方：制川乌10g，桂枝10g，防风10g，乳香10g，没药10g，当归10g，川芎 10g，白芍药 18g，牛膝 12g，威灵仙 10g，甘草 3g。服 3 剂。

二诊 关节疼痛有所减轻，腰痛未减。以上方加独活 10g，木瓜 10g。服 3 剂。

三诊 关节疼痛减半，但肿未明显减轻。举步、弯腰、手提物仍艰辛。是为久病入络，痰瘀交结于骨，宜用走窜虫类药物以搜剔络道。

处方 全蝎 4 只，蕲蛇 10g，蜈蚣 2 条，僵蚕 10g，制川乌 10g，露蜂房 10g，甘草 5g，白芍 24g，桂枝 10g，川芎 10g，熟地黄 15g，当归 10g，威灵仙 10g，牛膝 10g。

此后以上方为基本方，时增黄芪、鹿衔草。共服 18 剂。口服抗骨质增生丸 210g，日 3 次。

十诊 病情大为改善，腰膝疼痛乏力。需以补肝肾，补气血以固疗效。

处方 巴戟天 10g，细辛 10g，山茱萸 10g，补骨脂 10g，鹿衔草 15g，蕲蛇 10g，僵蚕 10g，薏苡仁 30g，杜仲 10g，熟地黄 15g，当归 10g，黄芪 24g，枸杞子 15g。

抗骨质增生丸续服。

十五诊 上方共服 12 剂，关节肿痛基本消失，手指僵硬好转，可参加轻劳动。医嘱续服抗骨质增生丸。

半年后因其他疾病来诊，诉半年来关节肿痛只有阴雨天偶尔轻度发作，手指仍有变形，但僵硬明显减轻，活动尚好。

（二）病例二

阮某，男，18 岁。晋江人，1990 年 6 月 18 日初诊，因两膝关节肿痛在他院门诊收治住院 3 个月，病情加重。来诊时由父母扶进诊室，症见两膝关节肿痛，扪之局部灼热感，屈伸痛不可忍，而腕关节肿痛，不可提物。时午后发热，痛苦面容，舌红苔黄腻，脉滑数。抗链球菌溶血素O试验（抗"O"）833 IU/mL，血沉 70mm/h，白细胞 12×10^9/L，证属湿热病邪深入，痰瘀阻滞经络，先以清热化湿，活血止痛。

处方 黄柏 10g，苍术 10g，薏苡仁 30g，牛膝 12g，忍冬藤 18g，海桐皮 10g，

稀莶草 10g，当归 10g，生地黄 12g，赤芍 15g，僵蚕 10g。3 剂。

另用雷公藤 10g 与猪骨同炖，饮其汤，每日一次，共服 7 日。

二诊 患者自行走进诊室，两膝、肘关节肿痛明显减弱，发热消失，药已中病，守上方，续服 3 剂。

三诊 膝、肘关节肿痛基本消失，只有在行动或下蹲时仍有酸痛感，精神转佳，舌红苔少，脉沉细，用滋肝补肾为主，佐以活血清热。

处方 熟地黄 15g，淮山药 15g，山茱萸 10g，牡丹皮 10g，泽泻 10g，茯苓 15g，白芍 18g，当归 10g，黄柏 10g，忍冬藤 18g，牛膝 12g。服 12 剂。

抗"O" 500U 以下，血沉 18mm/h，白细胞 8×10^9/L，而获痊愈。

蔡光斗　林禾禧

第七节　蔡友敬内湿治验

我曾在临床治疗一中风患者李某，因右侧肢体乏力，头晕头痛2天而入院，入院时诊断为中风（中经络），证属气虚血瘀，湿瘀互结，阻于脉络，郁而化热。治疗先拟清热利湿，佐以通络为法，试投以黄连温胆汤加味治疗，服6剂后，诸症不减，尤其是舌苔仍见黄浊而腻，遂改用钱乙泻黄散加味以加强清泻脾胃湿热，服3剂后，舌苔虽有变薄，但出现大便溏泄，颇感棘手，故延请蔡老会诊。刻下症见：右侧肢体乏力，头晕头痛，恶心欲呕，口干口苦，纳呆便溏，小溲尚调，舌质暗红，苔黄浊腻，脉细数。经查看患者后，蔡老同意此诊断及治则。蔡老分析，此证虽属湿瘀互结，但湿邪盛是标，脾气虚是本，投泻黄散后出现便溏是石膏过于甘寒，脾气再损，运化失常之故。遵"急则治其标"之训，虽必先清热利湿，但更需照顾后天之本脾。观其舌苔满布于后面，知其湿浊之邪泛于三焦，苔黄是湿浊郁而化热之征。故治疗时应从三焦着手，即治以芳香化湿，健脾燥湿，淡渗利湿三法并用，并佐以清热通络，使湿热分消。便拟方：佩兰10g，紫苏10g，白蔻仁6g，薏苡仁30g，扁豆15g，茯苓15g，地龙15g，栀子12g，黄芩10g。服2剂后，口干口苦减，便溏除，舌苔变淡黄变薄，药已中病，再守原方加减，共进6剂，苔黄腻尽除，继以健脾补气，活血通络治其本，并随证加减治疗，患者诸症消失，右侧肢体肌力恢复，生活能自理而出院。

由上述治验，可窥见蔡老对内湿的产生和治疗有其独到之处。蔡老认为内湿的产生，源于脾虚，而与肺、肾两脏的关系密切。脾的主要生理功能是主运化水湿，即将水谷精微多余的水分及时转输到肺和肾，通过肺的通调水道、肾的气化功能将其转化为汗和尿液，通过气化作用排出体外。脾气虚，脾失健运，水液不化，聚而成湿，是谓之为脾虚生湿，是为内生湿邪，与外感湿邪自有不同。故《黄帝内经·素问》"至真要大论篇"阐述"诸湿肿满，皆属于脾"，高度地概括脾虚生湿——内湿产生的机理。然内湿之邪致病，随阻滞的部位不同而异，其临床表现也有相应不同，若湿邪湿滞于经脉与络脉之间，则见肢体乏力，麻木；湿犯上焦、清阳不开，则见头晕头痛、胸闷或咳嗽；湿阻中焦，则见脘腹胀满、纳呆；湿滞下焦，则见腹胀便溏；湿邪郁久化热，则可见口干口苦口臭；湿性黏腻，多阻遏气机，易致气滞血瘀。在舌诊上表现为舌质淡红或暗红或红、苔白浊或黄浊或腻。湿浊之邪可阻滞于上、中、下三焦的任何部位，或三焦同时患病。治疗时应根据内湿停于何处，分而治之或三焦同治，灵活运用，以达到祛邪治病的目的。

若见湿犯上焦，治以芳香化湿为主，临床选用苏叶、佩兰、白蔻仁等药物，芳香化湿药物多为辛燥之品，要注意辛而勿燥湿为主；湿阻中焦，治以健脾化湿为主，常选用白蔻仁、扁豆、苍术、白术等；湿滞下焦时，治以淡渗利湿为主，选用茯苓、薏苡仁、泽泻等；若湿郁化热，则需酌加黄连、黄芩、黄柏、栀子等清热之品；若见小便不利，则加入滑石、车前子等利水之品，使湿邪从小便而出。

总之，蔡老治疗内湿，擅于从三焦入手，随证加减治之，并注重脾气，亦体现其注重脾胃后天之本的学术思想。

庄增辉　蔡碧珊

第八节 散偏汤化裁中药热罨包治疗紧张性头痛的临床研究

以庄增辉主任医师为主,率赵茜副主任医师、李伟鸿副主任医师组成的团队,在泉州市中医院开展首个具有中医特色的头痛门诊,传承蔡友敬老中医散偏汤治疗偏头痛的临床经验,经过临床应用并归纳总结,化裁制成中药热罨包,择取来诊的紧张性头痛患者110例进行临床分组治疗,探讨该疗法的临床价值。

一、临床资料

选取2019—2020年在泉州市中医院就诊的110例紧张性头痛患者,经入院检查,西医诊断符合国际头痛协会于2004年发布的《IHS国际头痛疾病分类第二版(ICHD-Ⅱ)紧张性头痛诊断标准》,中医诊断符合《中医病证诊断疗效标准》中"头风"的诊断标准。向患者及家属告知并签署知情同意书,排除颅高压、癫痫、颅内感染、脑肿瘤、高血压、脑动脉瘤等继发性头痛,合并严重全身各系统功能障碍,怀孕或哺乳期。将110例患者随机分为两组,观察组54例中男28例、女26例,两组一般资料经统计学处理无显著性差异($P > 0.05$),具有可比性。

二、治疗方法

(一)观察组

给予布洛芬缓释胶囊(0.3g/粒)口服,每日1次。采用中药热罨包热敷治疗。中药配方:柴胡50g,白芍50g,桂枝50g,川芎50g,吴茱萸100g,白芷50g,羌活50g,葛根100g,将其与粗盐500g混合均匀后装入定制棉布袋中、缝好袋口,即完成中药热罨包制作。操作:喷洒少许清水打湿棉布袋表面,将热罨包放入微波炉中低火加热3 min,取出后稍冷却至皮肤不觉烫,患者侧卧,将其枕于头部颞侧,尽量多与热罨包表面接触,15 min后热罨包翻面枕于至另一侧头部，继续热敷 15 min。每日上、下午各 1 次，1 次半小时，1 周更换热罨包 1 次，疗程 2 周。组中若有门诊患者，待学会操作流程后可于家中使用。

（二）对照组

给予布洛芬缓释胶囊（0.3g/粒）口服，每日 1 次。采用与热罨包大小相近的电热水袋热敷治疗，热敷方法与热罨包相同，分别枕于一侧头部颞侧，15 min 后换至对侧，每日上、下午各 1 次，1 次半小时，疗程 2 周。

三、疗效分析

（一）观察指标

1. 头痛程度评分标准

采用视觉模拟评分法（Visual Analogue Scale，VAS），计分范围 0~10 分，得分越高表示头痛越明显，治疗前及疗程结束后 1 个月进行评定。

2. 脑血流异常判定

采用 TCD 检测患者双侧大脑中动脉（MCA）、前动脉（ACA）、后动脉（PCA）、椎动脉（AV）和基底动脉（BV）。如果提示单条或数条血管血流速度加快或降低，频谱及波形的异常均视为检查异常，于治疗前及疗程结束 1 个月进行检测。

（二）疗效标准

采用积分法，治疗前及治疗后 1 个月进行判定。临床治愈：疗程结束无发作性头痛症状，停药 1 个月不发病；显效：治疗后积分减少 50% 以上；有效：治疗后积分减少 21%~50%；无效：治疗后积分减少 20% 以下。

（三）统计学方法

选用 SPSS 24.0 统计学软件进行数据分析，计量资料采用 t 检验，以 $\bar{x} \pm s$ 表示；计数资料采用 χ^2 检验，以 $P < 0.05$ 为差异有统计学意义。

四、治疗结果

（一）治疗前后两组患者 VAS 评分比较

治疗前，两组 VAS 评分比较无差异（$P \geqslant 0.05$）；治疗后，1 个月两组 VAS 评分均低于治疗前，且观察组低于对照组（$P < 0.05$）。

（二）两组患者临床疗效比较

治疗后总有效率比较，观察组高于对照组（$P < 0.05$）。

（三）两组患者治疗前后脑血流异常比较

治疗前，两组脑血流异常例数比较无显著性差异（$P \geqslant 0.05$）；治疗后，两组脑血流异常例数均低于治疗前，且观察组低于对照组（$P < 0.05$）。

五、讨论

紧张性头痛发生机制尚不明确，但部分学者研究表明，其与颅周肌肉和筋膜功能障碍、中枢系统痛觉敏感化、痛觉抑制通路功能障碍、血管舒缩功能异常、精神心理疾病、社会生活压力等因素相关，急性期发作多为颅周肌肉痉挛所致。在急性发作期内通过 TCD 检查发现有明显的颅内动脉血流速度、频谱、波形等异常改变，为紧张性头痛患者提供客观评价依据。

祖国医学对头痛认识很早，在殷商甲骨文就有"疾首"的记载，所以本病属于中医学"头痛""头风病"范畴。其致病要素为风、火、痰、瘀、虚，病机为外邪上犯清窍、阻遏脉络，经气不通则痛；清阳不升、气血亏虚、肾精不足、髓海失养、不荣则痛。西医治疗紧张性头痛多采用肌松药、镇痛药、抗抑郁药及配合心理疗法、物理治疗等；中医药治疗方法更多，包括中药、传统针刺、电针、推拿、针刀、热敏灸、放血疗法等，且具有独特优势。遵循"外治经皮给药"的理论，本研究采用中药热罨包外敷治疗紧张性头痛，由于其温热之性易透肌表，刺激穴位经络，使局部皮下血液循环加速，提高药物吸收率，使药物能从局部高效进入机体发挥作用。国内学者曾采用该方法治疗疼痛性疾病，相关临床研究证实均有明确疗效。

本研究以蔡友敬老中医治疗偏头痛的经验方散偏汤化裁制成中药热罨包。方中柴胡辛苦微寒，升举阳气，疏肝解郁；白芍酸苦微寒，平抑肝阳，养血敛阴，舒肝止痛；相互配伍一疏一敛，相得益彰，使得肝气不郁，阴血又能固守。桂枝辛温，温通经脉，助阳化气，相伍芍药以调和营卫；川芎辛散温通，血中之气药，能上行头目，活血化瘀，祛风止痛，专治头脑诸疾；吴茱萸辛苦性热，散寒止痛，上于巅顶，善治厥阴经头痛；白芷辛温，祛风散寒，善治阳明经头痛；羌活辛苦温，祛风除湿，散寒止痛，善治太阳经头痛；葛根甘辛性凉，解肌生津，舒筋活络，善治颈项僵痛。诸药合用，甘苦辛酸，温凉共济，对治头痛之风、火、痰、瘀、虚等病候面面俱到，共奏疏肝解郁、平肝敛阴、祛风散寒、活血止痛之功；加之混合粗盐热敷扩张毛细血管、加速血液循环，从而加强散寒除湿、活血化瘀、缓解疼痛之效。结果显示，治疗后两组 VAS 评分均低于治疗前，且观察组低于对照组（$P < 0.05$）；治疗后比较总有效率，观察组高于对照组（$P < 0.05$）；治疗后两组脑血流异常例数均低于治疗前，且观察组低于对照组（$P < 0.05$）。说明采用上述组方制作的中药热罨包治疗紧张性头痛，可降低头痛程度，提高临床疗效，改善脑血流异常。

综上所述，通过临床辨证配伍的中药组方采用热罨包技术直接作用于病所，可缓解头痛、改善脑血流异常、提高临床疗效，起到了内病外治的奇妙效果，且取材容易、操作方便，易于临床推广使用。

李伟鸿　赵茜　庄增辉

年谱篇

民国五年（1916年）

9月，蔡友敬出生于泉州市（今泉州市鲤城区和平街）。

民国十一年（1922年）

9月，就读于私塾。

民国十三年（1924年）

1月，就读于登贤小学。

民国十八年（1929年）

2月，就读于省立晋江中学。

民国二十二年（1933年）

7月，就读于私立上海中医学院，师从孟河医派丁甘仁之孙丁济万先生。

民国二十六年（1937年）

6月，毕业于上海中医学院。

8—11月，在泉州开设诊所行医。

11月，任晋江宝觉小学教导主任兼校医。

民国二十七年（1938年）

8月，任晋江新峰小学教导主任兼校医。

撰写论文《内经之研究》刊载于《华西医学杂志》。

民国二十八年（1939年）

8月，任晋江琼山小学教导主任。

民国二十九年（1940年）

2月，任晋江玉浦小学校长、教导主任、校医。

民国三十年（1941年）

1月，加入中国国民党。

2月，任晋江三民中心学校教导主任。

民国三十二年（1943年）

8月，任晋江双江中心学校教导主任。

民国三十三年（1944年）

8月，任晋江月台国民学校教导主任。

民国三十四年（1945年）

2月，任晋江鲤东国民学校教导主任。

民国三十五年（1946年）

2月，任晋江建国商校文史教员兼校医。

民国三十六年（1947年）

2月，任晋江建国商校史地教员兼校医。

民国三十八年（1949年）

5月，开设诊所行医。

1949年

12月，泉州新中制药社施诊所，任主任兼医师。

1951年

7月，参加泉州市第一届各界人民代表会议第二次会议。

1952年

5月，由刘通介绍加入中国国民党革命委员会，为中国国民党革命委员会泉州市委员会筹委会成员。

在泉州市卫生局工作。

1953年

11月，参加中国国民党革命委员会泉州市第一次代表大会，并当选副主委。

1954年

4月，参加中国国民党革命委员会福建省第一次代表大会。

7月，在《中级医刊》1954年第7期上发表论文《痢疾的中药治疗和预防》。

9月，任泉州市联合中医院院长。

9月，在《中医杂志》1954年第9期上发表论文《介绍治疗经验方》。

1956 年

3 月,在《福建中医药》杂志 1956 年第 2 期上发表论文《中医治疗流行性乙型脑炎十例的临床报告》。

12 月,参加中国国民党革命委员会泉州市第三次代表大会,当选第二届副主委。

1958 年

8 月,任泉州市人民医院副院长。

9 月,任泉州大学医学院中医系教师。参加中国国民党革命委员会泉州市第四次代表大会,当选第三届副主委。

10 月,参加中国国民党革命委员会(福建省)第四次代表大会。

1959 年

3 月,任晋江专区卫生学校中医教研组组长。

8 月,被聘为中国人民政治协商会议第二届泉州市委员会委员。

1960 年

4 月,参加福建省卫生厅举办的第二届"哲学学习班"。

1961 年

3 月,在《福建中医药》1961 年第 2 期上发表论文《暑入厥阴》。

7 月,参加中国国民党革命委员会泉州市第五次代表大会,当选第四届副主委。

11 月,参加中国国民党革命委员会福建省第五次代表大会,当选常委。

1962 年

9 月,当选中国人民政治协商会议第三届泉州市委员会常委。

1963 年

5 月,被泉州市人民政府授予"先进工作者"称号。

1964 年

5 月,参加中国国民党革命委员会泉州市第六次代表大会,当选第五届副主委。

1970 年

12 月，到永春达埔卫生院工作。

1972 年

4 月，调动至晋江地区第一医院工作。

1974 年

6 月，调动至晋江地区卫生学校任教。

1975 年

1 月，在《福建医大》1975 年第 1 期发表论文《瘀血证及活血祛瘀法在临床上的运用》。

3 月，《蔡友敬医案》由晋江地区第一医院院内刊发。

1976 年

12 月，在《新中医》1976 年第 6 期发表论文《脓毒血症一例》。

1978 年

10 月，编撰的《蔡友敬医学讲稿》由晋江地区卫生学校校内刊发。

1979 年

3 月，当选福建省中医药学会第二届副会长；编撰的《祖国医学对出血的辨证及治疗》由晋江地区卫生学校校内刊发。

5 月，当选泉州市中医学会第一届副理事长。

6 月，当选中华医学会福建分会第二届理事。

1980 年

1 月，编写的《中国针灸学史纲要》由福建省针灸进修班刊印，并作为授课教材。

1 月，在《福建医药杂志》1980 年第 1 期发表论文《痿证》。

6 月，参加中国国民党革命委员会泉州市第七次代表大会，当选第六届主委。

11 月，经福建省卫生厅批复，晋升为中医内科主任医师。

1981 年

1 月，参加编写全国中等中医教材《方剂学》（"补益剂"等 5 章）由陕西人民出版社出版。

1 月，在《福建中医药》1981 年第 1 期发表《命门学说探讨》。

2 月，当选中国人民政治协商会议第四届泉州市委员会副主席。

2 月，参加泉州市第八届人民代表大会。

10 月，当选为晋江地区科学技术协会第一届委员会副主席。

1982 年

3 月，被福建省人民政府评为福建省卫生先进工作者。

3 月，由福建省卫生厅委托举办的为期一年的内经进修班结业。作为主讲，为来自全省各地的 42 名中医工作者授课一年，形成《内经病候类诠》初稿。

4 月，担任福建省卫生厅举办的首届内经进修班的主讲，为来自全省 8 个地市的 40 余位中医工作者授课一年，形成《内经病候类诠》初稿。

9 月，被福建省人民政府授予福建省劳动模范称号。

1983 年

4 月，参加福建省第六届人民代表大会。

4 月，当选泉州市中医学会第二届理事长。

8 月，任泉州市中医院院长。

10 月，被国家卫生部授予全国卫生系统模范工作者称号。

12 月，参加中国国民党革命委员会第六次全国代表大会。

1984 年

1 月，被评为福建省科协系统先进工作者。

8 月，参加中国国民党革命委员会泉州市第八次代表大会，当选中国国民党革命委员会泉州市第七届委员会主委。

11 月，当选中国人民政治协商会议第五届泉州市委员会副主席。

1985 年

1 月，在《福建中医药》1985 年第 1 期发表《陈修园对〈伤寒论〉的研究》。

2月，当选中华全国中医学会第二届理事。

4月，《蔡友敬医案选》由福建泉州市卫生局刊印。

5月，被福建省总工会授予福建省五一劳动奖章。

8月，参加福建省振兴中医大会，并在会上受到表彰。

10月，在全国八个民主党派、工商联联合召开的"为'四化'服务先进集体和先进个人代表表彰大会"上被表彰为先进个人。

1986年

1月，参加泉州市第十届人民代表大会，当选常务委员会副主任。

1月，成为中国共产党预备党员，入党介绍人为泉州市中医院陈沧海、林禾禧。

5月，当选福建省中医学会第三届副会长。

1987年

1月，中国共产党预备党员转正。

2月，创办全国第二家、福建省首家中外合作医疗实体——泉州岐鸿医疗检验中心。

3月，泉州花桥赠药义诊所恢复义诊，担任中医顾问。

9月，到华侨大学为泉州市中医院与福建中医学院联合举办的首届海外针灸进修班授课。

12月，被福建中医学院聘为教授。

1988年

1月，参加福建省第七届人民代表大会。

1月，当选泉州市中医学会第三届理事会名誉理事长。

8月，参加中国国民党革命委员会泉州市第九次代表大会，当选第八届主委。

1989年

6月，被中共泉州市委市直机关工委评为优秀共产党员。

10月，"蔡友敬名老中医验方"收录于学术书刊出版社出版的《全国名老中医验方选集》。

1990 年

10 月，担任泉州市中医院名誉院长。

1991 年

2 月，被评为 1990 年度泉州市卫生系统优秀共产党员。

3 月，参加泉州市第十一届人民代表大会，当选常务委员会副主任。

9 月，被确定为"全国首批老中医药专家学术经验继承工作指导老师"，蔡光斗、林禾禧为其学术继承人。

10 月，被收录于《当代福建科技名人（第二集）》。

10 月，被授予"全国卫生系统模范工作者"称号。

11 月，主持在泉州鲤城举行的首届"中国泉州—东南亚中医药学术研讨会"。

1992 年

1 月，参加中国国民党革命委员会泉州市第十次代表大会，当选第九届主委。

5 月，被授予"福建省优秀中医药工作者"称号。

7 月，任泉州市科学技术协会第二届委员会名誉主席。

10 月，享受国务院政府特殊津贴。

1993 年

8 月，"蔡友敬的特技绝招"被中国医药科技出版社出版的《中华名医特技集成》收录。

8 月，《蔡友敬临床经验集》由厦门大学出版社出版。

10 月，主持在晋江举行的第二届"中国泉州—东南亚中医药学术研讨会"。

1994 年

6 月，个人事迹《杏林枝头硕果累》在《泉州晚报》第二版——"泉州英才专刊"报道。

9 月，泉州市中医药学会举办"蔡友敬学术思想研讨会"，收录论文 46 篇编印成论文集。

9月，《蔡友敬临床经验集》获泉州市科技进步奖一等奖。

12月，蔡友敬的验方被中医古籍出版社出版的《名医名方录（第四辑）》收录。

1995年

10月，主持在惠安螺城举办的第三届"中国泉州—东南亚中医药学术研讨会"；同月，主持在惠安螺城举办的首届泉台中医药学术交流。

1996年

5月，《发扬古义 融会新知的蔡友敬》一文被贵州科技出版社出版的《中国名老中医药专家学术经验集（3）》收载。

10月，退休。

1997年

6月，历时十二载主编的《内经病候类诠》由福建科学技术出版社出版。

10月，主持在德化举行的第四届"中国泉州—东南亚中医药学术研讨会"。

2001年

2月，主编的《内经症候类诠》获泉州市科学技术进步奖三等奖。

2004年

12月，获得中国国民党革命委员会福建省委员会成立50周年突出贡献奖。

2005年

1月，编撰的《命门学说之理论与临床运用》由中医古籍出版社出版。

4月30日9时20分，在泉州市鲤城区观东巷家中去世，享年90岁。

2010年

6月，蔡友敬之名收录于学苑出版社出版的《孟河医派三百年：孟河医派研究荟萃》中的"孟河派名医传略"及"孟河派医人考"丁济万支。

后 记

在中医学发展的历史长河中，名医辈出，著书立说者浩如烟海。而把历代名家的学术见解、诊治经验更好地、系统地整理、研究和总结起来，是我们继承和发展中医药学的初衷，也是历史赋予我们当代中医人的使命。泉州市中医院的前身是成立于1953年的泉州市中医联合诊所，建院之初就集结了全市顶尖的中医资源，名医荟萃，奠定了医院深厚的学术根基。70年薪火相传，一脉相承，培育了"全国老中医药专家学术经验继承工作指导老师"9名。整理出版老中医药专家独特诊疗经验，不仅为其传承人，还为广大的学者提供学习和借鉴，对指导后学临床诊疗具有重要意义。

根据中国人民政治协商会议泉州市委员会（泉州市政协）关于编撰"泉州市全国老中医药专家学术经验传承系列丛书"会议的要求，2022年12月，我院成立编撰工作领导小组，下设办公室，多次召开工作推进会，明确责任人和完成时限，定期报送编撰进度。各位老中医专家书稿各明确一位执笔人，并由若干传承人组成编写组，按照编撰大纲，尽心尽力采写。为推进书稿撰写进度，泉州市政协于2023年9月11日在我院召开协调会，再一次明确框架结构和编写进度。编撰过程中，得到老中医本人及其传承人的热情响应和支持，他们无私地、毫无保留地将各自的独到经验奉献出来，对此我们深表敬佩。同时也感谢各界人士对我院老中医书稿撰写的关心和大力支持，也殷切希望本套丛书能帮助到广大的中医药工作者。

限于编撰时间、条件和研究水平，书中错漏之处在所难免，冀中医药界同仁和有识之士多提宝贵意见，以便今后修正、充实和提高。

泉州市中医院

2023年10月

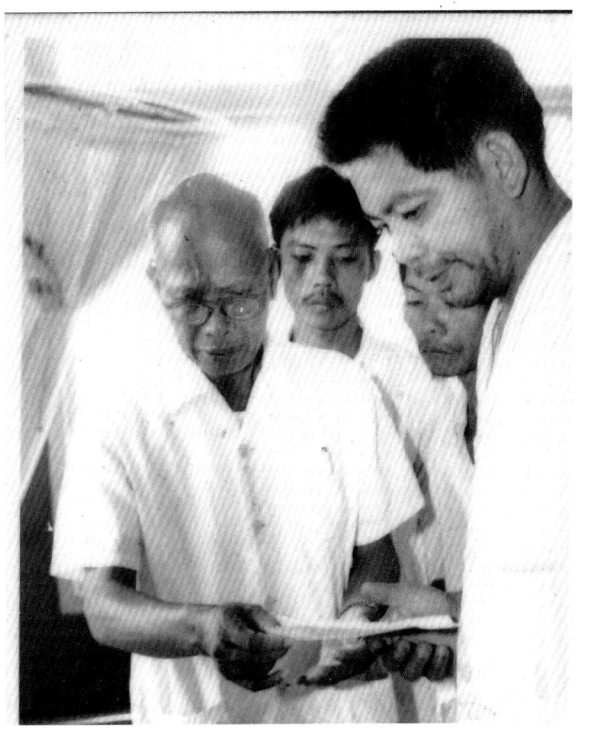

蔡友敬查房中（左为蔡友敬，右为王人镇）

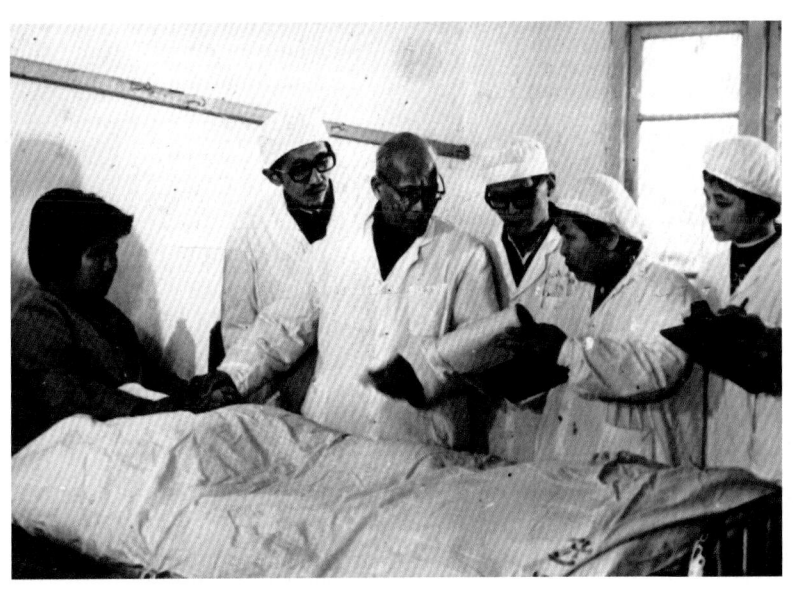

蔡友敬查房中（左三为蔡友敬）

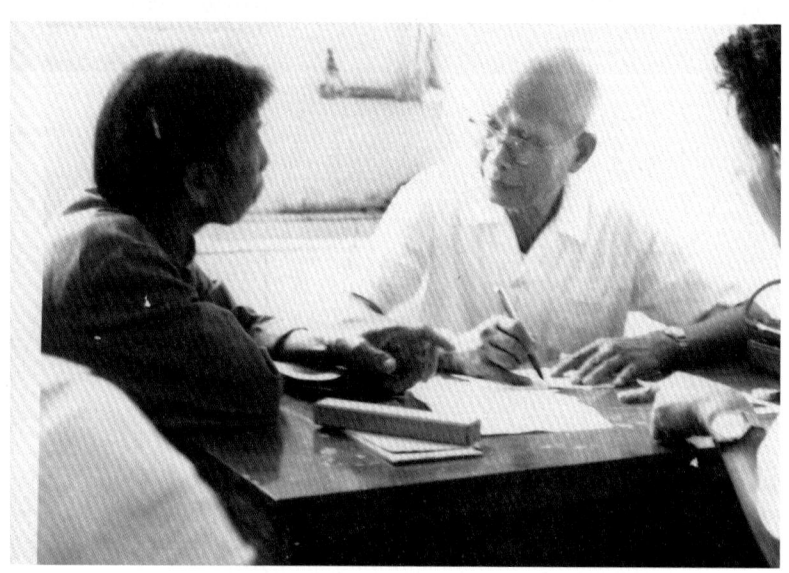

蔡友敬门诊中

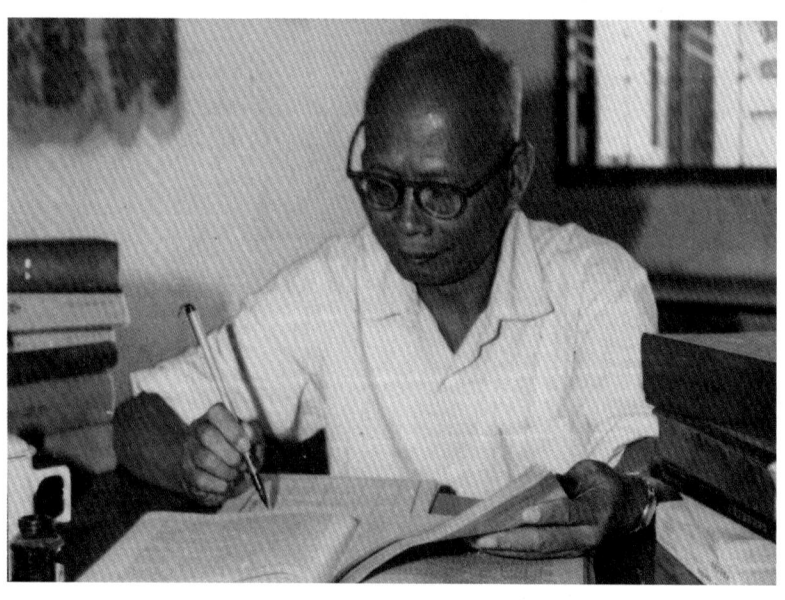

蔡友敬读书做笔记中

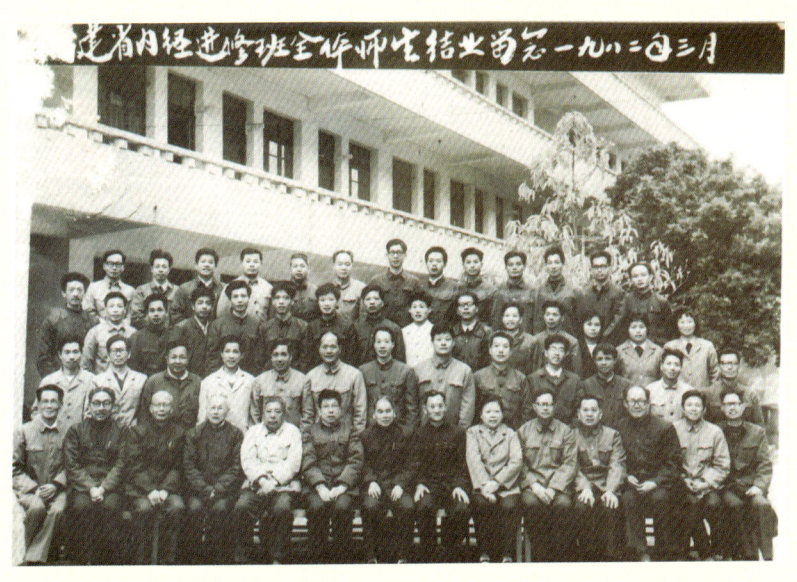

1982年3月,"内经进修班"结业合影(前排左三为蔡友敬,二排左四为林禾禧)

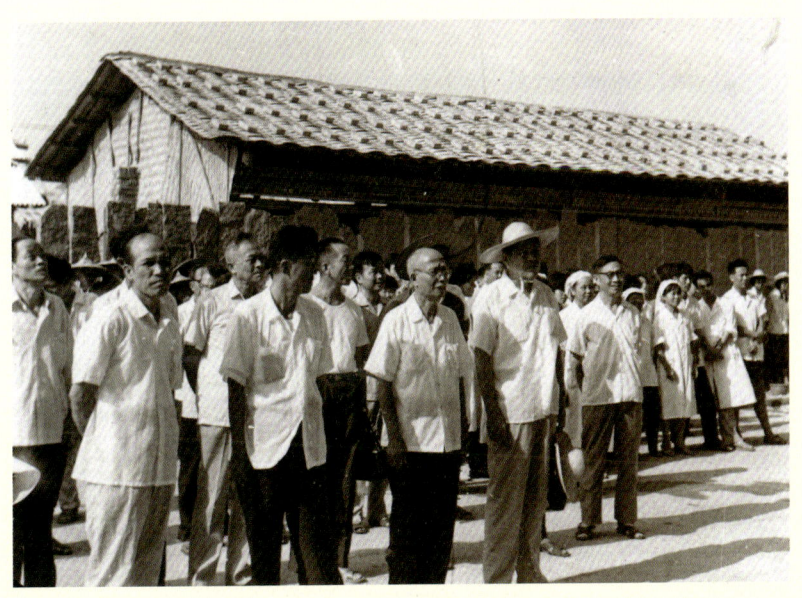

20世纪80年代初蔡友敬参加泉州市中医院奠基仪式(前排右一戴帽者为时任泉州市委副书记的齐世和,右二为蔡友敬)

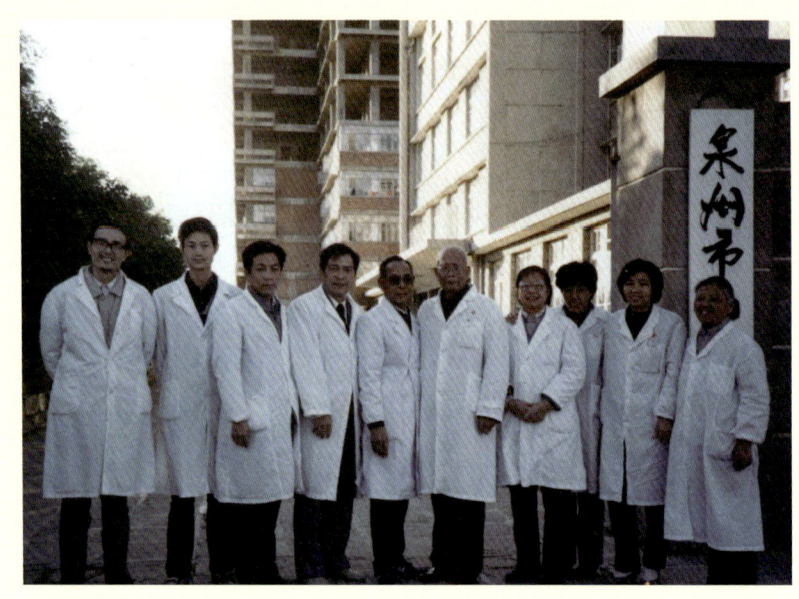

1988年12月19日，蔡友敬与同事在温陵路泉州市中医院大门前合影（左一为留镜清，左二为留镜才，左三为苏稼夫，左四为张永树；右一为廖美玉，右二为林志苇，右三为龚玳琮，右四为钟秀美，右五为蔡友敬，右六为新加坡来访学者黄先生）

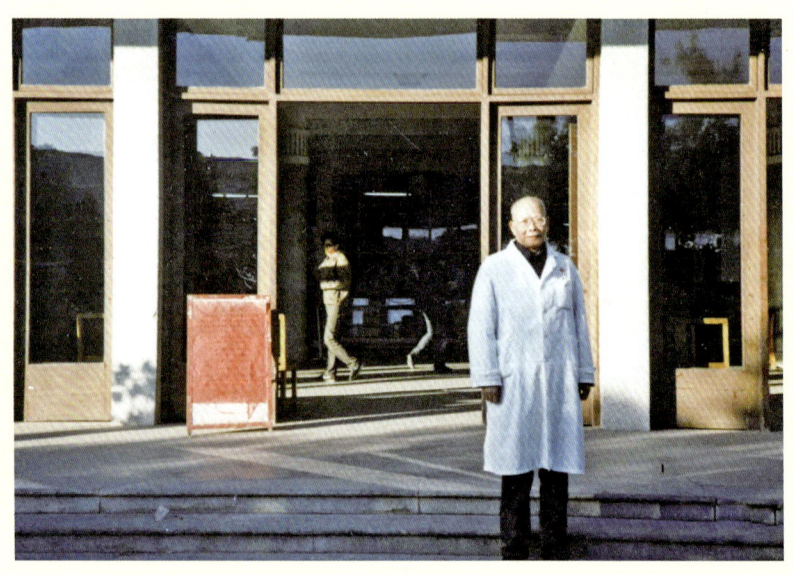

1988年12月19日，蔡友敬在温陵路泉州市中医院门诊楼前留影

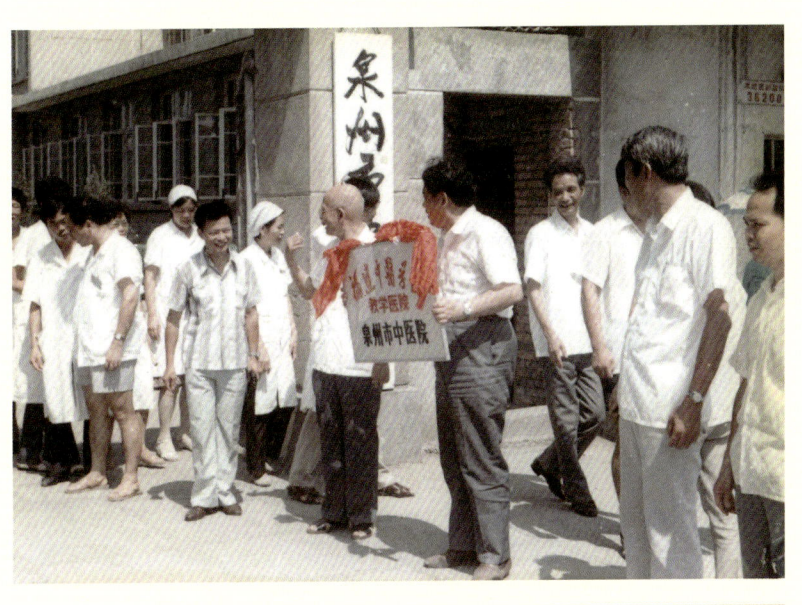

蔡友敬出席泉州市中医院挂牌福建中医学院教学医院仪式（左持牌者为蔡友敬，右持牌者为时任福建中医学院副院长的张安桢）

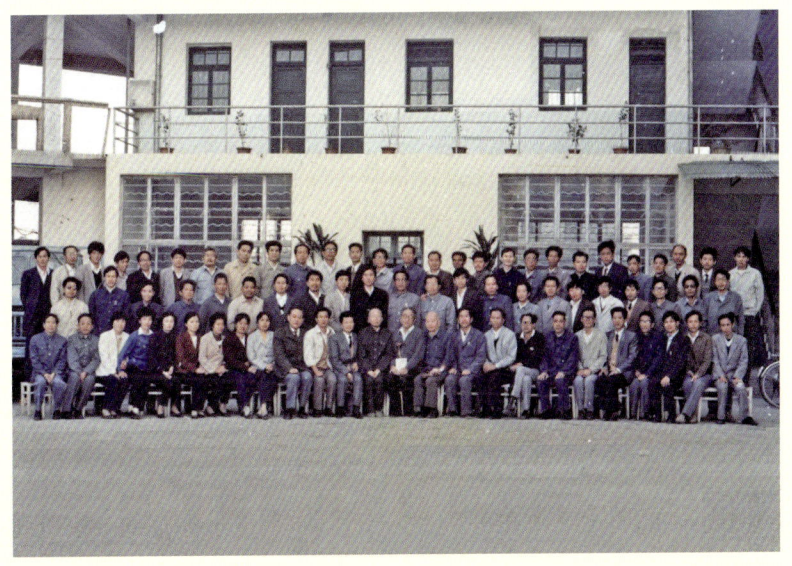

1989年11月，泉州市中医学会学术年会蔡友敬与全体代表合影

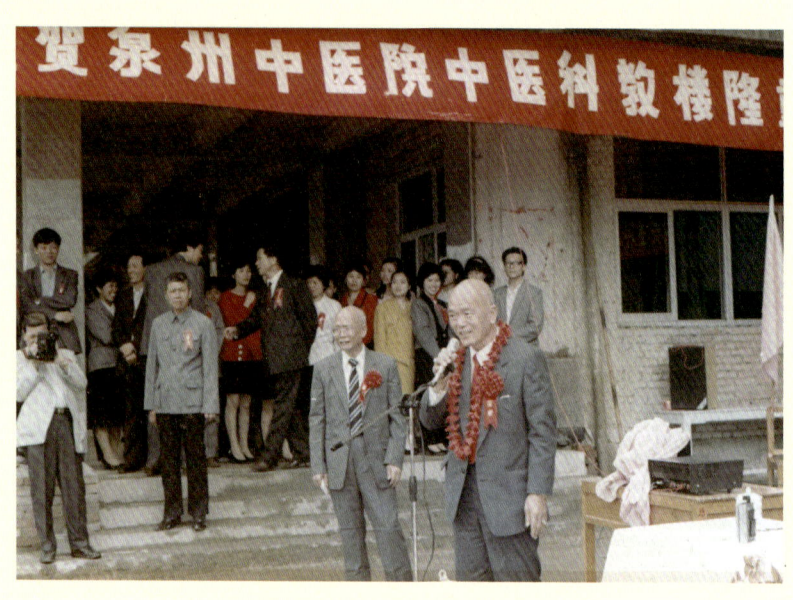

1990年4月，蔡友敬出席泉州市中医院友玉科教楼奠基仪式（话筒左侧为蔡友敬，持话筒者为蔡友玉）

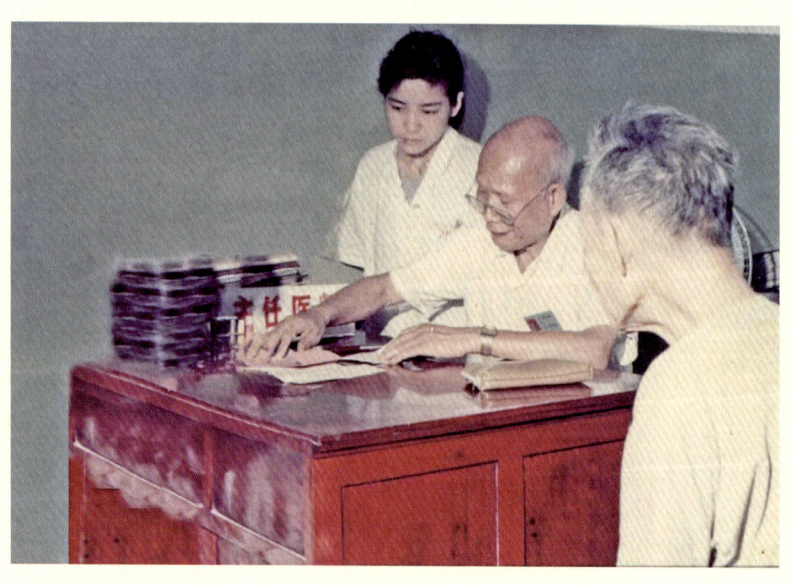

1990年10月，蔡友敬带学生蔡碧珊门诊中

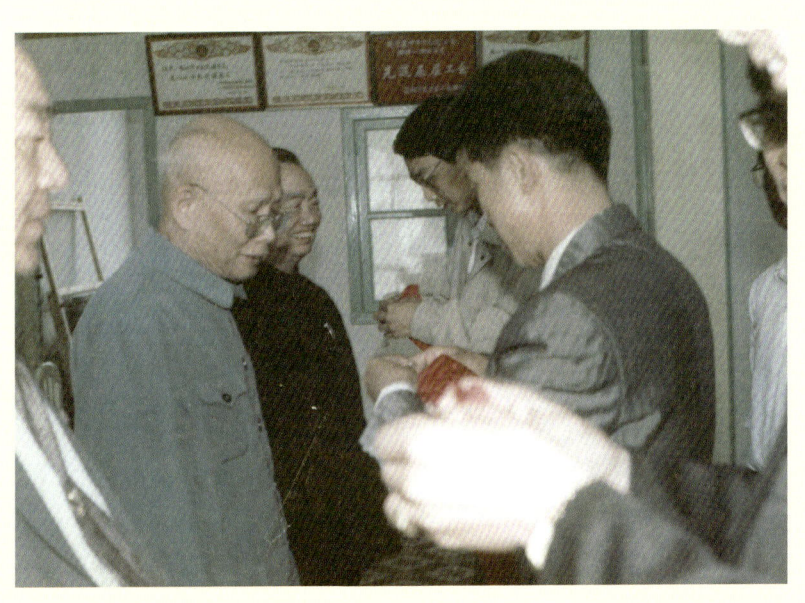

1990年，蔡友敬被确定为全国老中医药专家学术经验继承工作指导老师（左一为骆安邦，左二为蔡友敬，左三为吴光烈）

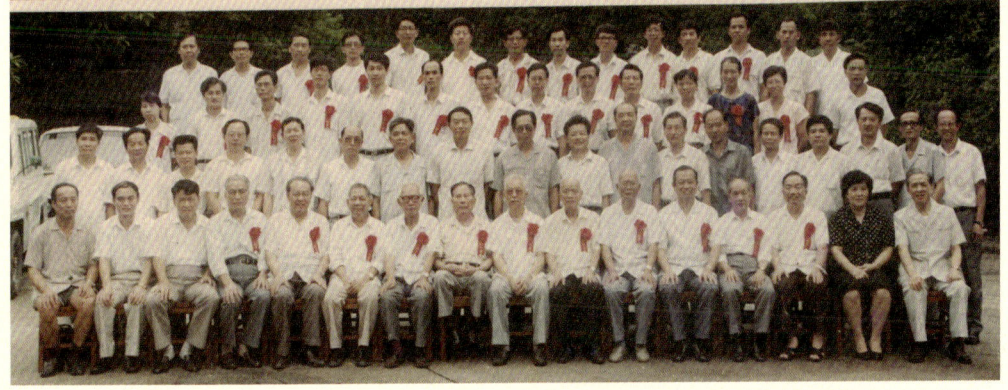

1991年9月，福建省继承老中医药专家学术经验拜师会合影（前排右六为蔡友敬）

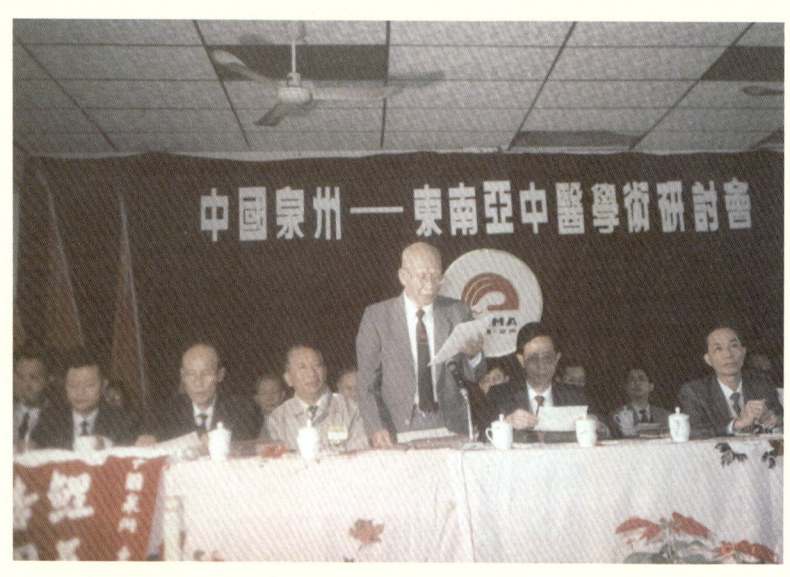

1991年11月，蔡友敬主持在泉州鲤城举行的首届"中国泉州—东南亚中医药学术研讨会"

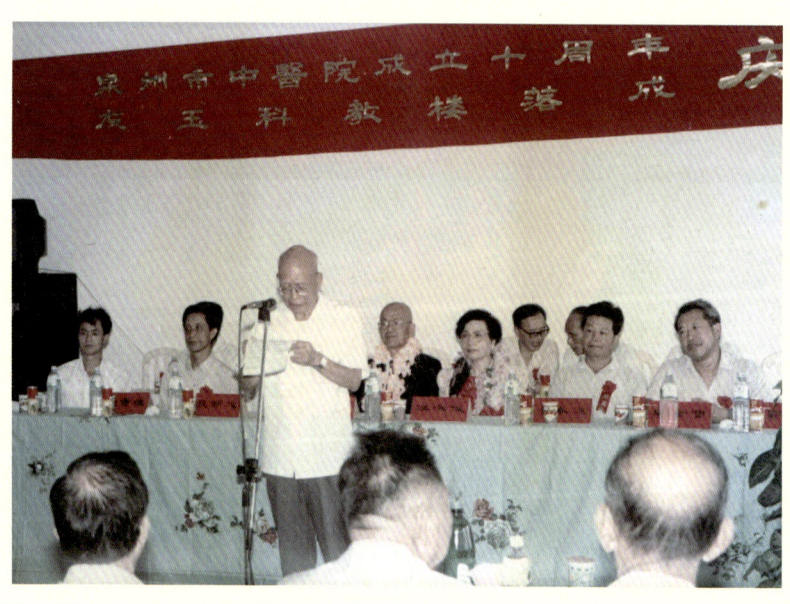

1992年11月，蔡友敬出席友玉科教楼落成庆典（一）

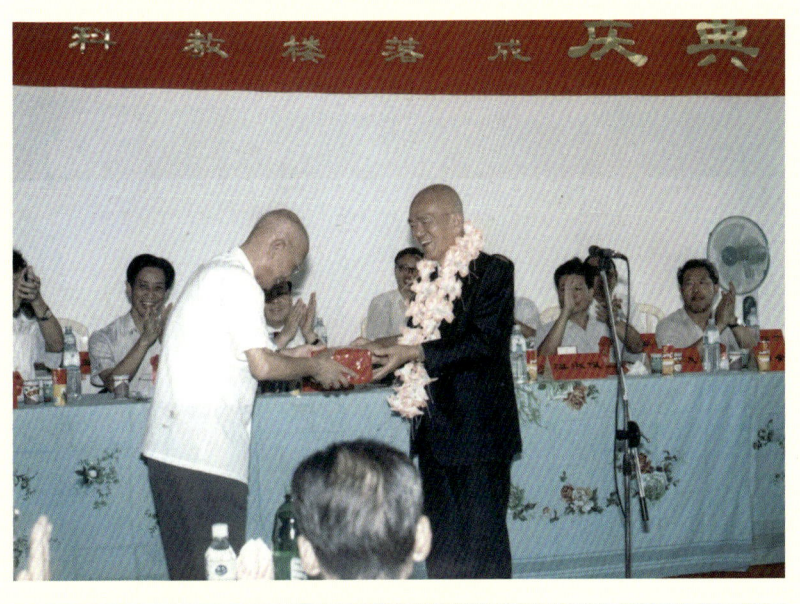

1992年11月，蔡友敬出席友玉科教楼落成庆典（二）（站立者左为蔡友敬，右为蔡友玉）

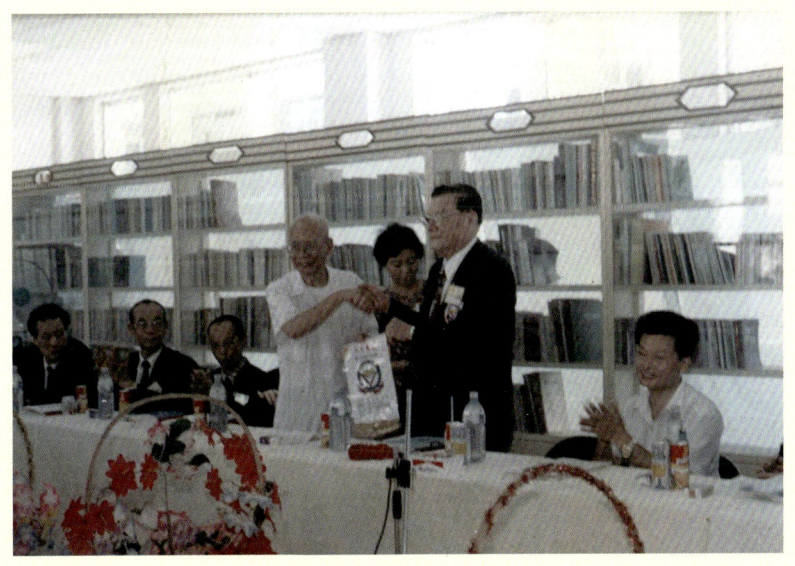

1993年7月，台湾知名人士黄善德（原籍惠安）率团赴大陆考察，被聘为泉州中医药学会名誉会长（右一为时任泉州市卫生局局长的黄皓春；右站立者为黄善德，左站立者为蔡友敬）

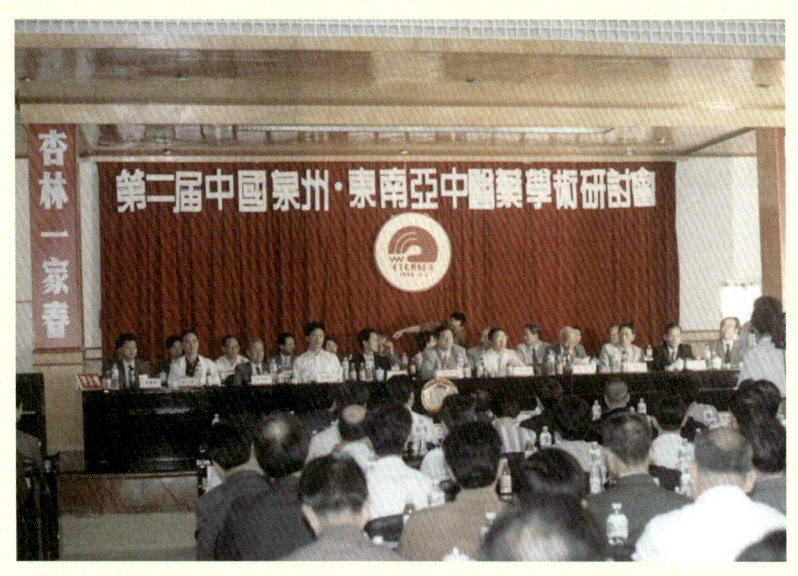

1993年10月，蔡友敬出席在晋江举行的第二届"中国泉州—东南亚中医药学术研讨会"

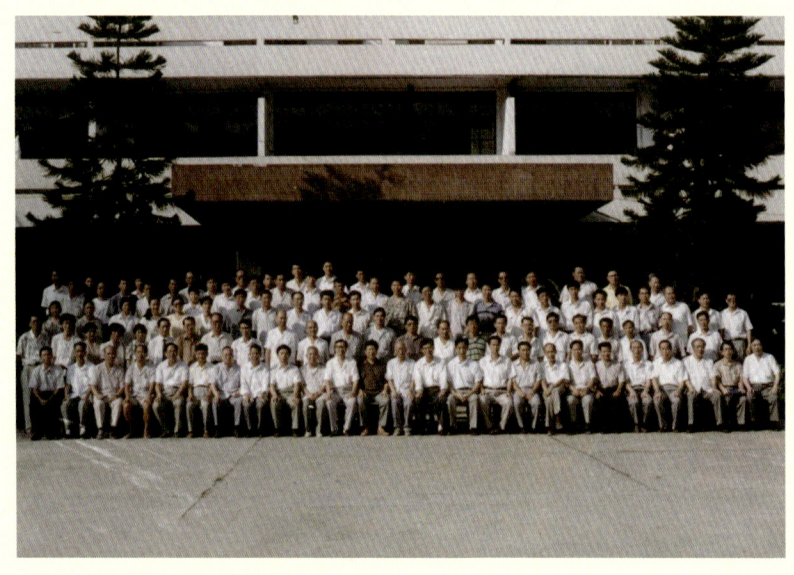

1994年9月9日，蔡友敬从医六十周年学术思想研讨会参会成员合影

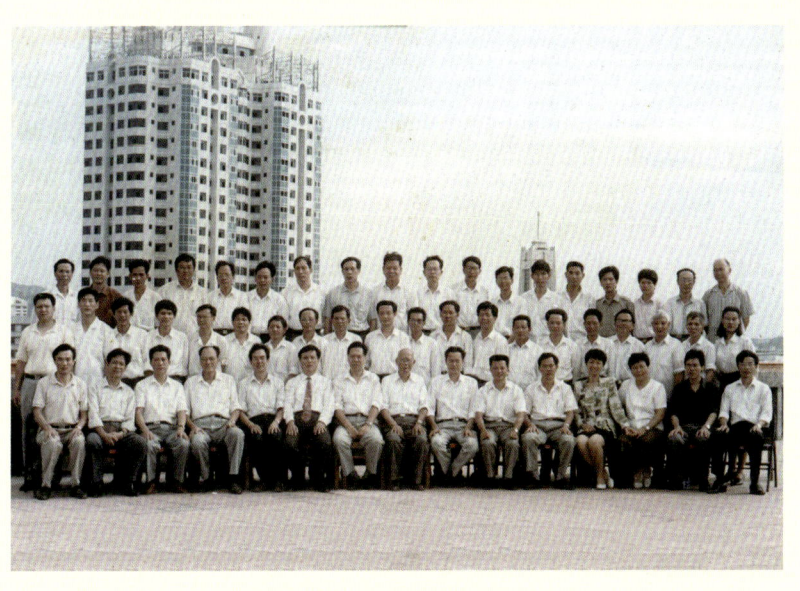

1994年10月12日，蔡友敬参加福建省中医院改革与发展研讨会
（前排中为蔡友敬）

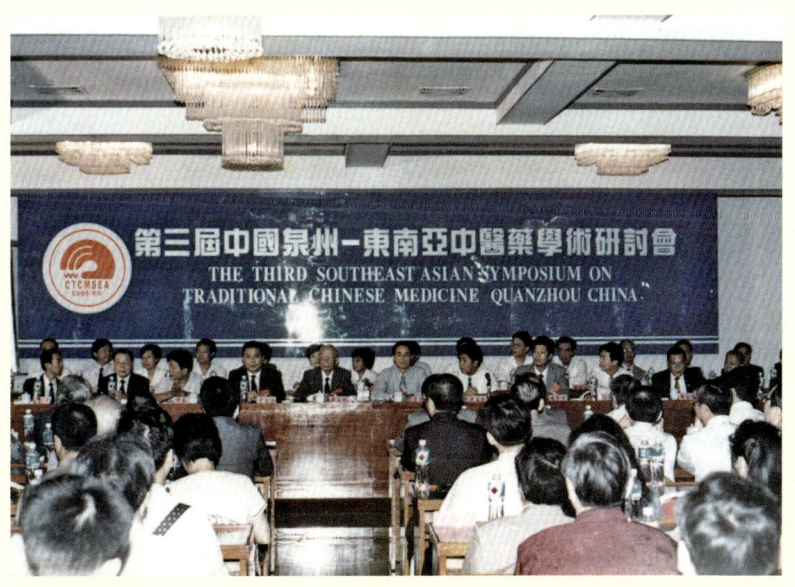

1995年10月，蔡友敬出席在惠安螺城举行的第三届"中国泉州—东南亚中医药学术研讨会"

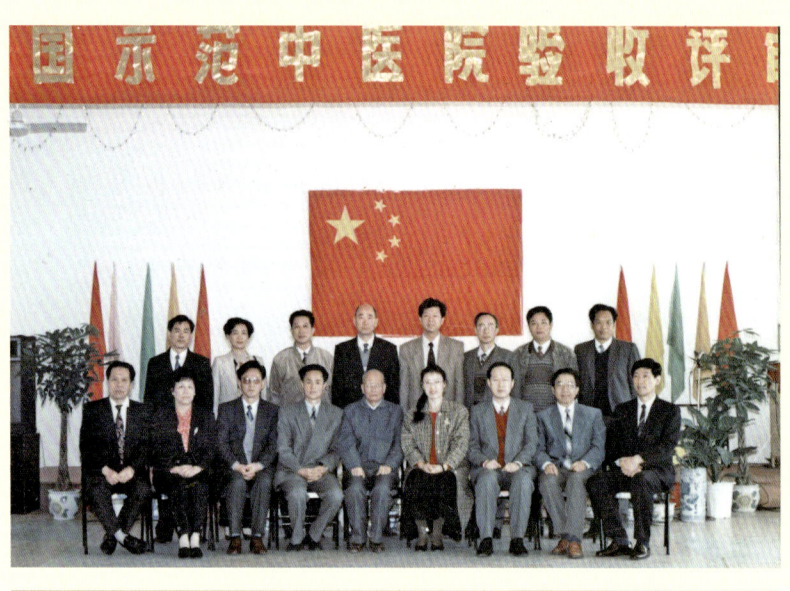

1995年11月,泉州市中医院获评"全国示范中医院"称号(前排居中为蔡友敬)

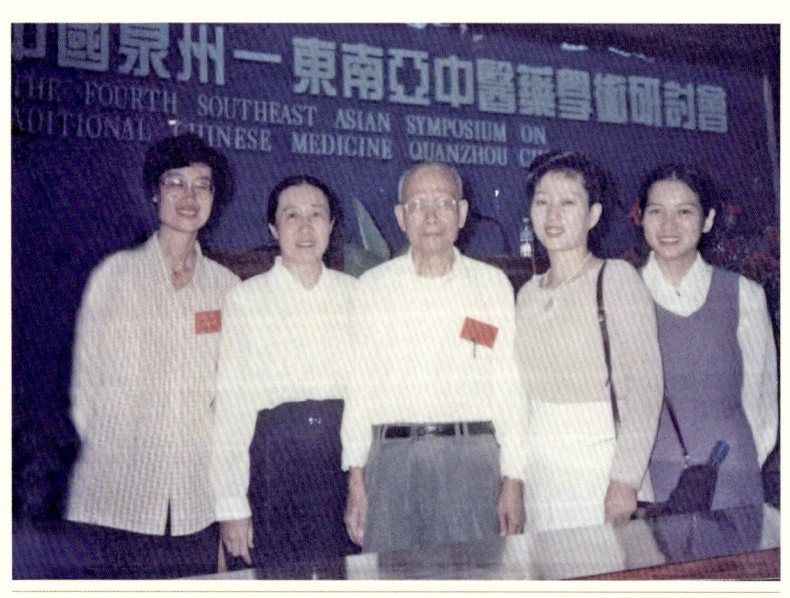

1997年10月,蔡友敬参加并主持在德化举办的第四届"中国泉州—东南亚中医药学术研讨会"(左一为许真真,左二为戴一娜,中为蔡友敬,右二为许文娟,右一为蔡碧珊)

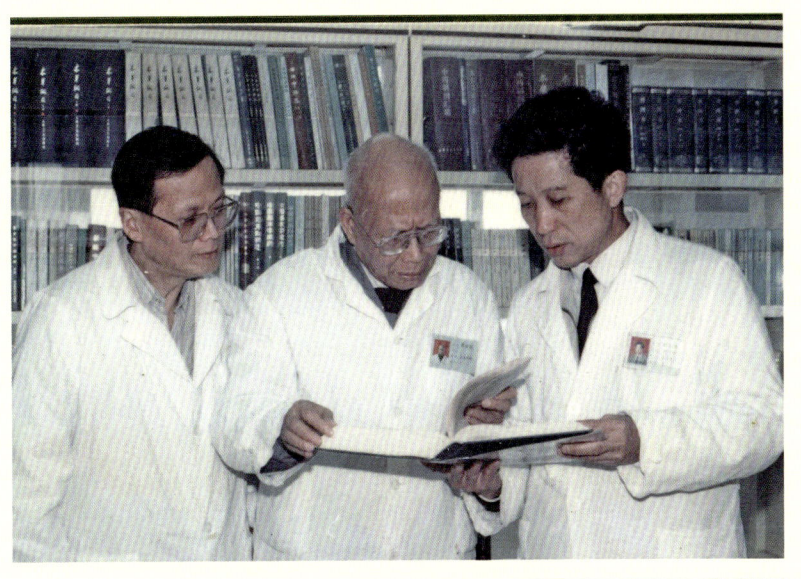

蔡友敬和他的学术传承人（左为蔡友敬次子蔡光斗，中为蔡友敬，右为林禾禧）

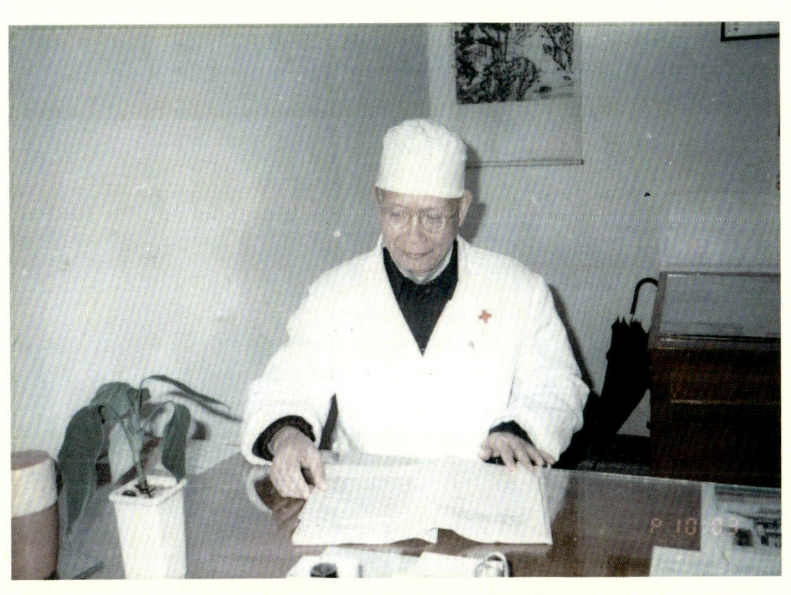

蔡友敬诊余学习中

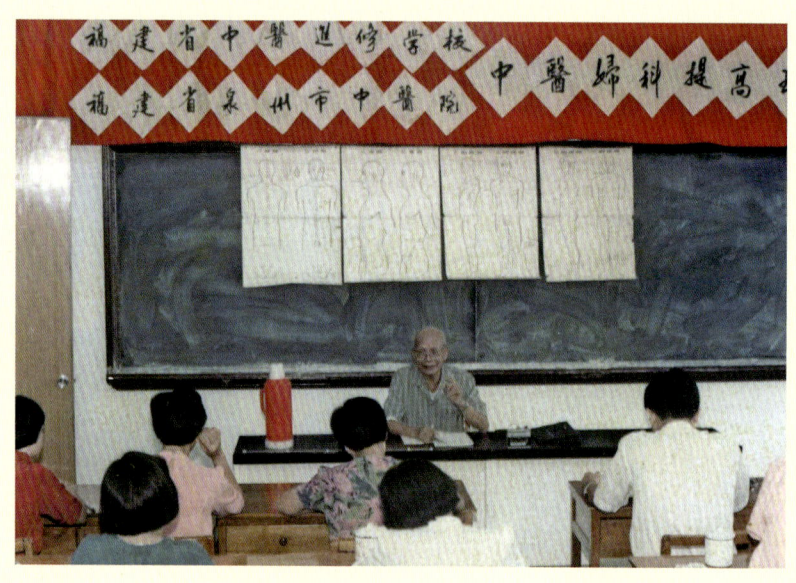

蔡友敬在福建省中医进修学校委托泉州市中医院举办的中医妇科提高班授课教学

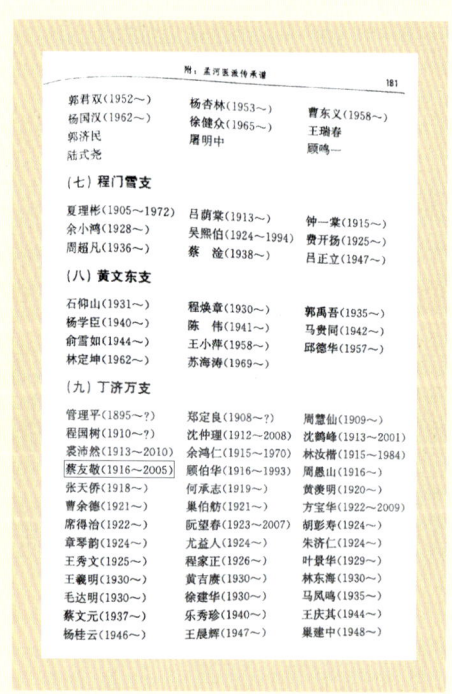

孟河医派传承谱关于蔡友敬的记载

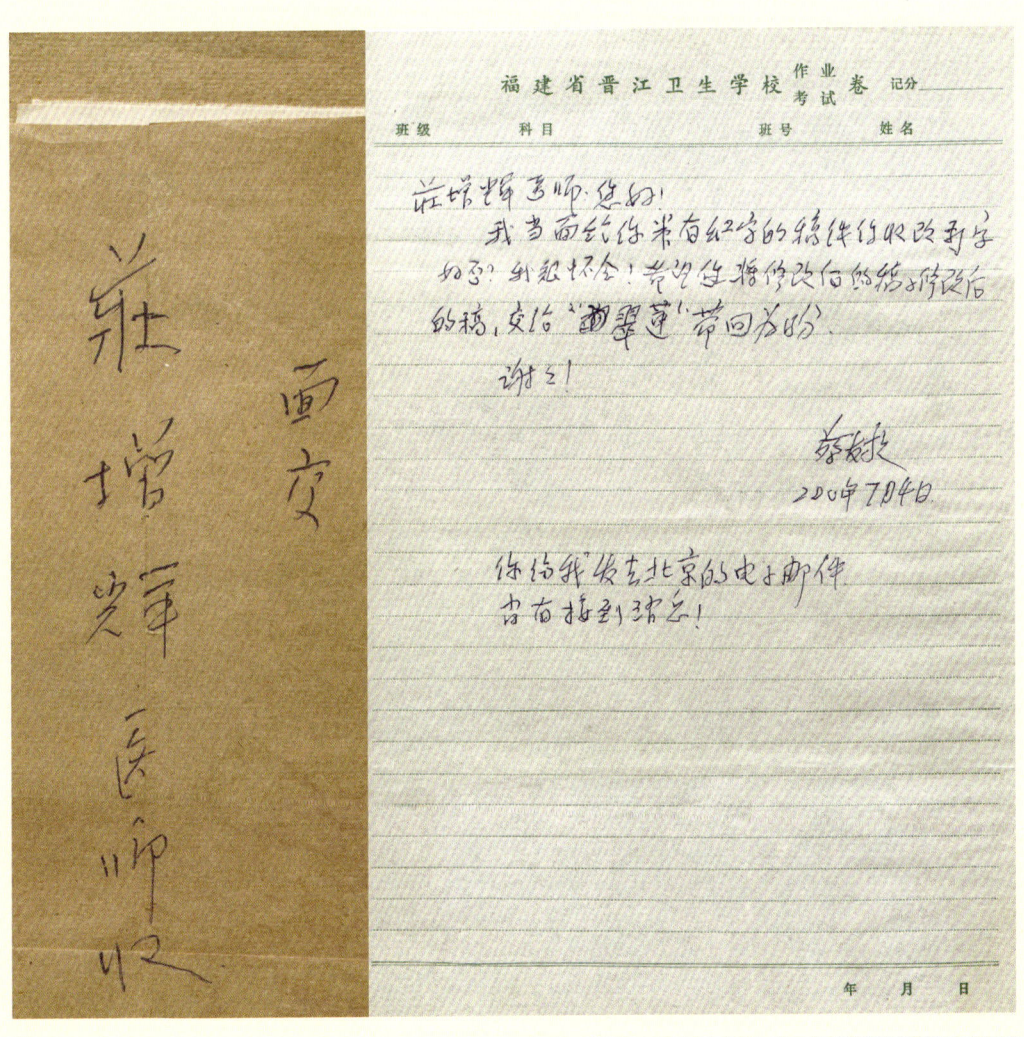

蔡友敬写给庄增辉的信（一）

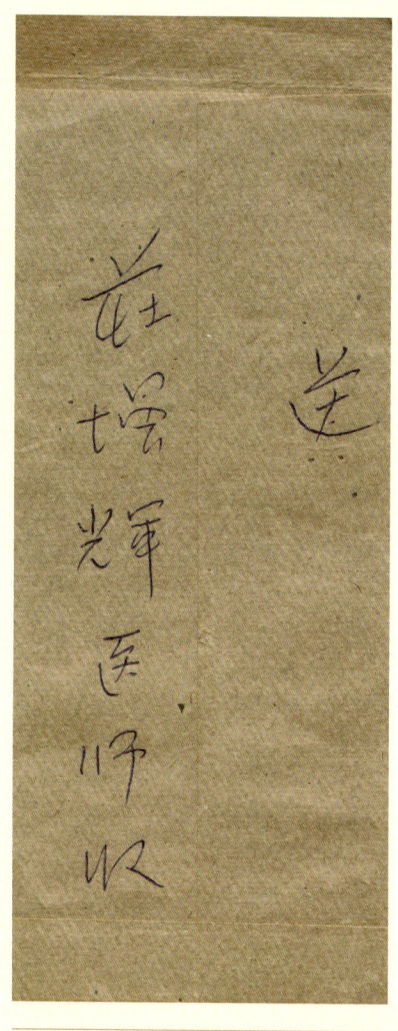

蔡友敬写给庄增辉的信（二）

蔡友敬写给张永树的信

论肾间动气—原气

蔡友敬

肾间动气—原气，是命门学说的核心部分。自《难经》首先提出以来，后世医家，不断加以补充、发展，丰富其内容，使其成为完整的理论。兹探讨如下：

原气的特性

原气亦称"元气"，是我国古代探索宇宙本原的一种理论，被广泛用于自然科学之中。祖国医学最早引入的是《难经》，先在三十六难说："命门者，谓精神之所舍，原气之所系也"。在此之前，《内经》虽有肾气、真气、导气等记载，皆有各自的含义，而到《难经》才提出原这一新的概念。

三十一难说："原气者，即右肾，是其体也"。

蔡友敬手稿

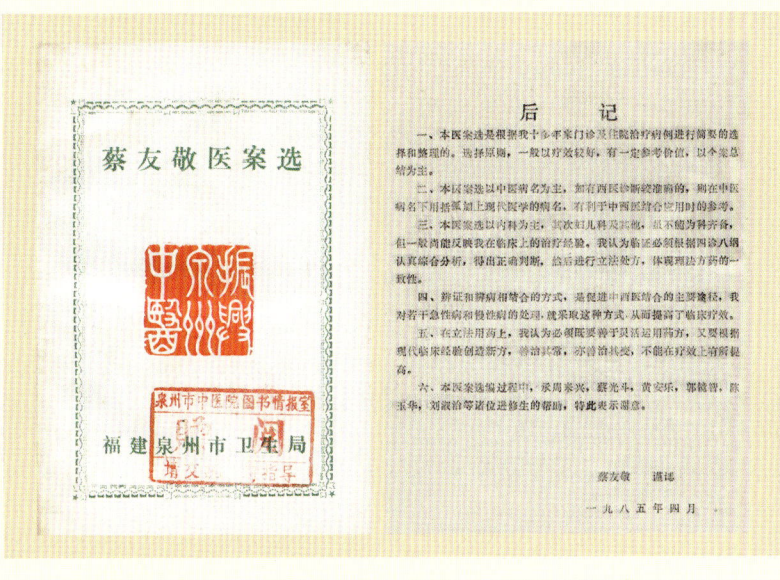

《蔡友敬医案选》封面及后记

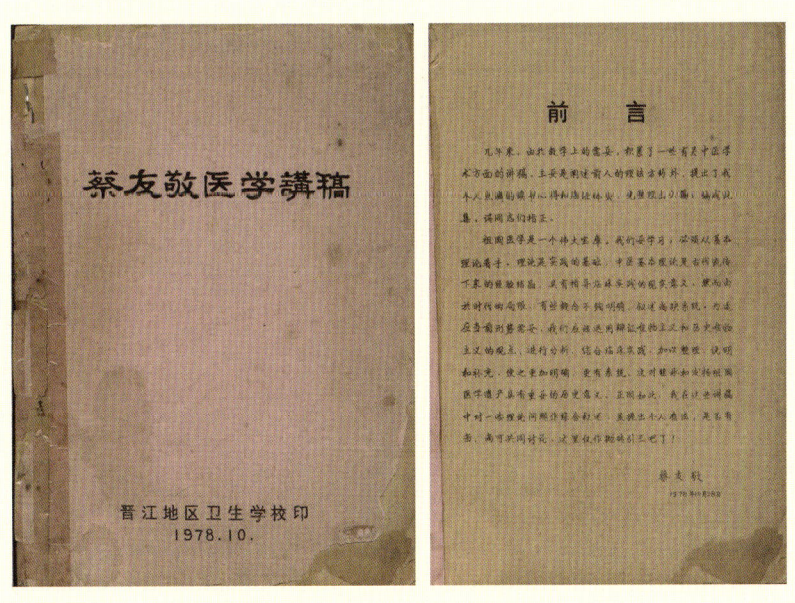

《蔡友敬医学讲稿》封面及前言

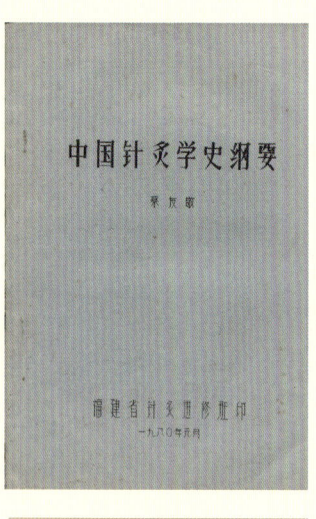 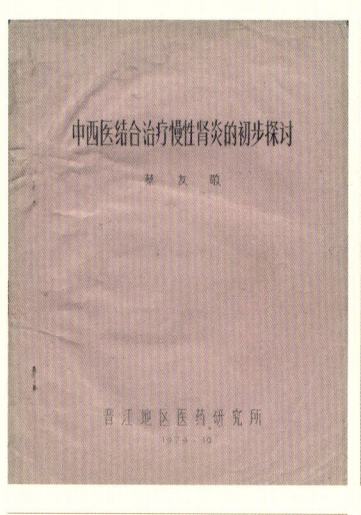 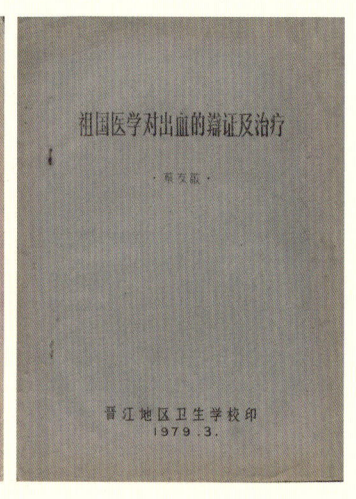

| 蔡友敬《中国针灸学史纲要》封面 | 蔡友敬《中西医结合治疗慢性肾炎的初步探讨》封面 | 蔡友敬《祖国医学对出血的辨证及治疗》封面 |

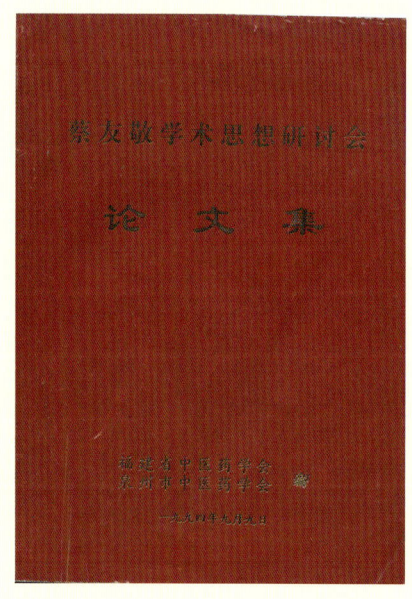 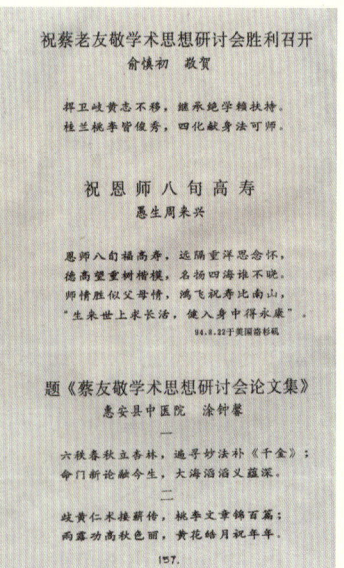

《蔡友敬学术思想研讨会论文集》封面及内文祝贺诗选

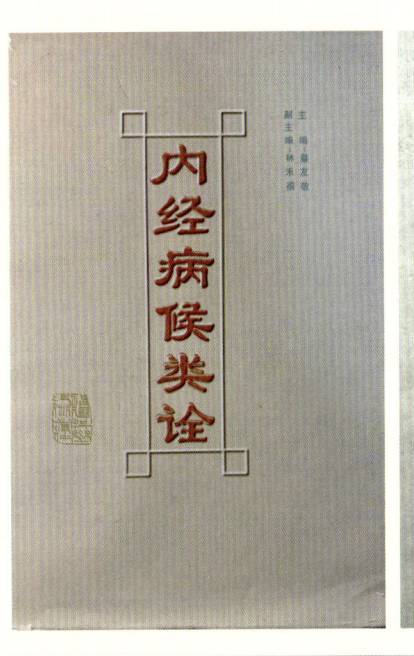
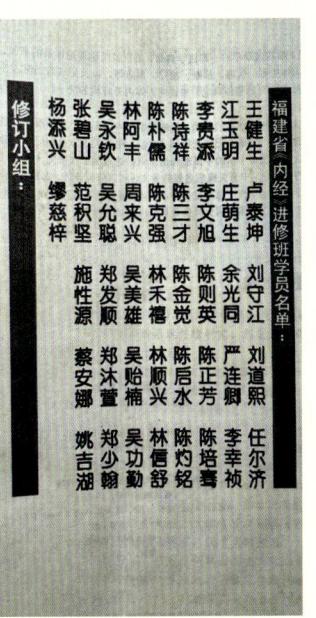

蔡友敬主编的《内经病候类诠》封面及内页

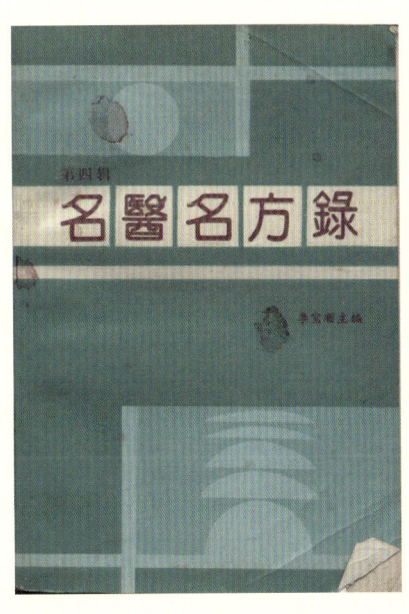
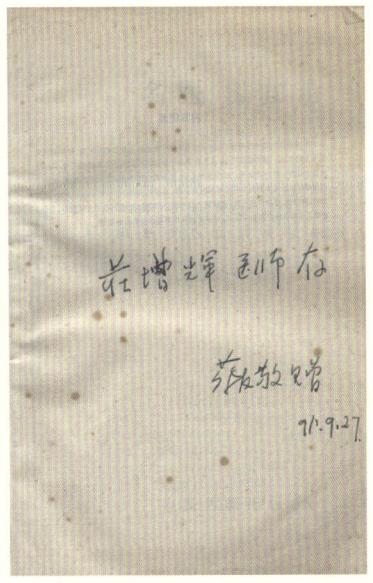

蔡友敬在送给庄增辉的《名医名方录》上的题词

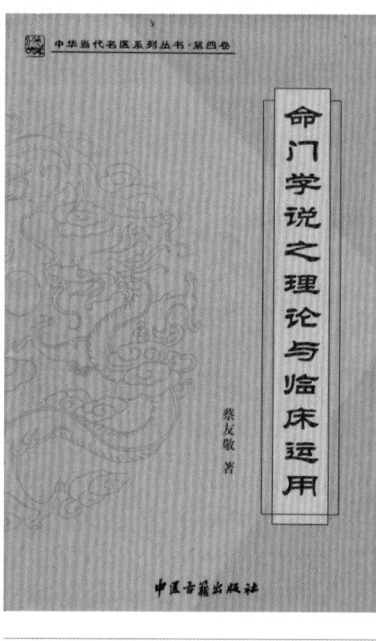

蔡友敬著《命门学说之理论与临床运用》的封面及自序

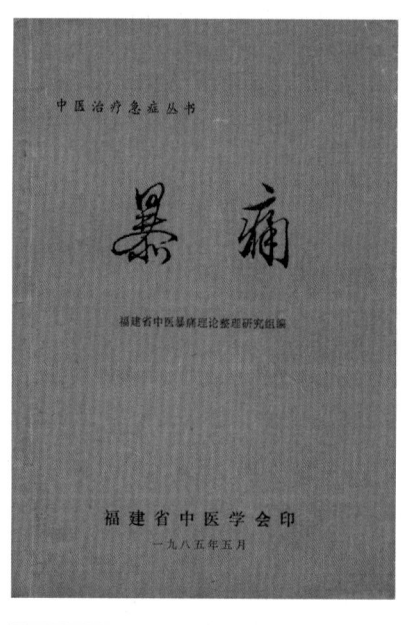

蔡友敬为《暴痛》作序

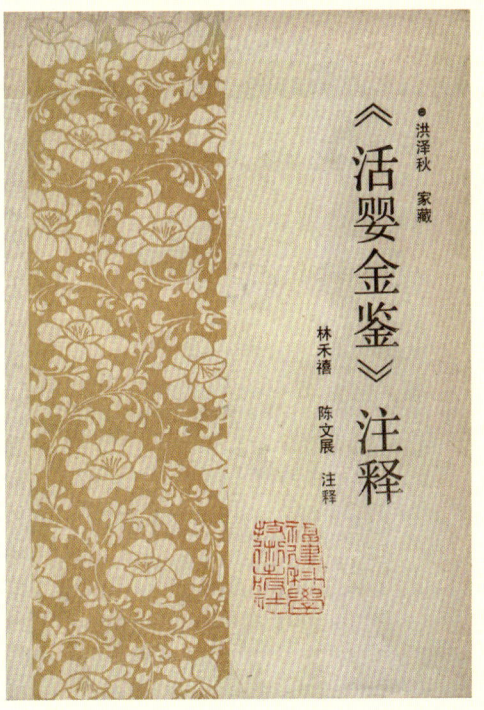

蔡 序

《活婴金鉴》是一本幼科专书,系闽泉洪泽秋先生家传秘方。"先世业医,学有渊源,悬壶济世,垂五十年,其医理精纯,识者折服。是书即本其累世之经验,而视为肘后之秘方也"。(本书叶健秋序)

本书记载婴儿七十二种疚症,"疚"字乃闽南方言也,词书无此字。"疚"字从"疒"从"八"。《说文》"疒,倚也;人有疾病象倚着之形,凡疒之属皆从疒"。提出"疒"乃疾病也,"八":指八月。所谓疚症乃小儿出生后八个月以内所发生之疾病也。至于七十二种疚症的名称,亦均用闽南方言而命名。因此,读是书者,必须具备闽南方言知识。

从本书内容看,实包括婴儿的各种疾病,其中"验方疚散"系治疗婴儿"高热、昏迷、抽搐"三大急症的专方。在七十二疚症中加用

疚散者五十一症,可见本书以治疗婴儿急症为主,但其他疾病亦有涉及,可视为婴儿疾病民间经验方书。

林禾禧、陈文展两位医师搜得建国前《活婴金鉴》铅印本,加以注释。一则不致该书湮没,二则使人容易理解,对保存和阐发民间秘方,厥功甚伟,冀速其传,谨为序之,而赞其刻也。

蔡友敬

1991年10月23日

蔡友敬为《〈活婴金鉴〉注释》作序

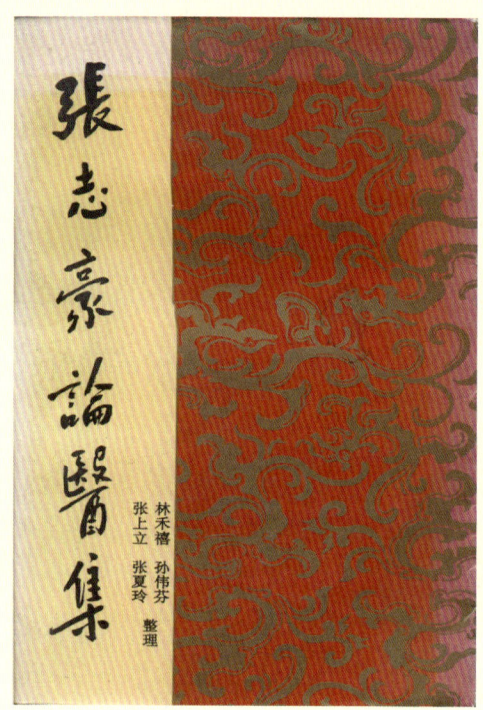

蔡 序

《张志豪论医集》是张老一生从医从教的经验总结。他对中医经典著作及各家学说,潜心钻研,治学严谨,博览群书,造诣颇深。在全国及省地市中医药杂志发表论文40多篇,内容新颖,具有独特见解,对弘扬祖国医学,厥功甚伟。

张老对仲景学说有较深的研究。本集选载9篇,即其中代表作:他对张隐庵的生平传略,记载颇详;对《伤寒论》和《金匮要略》尤有所阐发,所载论文,可见其一斑。

清代程钟龄的《医学心悟》是学习中医者必读之书,其中八法,是清代以来医界临床所遵循的治疗法则,具有普遍意义。张老在此基础上进行增补,著有《续论医门八法》,他云:"目的是以能体现中医的传统理论的特色为主,故多详引历代有关的学术见解,特别是中医经典条文,加以引证阐述,并适当选择现代医学研究资料,结合作者的临床经验和体会认识,全面综合写成此续论八法。"可见具有现实意义和指导意义,堪为后学楷模。

医案选录是张老治病的范例,其辨证精神,皆遵仲景法,用仲景方,有"经方"派之称,是不可多得的经验。

张老虽年事已高,雄心未已,尚努力研究经典著作之精粹,以冀岐黄学术有所阐发。"历尽艰难身幸在,愿将余血荐岐黄"是他晚年的愿望!

蔡友敬
95年9月8日于泉州市

蔡友敬为《张志豪论医集》作序

蔡友敬传略

蔡友敬（1916.9— ）

出生于福建省泉州市鲤城区。1937年7月毕业于上海中医学院。1952年2月参加工作，任泉州市政治协会议秘书、市卫生局干部。1953年4月参加民革，任泉州市委会秘书。1954年4月任泉州市联合中医院院长，后任泉州市人民医院付院长，1958年7月调任泉州大学医学院中医学教师，后转任泉州晋江地区卫生学校中医教研组长，80年省卫生厅定为主任医师，83年任泉州市中医院院长，86年1月加入中国共产党，同年被选为泉州市人大常委会副主任，87年省高教委评定为教授。90年升任泉州市中医儿名誉院长。

1982年福建省人民政府授予者劳动模范。85年卫生部、劳动奖章。84年2月卫生部授给合同卫生先进工作者，后又24部人事部同国家中医管理局授予合同卫生予化模范工作者。24部同国家中医药科局定为全国500名中医学术经验继承人指导老师之一，93年享受国务院特殊津贴。

从1977年起历任泉州市人代表、福建省六、七、八届人民代表，泉建医科学教育协会第一届理事、泉建医会一、二、三、四届理事，泉建医科学教材协会第一届理事，中国中医学会第一、二届理事，福建省中医学会副理事长。

50余年来从事中医医疗、教学、科研、著书、带研究生近百件作，擅长内科疾病，曾发起"拉友沙生"、"吃冻人"的学术专题研讨。主持过全省招子验方，其经验论文收入《中华名医特技集成》等。参编《实用中医医学辞典》，著作者《泉方验证临诊集》、《内儿宝传集详注》，其事迹已编入《中国当代名医荟萃》、《中国当代教育名人辞典》、《当代福建科技名人志》、《当代河南名人》。

蔡友敬自书传略

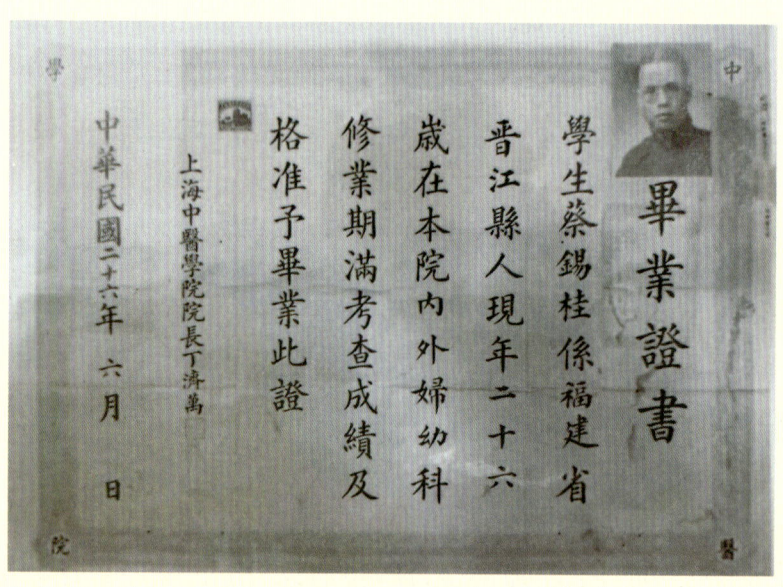

蔡友敬毕业证书

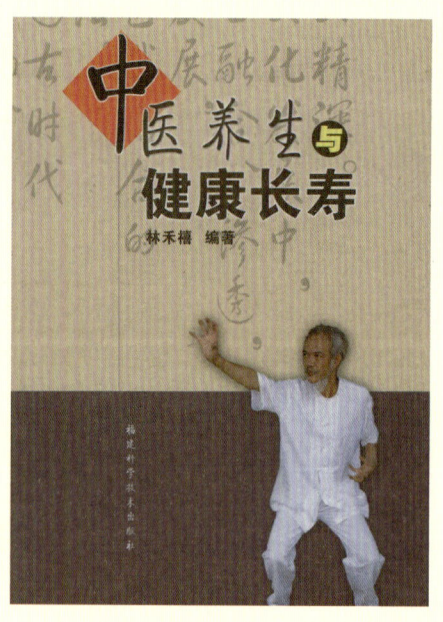

蔡友敬为《中医养生与健康长寿》作序

福建通讯

用中西醫結合治好不少疑難病症的泉州老中醫蔡友敬

·泉南·

老中醫蔡友敬先生，人民服務的好醫生。

蔡友敬先生於一九三七年由上海中醫學院畢業后，懷滿腔熱情回到泉州，希望能為人民大眾的健康服務。但國民黨反動派摧殘中醫事業百般阻撓，他竟無處執業。他只好到晉江一帶農村去當小學教員。

解放后，蔡友敬先生一直從事中醫工作，擔任過泉州市中醫院中醫主任委員等職。現他任晉江地區第二醫院中醫科主治醫師。他探索出中西醫結合治病的辦法，治好了不少疑難病症。有一次，一位已患四年病史的慢性腎炎患者來住院治療，經他採用西醫治療，全身浮腫，氣喘甚劇，走動困難。他採用中西醫結合的辦法，主要以中醫辨証論治為主，總結出自己的臨床經驗，最近又整理出「温病學」、「中醫內科基礎學」、「中醫內科學教材」、「消渴通絡丸」、「活血祛瘀法則在臨床應用」、「花間內科醫案新輯」等文章。

在泉州，希望寄托在人民身上，提起蔡友敬先生，人們都道他是一個勤勉的為人民服務的好醫生。蔡友敬先生和西醫、道多次會診，討論治療方案。經過搶救，終於使患者恢復了健康。毛主席指示「中國醫藥學是一個偉大的寶庫，應當努力發掘，加以提高」，蔡友敬先生努力鑽研中醫理論，總結自己的臨床經驗，先后編寫了「温病學」、「中醫內科基礎學」、「中醫內科學教材」、「消渴通絡丸」、「活血祛瘀法則在臨床應用」、「花間內科醫案新輯」等文章。

蔡友敬先生還遵照毛主席關於「把醫療衛生工作的重點放到農村去」的指示，跟他進修的學生，還搜集整理他的臨床經驗，為他整理出本「蔡友敬醫案選」。

無產階級文化大革命以來，他深入農村、山區，為貧下中農防病治病作出貢獻，經常和其他醫務工作者一道，培訓基層醫生和赤腳醫生。同時，他虛心向勞動人民學習，向民間單方、驗方學習，注意總結經驗，在臨床應用。

現在，蔡友敬先生除做好本職工作外，還經常被請到福建醫科大學、晉江地區衛生學校、解放軍駐福建部隊醫院去講學，交流經驗。還有一批年輕的工農兵學員、醫科大學的學生到醫院向他學習醫療技術。蔡友敬先生把自己的知識無保留地傳授給他們，共同為發掘和提高祖國的醫藥學而努力工作。

（中國新聞社福州八日電）

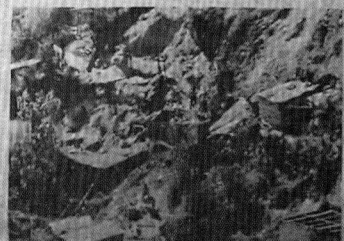

1976年2月9日，香港《文匯報》報道《用中西醫結合治好不少疑難病症的泉州老中醫蔡友敬》

1982年3月，蔡友敬被福建省人民政府评为福建省卫生先进工作者

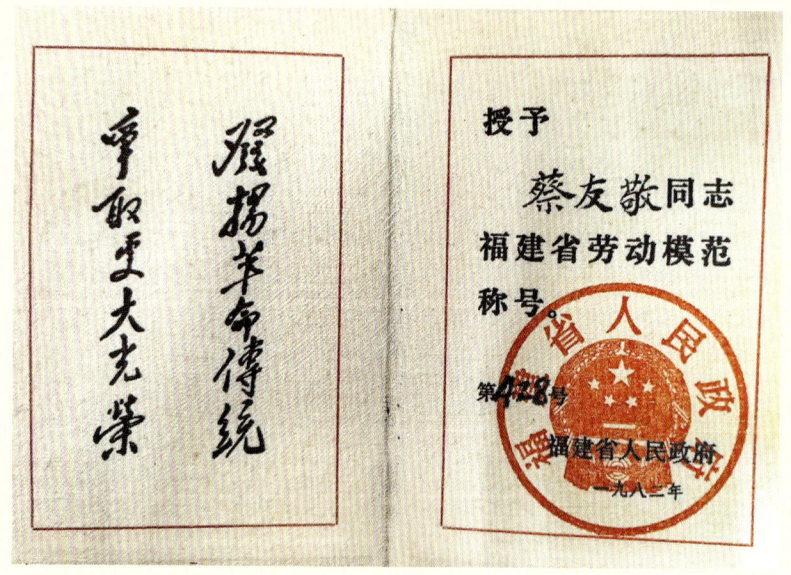

1982年，蔡友敬获评福建省劳动模范称号

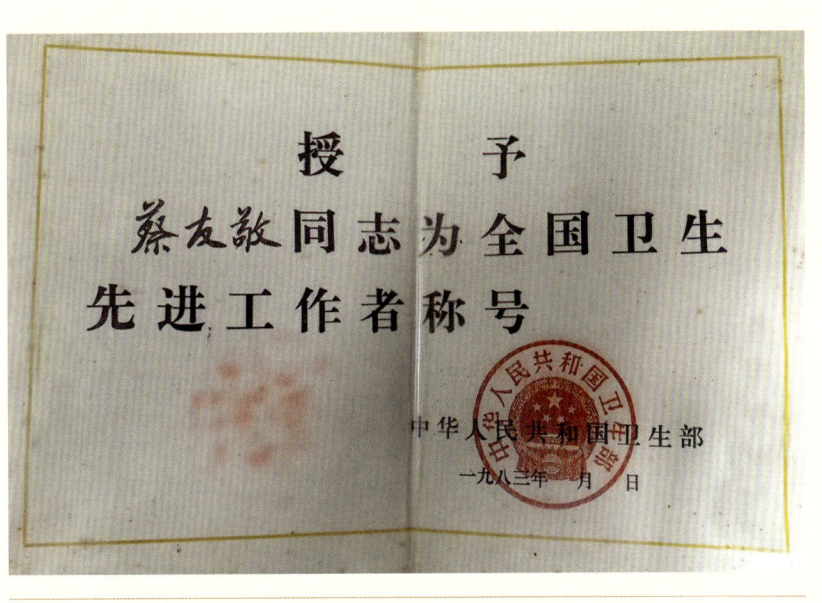

1983年，蔡友敬获评全国卫生先进工作者称号

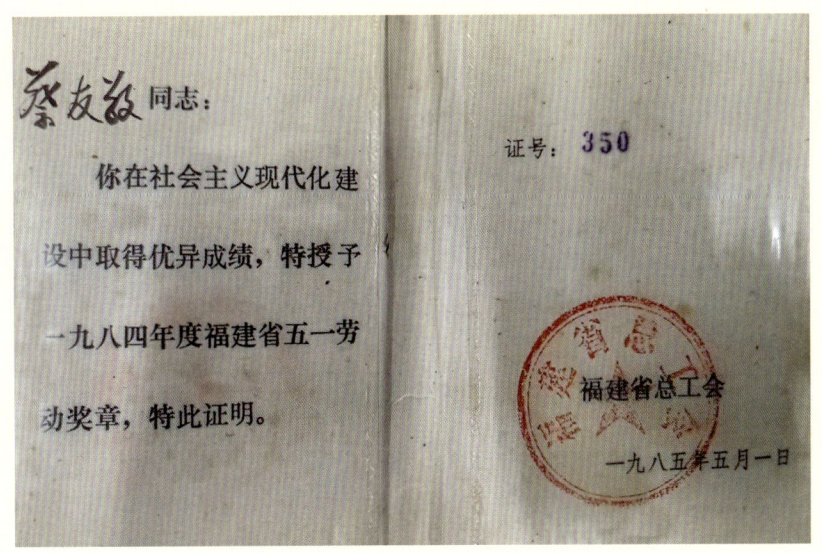

1985年5月1日，蔡友敬被授予1984年度福建省五一劳动奖章

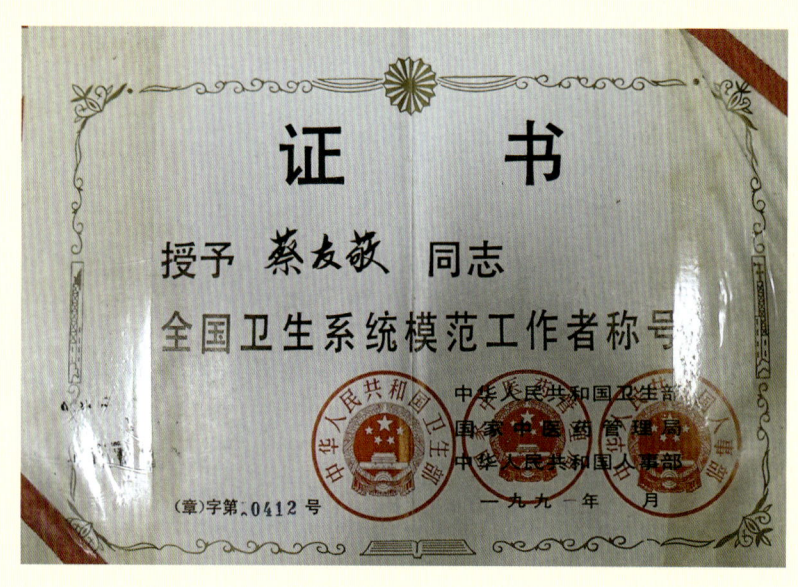

1991年，蔡友敬被授予全国卫生系统模范工作者称号

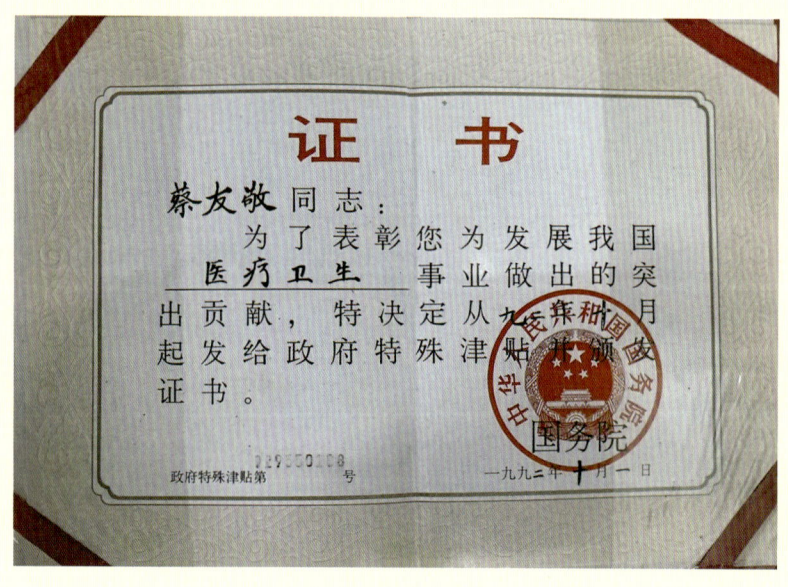

1992年10月起，蔡友敬享有国务院政府特殊津贴

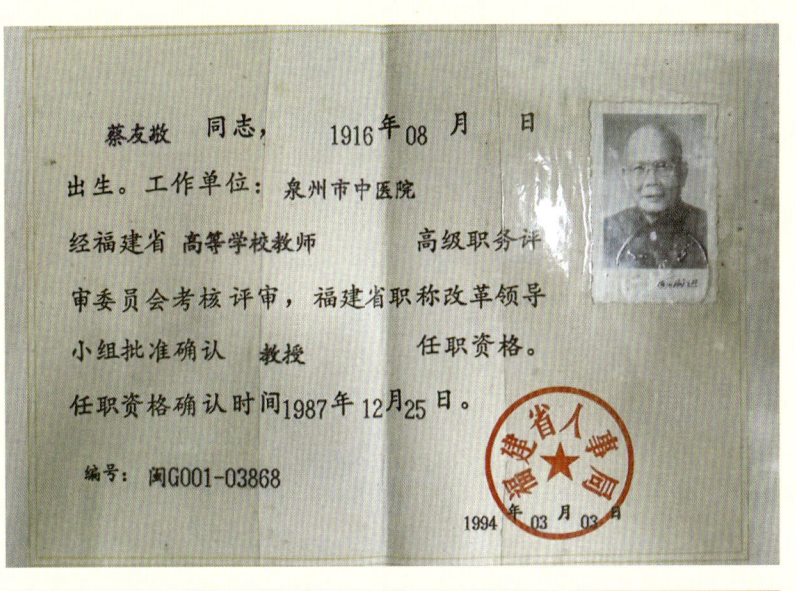

1994年3月3日，蔡友敬被确认教授任职资格

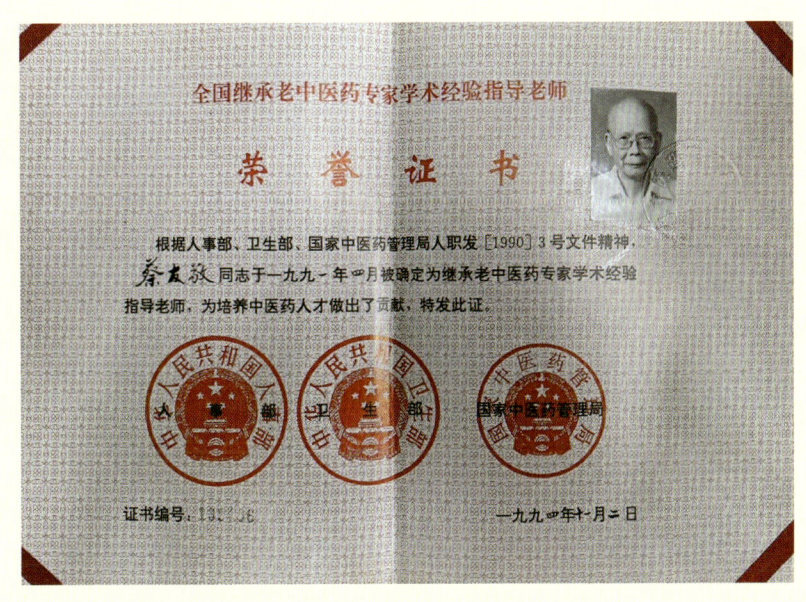

1994年11月2日，蔡友敬被确定为全国老中医药专家学术经验指导老师